Die Schulmedizin –
Segen oder Fluch?

Betrachtungen eines Abtrünnigen

Teil 3

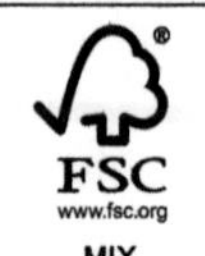

Richard A. Huthmacher

Die Schulmedizin – Segen oder Fluch?

Betrachtungen eines Abtrünnigen

Teil 3

Zweifelsohne hat die moderne Medizin große Erfolge zu verzeichnen. Gleichwohl gibt es eine Reihe von Krankheiten, bei denen sie „versagt". Denn allzu sehr ist sie dem Geist-Materie-Dualismus, einem materialistischen Welt- und Menschenbild, einer Reduktion des lebenden menschlichen Organismus´ auf seine bloße Biologie verhaftet.

Betrachtungen eines Abtrünnigen – Teil 3

Bibliografische Informationen der Deutschen Nationalbibliothek:
Die Deutsche Nationalbibliothek verzeichnet diese Publikation
in der Deutschen Nationalbibliografie; detaillierte bibliografische
Daten sind im Internet über http://dnb.dnb.de abrufbar.

Satz, Umschlaggestaltung, Herstellung und Verlag:
BoD – Books on Demand

ISBN: 978-3-7412-5898-5

Infektiologie (Antibiotika), Immunologie und Endokrinologie (synthetische Herstellung von Hormonen), Endoprothetik und Mikrochirurgie, kardiologische/kardiochirurgische Untersuchungs- und Behandlungsmethoden, die Entwicklung bildgebender Verfahren (von der konventionellen Röntgenaufnahme bis zum MRT) sowie Fortschritte in der Reproduktionsmedizin (hormonale Empfängnisverhütung, In-vitro-Fertilisation) sind nur einige, wenige Stichworte für medizinischen Fortschritt – ungeachtet der Frage, ob alles, was medizinisch möglich und machbar, auch sinnvoll und ethisch-moralisch zu verantworten ist.

Gleichwohl: Allzu sehr ist die moderne Medizin dem descartschen Rationalismus (cogito ergo sum – ich denke, also bin ich) und dessen Geist-Materie-Dualismus, seinem materialistischen Welt- und Menschenbild, der Reduktion des lebenden menschlichen Organismus´ auf die bloße Mechanik und somit einem Menschen-, Gesundheits- und Krankheits-Verständnis verhaftet, dass in der virchowschen Zellularpathologie seinen (vorläufigen?) Höhepunkt fand.

Gewidmet all denen, welche die „Errungenschaften" der „modernen"
Medizin mit Leiden, mit Leid, gar mit dem Leben bezahlen. Müssen.

Weil eben diese Medizin die psychisch-seelische Dimension des
Menschen kaum erfasst und, im Falle einer Erkrankung, völlig unzureichend berücksichtigt.

Da nicht sein kann, was nicht sein darf.

Ansonsten offensichtlich würde, dass weltweit Millionen und Aber-
Millionen von Menschen an ihrem Leben, an den Bedingungen ihres
(sozialen) Seins leiden –
so sehr, dass die Einheit von Körper, Geist und Seele, gleichsam in
einem psycho-physischen Kurzschluss, mit Krankheit reagiert, dass
Erkrankung folglich die Flucht einer zutiefst gepeinigten Seele zum
Ausdruck bringt.

Gewidmet mithin all denen, die noch nicht erkannt haben, dass
Krankheiten nicht zufällig entstehen, sondern unser Leiden am Leben widerspiegeln.

Auf dass sie sich erheben und die zum Teufel jagen, die, aus Eigen-
nutz, nicht davor zurückschrecken, uns Krankheit und Tod zu bringen, um durch der Menschen Leid ihren Reichtum zu mehren.

INHALTSVERZEICHNIS

VORWORT

Seit mehr als vier Jahrzehnten setze ich mich nunmehr mit dem Medizinbetrieb auseinander, zunächst als Student, danach in der Weiterbildung zum Facharzt, später in eigener Praxis, schließlich als Chefarzt und Ärztlicher Direktor einer (eigenen) medizinischen Versorgungseinrichtung mit mehreren hundert Mitarbeitern, welche die verkrusteten (ambulanten und stationären) Versorgungsstrukturen eben dieses Medizinbetriebs aufbrechen wollte und deshalb, trotz (medizinisch wie wirtschaftlich) hervorragender Ergebnisse, von vornherein zum Scheitern verurteilt war – aufgrund der Vielzahl von Eigeninteressen anderer „Player" im Gesundheitswesen, denen mehr der eigene Geldbeutel als das Wohl der Patienten am Herzen liegt und die deshalb alles, fürwahr alles tun, um Neuerungen im Keim zu ersticken, dabei auch vor kriminellen Machenschaften nicht zurückschrecken und in den staatlichen Institutionen willige Helfer finden.

Mittlerweile bin ich damit befasst, Zusammenhänge unseres (physischen, psychischen und sozialen) Seins zu hinterfragen; verständlicherweise und selbst-verständlich komme ich dabei nicht umhin, auch unser Verständnis von Krankheit und Gesundheit auf den Prüfstand und die übliche Behandlung von Krankheiten in Frage zu stellen.

Bereits in *„Dein Tod war nicht umsonst"*, dem ersten Band einer Romantrilogie, sowie in dem (mehrteiligen) Briefroman *„Offensichtliches, Allzuoffensichtliches"* habe ich mich damit beschäftigt, „inwiefern Pharmakonzerne und sonstige Akteure des sogenannten medizinisch-industriellen Komplexes für den Tod von Millionen und Aber-Millionen von Menschen verantwortlich sind. Inwiefern sie deren Tod nicht nur billigend in Kauf nehmen, sondern ihn wissentlich und willentlich herbeiführen. Inwiefern sie auch nicht davor zurückschrecken, Menschen, die sich Ihnen in den Weg stellen, zu ermorden."

Ich habe enthüllt, „wie staatliche Institutionen, namentlich die Justiz, zu willfährigen Helfershelfern des medizinisch-industriellen Komplexes und seiner unersättlichen Profitgier werden … [und] welch verbrecherische Rolle Psychiater und Psychiatrie in diesem kriminellen Geflecht von Geld, Macht und Interessen spielen."

Und ich habe enthüllt, „dass die ´Volksseuche´ Krebs heilbar ist. Jedoch nicht mit den Methoden, die uns die Schulmedizin als der Weisheit letzten Schluss vorgaukelt. Vielmehr mit Verfahren, denen Erkenntnisse zugrunde liegen, die unser gesamtes Welt- und Menschenbild auf den Kopf stellen werden. Erkenntnisse, die denen von Kopernikus vergleichbar sind, dass sich die Erde um die Sonne dreht. Und nicht umgekehrt. Einsichten jedenfalls, die man – früher oder später – in den Geschichtsbüchern wiederfinden wird. Und deren Verbreitung Ursache und Anlass war, die Frau des … [Autors] physisch zu eliminieren. Will heißen, sie zu töten. In Deutschland. Im Deutschland des 21. Jahrhunderts."

Derartige Erkenntnisse sollen nun in dem mehrbändigen Werk *„Die Schulmedizin – Segen oder Fluch?"* vertieft und erweitert werden; ich will aufklären, auf dass zukünftig niemand mehr behaupte, von all dem nichts gewusst zu haben.

Auch wenn heute vielerorts noch gelten mag:

Etikettenschwindel

Allzu
Oft
Kommt
Das
Böse
Im
Gewand
Des
Guten
Daher.

Die,
Welche
Von
Unserer
Gut-Gläubigkeit
Profitieren,
Sind
Legion.

(Richard A. Huthmacher: Mein Sudelbuch, Teil 1: Aperçus, Aphorismen, Gedichte –
Gedanken, die sich nur selten reimen. Indes nicht weniger wahr sind. Norderstedt
bei Hamburg, 2015, 223)

Das vorliegende Buch ist Teil 3 der mehrbändigen Abhandlung *„Die Schulmedizin – Segen oder Fluch?"*.

Die Ausführungen zeigen, dass die „moderne" Medizin insofern und insoweit versagt, als sie nicht bzw. nicht hinreichend die psychisch-seelische Dimension des Menschen erfasst und – auch hinsichtlich therapeutischer Konsequenzen – berücksichtigt. Obwohl schon in der Antike ψυχή (Psyche) Leben schlechthin bedeutete.

Und die Ausführungen zeigen auch, wie dieser Umstand sowie die Profitgier der Akteure im Gesundheitswesen dazu führen, dass Millionen und Aber-Millionen ihr Leben verlieren. Unnütz. Nur der Menschen Gier nach Hab und Gut gezollt.

Deshalb:

Wer sich nicht wehrt, der lebt verkehrt

Wenn nur der Tod dir Ruhe bringt und erst im Sterben das Vergessen sinkt über all die Not und Plag, die Begleiter dir gewesen, Tag für Tag, an dem dein Hoffen, Sehnen, Bangen, an dem dein innbrünstig Verlangen dich getrieben.

Nach Irgendwo.

Wo deiner Lieb´ Verlangen sandete.

Im Nirgendwo.

Wo deine Hoffnung strandete.

Irgendwo.

Und deine Sehnsucht endete.

Nirgendwo?

Wenn also so dein Sterben und dein Tod, dann frag ich dich, warum nur hast du alle Not und all die Pein ertragen? Ohne Zagen.

Warum nicht hast du aufbegehrt und dich mit aller Kraft gewehrt?

Gegen dieses Leben, das alleine die geschaffen, dir gegeben, die herrschen, dreist und unverschämt und gleichermaßen unverbrämt. Die alles tun für Gut und Geld, auch wenn deshalb die Welt zerbricht und selbst das Himmelreich in Scherben fällt.

Drum wehre dich nicht erst im Sterben, sondern schon im Leben. Denn der, der sich nicht wehrt, der lebt verkehrt, und diese Einsicht soll nicht erst der Tod dir geben.

(Richard A. Huthmacher: Nur Worte. Über ein Leben. In Deutschland. Ein Hörspiel. Norderstedt bei Hamburg, 2015, Seite 361)

I. „Ich weiß nicht, ob ich nicht doch einen furchtbaren Fehler gemacht und etwas Ungeheuerliches geschaffen habe" – Edward Jenner und die Pockenimpfung

"Der geträumten Sicherheit durch Kuhpockenimpfung stehen so viele Tatsachen von Kindern gegenüber, welche die Blattern bekamen, nachdem sie … regelrecht geimpft waren, daß es kaum noch einer anderen Widerlegung bedarf." So der britische Arzt Wilh. Rowley schon 1806 zur Pockenimpfung und zu ihrem angeblichen Erfinder, Edward Jenner, den er „einen frechen Charlatan" nannte [1].

In der Tat: Pocken gab es zu allen Zeiten der Menschheitsgeschichte [1b]; die Impfung gegen Pocken (Blattern) war schon im Altertum bekannt; bereits mehr als 1500 Jahre vor Beginn unserer (christlichen) Zeitrechnung wurde sie von dem chinesischen Arzt Wan Quan beschrieben, der den Impflingen gemahlenen Pockenschorf in die Nase blies [2].

Mit großer Wahrscheinlichkeit impfte man auch und bereits im alten Rom resp. im Imperium Romanum gegen die Pocken; indische Brahmanen praktizierten die Pockenimpfung schon in frühchristlicher Zeit [2a].

Bis ins 18. Jahrhundert wurden Pockenimpfungen mit menschlichen Pockenviren (Lebendimpfstoff) durchgeführt [2b], ab Ende des 18. Jahrhunderts dann mit Kuhpocken-Viren (Vaccinia-Viren; vacca [lat.]: Kuh); für die Impfung mit letzteren trägt Edward Jenner – im wahrsten

Sinne des Wortes, hierzu im Folgenden – die Verantwortung [2c] [3] [4].

Auf Betreiben Napoleons wurde die Kuhpocken-Impfung stante pede und flächendeckend eingeführt [4a]; denn der Imperator, aus dem Schoß der Revolution gekrochen und zum Potentaten verkommen, brauchte nicht nur tapfere, sondern auch und vor allem starke, gesunde Soldaten, also solche, die entweder die Pocken selbst oder eine Impfung gegen dieselben überlebt hatten:

„Pocken hat es immer gegeben, zu allen Zeiten, besonders im 17. bis 19. Jahrhundert, bei uns in Europa und in Asien. Nur kräftige, gesunde Menschen mit einem stabilen Immunsystem haben Pocken überstanden. Das russische Infanterieregiment Litauen hatte nur pockennarbige Männer in ihr Regiment aufgenommen. Von denen wusste man, die haben eine gesunde, starke Natur. Und die Sklavenhändler haben ihre Sklaven zuerst gegen Pocken geimpft. Man hat ihnen die Haut aufgeritzt und von pockenkranken Menschen die Bläschen entnommen und aufgetropft. Für diejenigen, die das überstanden haben, haben die Händler gut bezahlt und [sie] mit Profit weiterverkauft" [5].

Einzig und allein aus vorgenannten Gründen führte Napoleon die Impfpflicht ein – europaweit, jedenfalls so weit, wie sein zusammengeraubtes Imperium reichte [6]. Aus seiner Sicht, der eines größenwahnsinnigen Massenmörders, gleichwohl folgerichtig.

Von der Impfpflicht erfasst wurden nicht nur Männer im wehrpflichtigen Alter, also potentielle Soldaten, sondern auch Kinder, die Soldaten der Zukunft. Impfen wurde zum Ausleseverfahren, zur „Säuberung" – Schwache und Kranke überlebten die Impfung nicht. Wer indes die Pocken-Impfung überstand, war als Menschenmaterial für die napoleonischen Feldzüge bestens geeignet [6] [7].

Bezeichnenderweise verstarben in Österreich gegen Mitte des 19. Jahrhunderts 5 Prozent aller Impflinge; weitere 10 Prozent wurden durch die Impfung blind, taub, waren verunstaltet oder schwerst behindert [6].

Die Nebenwirkungen der Pocken-Impfung waren offensichtlich gewaltig, deren Wirkung indes mehr als fraglich, und „Med. Rat Dr. von Kerschensteiner, München, mußte im Jahre 1871 bekennen [8]:

´Die gesamte bayrische Bevölkerung ist nahezu geimpft, und trotz 55 jähriger s t r e n g e r Impfung erkrankten an Pocken:

a) G e i m p f t e 29.429 = 65,7 %
b) U n g e i m p f t e (Säuglinge) 1.313 = 4,3%.

Die bayrische Armee ist seit 1843 w i e d e r g e i m p f t, und doch starben in selbiger 1870/71 an 559 Soldaten an den Pocken.´"

„Schauen wir uns den Werdegang der Pockenimpfung an, so stellen wir fest, dass hier einige Ungereimtheiten aufgetreten sind, die aber im Verlaufe der Jahrhunderte scheinbar vertuscht wurden.
Edward Jenner hat in seinem 1798 veröffentlichten ersten Bericht 23 Fälle erwähnt, die seine Theorie von der Kuhpockenimpfung untermauern sollten. Vierzehn davon waren Personen, die angeblich an Pocken erkrankt waren und später trotz Kontakten zu Pockenkranken gesund blieben. Diese Personen waren alle ungeimpft.
John Baker, ein 5 jähriger Bub, starb wenige Tage nach der Impfung. Dies wird in Jenners Bericht mit keinem Wort erwähnt. Erst in seiner zweiten Veröffentlichung von 1799 geht er darauf ein, und auch nur am Rande.
Einzig vier Fälle kann man als echte Beweise [für die Wirksamkeit der Impfung] gelten lassen. Er beschrieb kurz mit wenigen Worten die Reaktion nach der Impfung, gab meist nicht einmal das Datum der Impfung oder das Alter der Person an. Alle vier Fälle, die man als echtes

Beweismaterial anerkennen kann, impfte er wenige Wochen vor Abfassung seiner Schrift ´Inquiry´. Das heißt, es gab weder eine Nachbeobachtungszeit noch war geklärt, wie viel und wie lange der Schutz der Impfung zu berechnen sei" [2a].

Ergo: Auf ganzen vier(!) Fällen [9] wurde die weltweite Pocken-Impf-Industrie aufgebaut!

Obwohl kritischen Ärzten bald die sehr begrenzte Wirkung der (Kuh-) Pockenimpfung bekannt war: „Statt zu schützen, bringt die Einimpfung der Blattern constant neue Ansteckung mit sich ..." [10]

Und, in der Tat: „Nach den Pockenimpfaktionen ab 1801 traten regelrechte Epidemien auf. Sie verschwanden erst, als in den 1970er Jahren die flächendeckenden Zwangsimpfungen eingestellt wurden" [11]; lag die Verbreitung der Pocken zu Beginn des 19. Jahrhunderts bei lediglich 5 Prozent der Bevölkerung, so stieg sie bis Mitte des Jahrhunderts auf über 60 Prozent [12].

Jenner selbst scheute nicht davor zurück, (1796) seinen eigenen, zehn Monate (anderen Quellen zufolge elf bzw. achtzehn Monate) alten Sohn gegen Pocken zu impfen. Der „Erfolg": Dieser wurde schwachsinnig und starb bereits mit 21 Jahren. Ein typischer Impfschaden. Offensichtlich nicht mehr überzeugt von seinem eigenen Impfverfahren, verweigerte er seinem zweitgeborenen Sohn eine Pockenimpfung [13].

„Die Versuche, die der Wundarzt Edward Jenner (1749-1843) am Ende des 18. Jahrhunderts in England an seinem eigenen kleinen Sohn und später dann an James Phipps, einem gesunden achtjährigen Knaben, durchführte, hätten heute nicht die geringste Chance, von einer Ethikkommission überhaupt begutachtet zu werden. Dem Einreicher einer solchen Versuchsanordnung würde wohl im günstigsten Fall ein psychiatrisches Gespräch angeraten werden. Wahrscheinlich aber würde ihm ein derartiges Ansinnen ein lebenslanges Berufsverbot als Arzt eintragen" [14].

Gleichwohl: Bereits 1807 wurde in Hessen, 1816 in Bayern die (Pocken-)Impfpflicht eingeführt; der Erfolg blieb aus. Im Gegenteil: Auch die Geimpften erkrankten an Pocken. Und weil jeder dieser Geimpften ein Infektionsträger war, schnellten die Pockenerkrankungen in die Höhe – überall dort, wo man geimpft hatte. Allein in London starben 25.000 Menschen mehr an den Blattern als zuvor. Was nicht daran hinderte, 1874 die Pocken-Impfpflicht für ganz Deutschland einzuführen. Und, nur ein Jahr später, die gesetzliche Pflicht zu einer zweiten Impfung im 12. Lebensjahr [13] [15].

Gleichwohl kam es immer wieder zu Ausbrüchen der Pocken, so selbst noch nach dem 2. Weltkrieg:

„Der Skandal bei diesen Pockenerkrankungen (1961-72) ist, dass die Schulmedizin die Öffentlichkeit nicht darüber in Kenntnis setzte, dass die meisten erkrankten Personen erst durch die Impfung während der Inkubationszeit (in der sie Kontakt zu den einschleppenden Patienten hatten) die Pocken bekamen! Alle damals in der Hektik <u>nicht</u> [e. U.] geimpften Kontaktpersonen, die ´zu spät´, also erst nach 5 Tagen ausfindig gemacht werden konnten (´Grenzzeit´ der Inkubationsimpfung in den Pockenalarmplänen), erlitten keine Pockenerkrankung, und es gab bei ihnen auch keine Todesfälle.

Bei den Geimpften starben fünf Frauen innerhalb von 10 bis 47 Tagen an den Folgen der Impfungen, ohne die Krankheitsanzeichen von Pocken zu entwickeln. Sie verbluteten innerlich und aus allen Körperöffnungen" [13].

Erst nachdem (ab den 1970er Jahren) die Pocken-Impfpflicht weltweit aufgehoben wurde, blieben die großen Pocken-Epidemien aus; am 8.

Mai 1980 konnte die WHO in ihrer 33. Vollversammlung feststellen [16]:

"(1) Smallpox eradication has been achieved throughout the world. (2) There is no evidence that smallpox will return as an endemic disease." („Die Erde ist frei von endemischen Pocken, für eine künftige Rückkehr gibt es keinerlei Hinweise.")

Maßgeblich beteiligt am Verschwinden der Pocken waren die drastische Verbesserung der Lebensumstände, die gezielte Überwachung von Kontaktpersonen, die Isolierung der Erkrankten und ihrer Kontaktpersonen sowie die Desinfektion kontaminierten Gerätschaften.

Jenner selbst konnte schließlich nicht umhin, zu fragen und zu zweifeln: „Ich weiß nicht …, ob ich nicht doch einen furchtbaren Fehler gemacht und etwas Ungeheuerliches geschaffen habe" [17].

Weitere Ausführungen, Fußnoten und Quellen zu Kapitel I

[1] Impfzwanggegnerverein zu Dresden (Hrsg.): Impfspiegel. 300 Aussprüche ärztlicher Autoritäten über die Impffrage und zwar vorwiegend aus neuerer Zeit. Komissions=Verlag von T. Winter, Dresden, 1890, S. 8

[1b] Beispielsweise dürften die Pocken die sechste ägyptische Plage darstellen – s. hierzu 2.Mose 9,8-11 (Einheitsübersetzung):

„Da sprach der Herr zu Mose und Aaron: Holt euch eine Hand voll Ofenruß und Mose soll ihn vor den Augen des Pharao in die Höhe werfen. 9 Er wird als Staub auf ganz Ägypten niedergehen und an Mensch und Vieh Geschwüre mit aufplatzenden Blasen hervorrufen, in ganz Ägypten. 10 Sie holten den Ofenruß, traten vor den Pharao und Mose warf ihn in die Höhe. Da bildeten sich an Mensch und Vieh Geschwüre mit aufplatzenden Blasen. 11 Die Wahrsager konnten wegen der Geschwüre Mose nicht gegenübertreten, sie waren wie alle Ägypter von Geschwüren befallen.“

Auch im altägyptischen Papyrus Ebers, einem der ältesten Texte mit medizinischen Inhalten, finden die Pocken Erwähnung (Ebers, Georg [Hrsg.]: Papyros Ebers: Das Hermetische Buch über die Arzneimittel der alten Ägypter in hieratischer Schrift (Band 1): Einleitung und Text – Leipzig, 1875. Http://digi.ub.uni-heidelberg.de/diglit/ebers1875bd1/0001).

Es waren wohl die Hunnen, welche um 250 v. Chr. die Pocken nach China einschleppten (Williams. G: Angel of Death: The Story of Smallpox. Palgrave Macmillan, 2011).

Bei der Antoninischen Pest, einer Pandemie, die gegen Ende des 2. nachchristlichen Jahrhunderts nahezu im gesamtem Römischen Reich wütete, handelte es sich sehr wahrscheinlich nicht um die Pest, vielmehr um die Pocken (Winkle, S.: Geißeln der Menschheit, Kulturgeschichte der Seuchen. Artemis & Winkler, Düsseldorf/Zürich, 1997, S. 838 ff.).

Vermutlich wurden die Indianer Nordamerikas von den europäischen Eroberern gezielt mit Pocken infiziert; letztere waren pockendurchseucht und somit weitgehend gegen die Pocken immun; das Resultat des Genozids waren Millionen von Toten (Dixon, D.: Never come to peace again. University of Oklahoma Press, 2005).

[2] Needham, J.: Science and Civilization in China: Volume 6, Biology and Biological Technology. Cambridge, Cambridge University Press, 1999, S. 134

[2a] Petek-Dimmer, A.: Geschichte der Impfungen, http://www.j-lorber.de/heilg/impfung/impfgeschichte.htm, abgerufen am 26.05.2015

[2b] Die erste Pockenimpfung in Deutschland wurde wohl von Hufeland, dem berühmten Arzt und Sozialhygieniker, 1781 in Weimar durchgeführt – das Ergebnis war eine Pockenepidemie mit einer Vielzahl von Todesfällen. S. hierzu beispielsweise Buchwald, G.: Impfen – das Geschäft mit der Angst. Emu-Verlag, 1997. Ähnliche Pockenepidemien infolge Inokulation von menschlichen Pockenviren gab es Mitte der 1790er Jahre in Berlin und Hamburg (ibd.).

[2c] Impfung und Homöopathie. Geschichte der Pockenimpfung von 1713 bis 1977, http://www.impf-alternative.de/2011/01/350/, abgerufen am 26.05.2016:

„Am Ende des 18. Jahrhunderts erfand der englische Landarzt Edward Jenner ein Impfverfahren, von dem er behauptete, dass es einen

Schutz vor der Pockenerkrankung biete. Unter der englischen Landbevölkerung war der Glaube verbreitet, wer die leichte Kuhpockenerkrankung überstanden habe, könne nicht mehr an den echten Pocken erkranken.

Jenner entnahm daher der Kuhmagd Sarah Nelmes Eiter aus einer Kuhpocke an ihrer Hand (´Melkerknoten´) und ritzte diesen in die Haut verschiedener Versuchspersonen. An den Ritzstellen entstanden Eiterbläschen, aus denen Jenner Material zur Weiterführung der Impfreihen entnahm. Er entnahm aber auch Material direkt aus einer tierischen Kuhpockenblase. Anfangs hielt er diese Impfreihen getrennt, später vermischte er menschlichen und tierischen Eiter.“

[3] Baxby, D: Edward Jenner's Inquiry; a bicentenary analysis. Vaccine 1999 Jan 28;17(4):301-7

[4] Barquet, N. und Domingo, P.: Smallpox: the triumph over the most terrible of the ministers of death. In: Annals of Internal Medicine, 1997(127), 635-642

[4a] Impfung und Menschenbild, http://www.aerzte-ueber-impfen.org/articoli/I_Menschenbild.html, abgerufen am 26.05.2015:

„Napoleon Bonaparte war es schließlich, der die Pockenimpfung für sein Land vorschrieb.
Waisenkinder dienten als ´Stammimpflinge´. Den teuren, von Kühen gewonnen Impfstoff impfte man nun den Waisenkindern. Von den nun aufblühenden Impfbläschen gewann man die Impfstoffe für die weiteren Impfungen.
So verließ ein spanisches Schiff, beladen mit 22 Waisenkindern[,] 1803 den Hafen Coruna, um auf die große Reise in die Kolonien zu gehen. Auf dem Schiff wurden die ´Stammimpflinge´ zeitlich so geimpft, dass sie, wenn sie in den Hafenstädten ankamen, zur rechten Zeit brauchbare Impfbläschen anbieten konnten.

So erhielten die Beamten der Besatzung jene Impfungen, welche die Kolonialherrschaft sichern sollten. In Mexiko nahm man 26 weitere Kinder an Bord, um auch Südamerika und die Philippinen versorgen zu können. Wie viele Kinder nach 3 Jahren Weltumsegelung im Dienste der Herrscher in ihre Heimat zurückkamen, darüber schweigt der Schreiber dieser Expedition.
Als in Deutschland mit den Pockenimpfungen auch Syphilis übertragen wurde, warnte der hohe Staatsbeamte Struensee davor, ´pockenkranke Findlinge wegen ihrer zweifelhaften Herkunft als Stammimpflinge ´beim blatternbelzen´ zu benutzen ... ´"

[5] GSUNDHEIT! vom 16. März 2014. Der Blog der medizinischen Fragen: Napoleon – Pockenimpfung als Menschen-Ausleseverfahren für den Militärdienst.
Https://fcoegsundheit.wordpress.com/2014/03/16/napoleon-pockenimpfung-als-menschen-ausleseverfahren-fur-den-militardienst/, abgerufen am 26.05.2015

[6] Gesundheit-natürlich: Impfen – Fluch oder Segen? Quellen: Dr. Johann Loibner, Dr. Rolf Kron, Hans Tolzin, Anita Petek-Dimmer, Dr. Friedrich Graf, Dr. Hartmann, Bert Ehgartner u.a., http://www.gesundheit-natuerlich.at/index.php/impfen#Impfkritik_Loibner, abgerufen am 26.05.2015

[7] Dr. Johann Loibner: Der Ursprung und die Geschichte des Impfens. Vortrag auf der 6. AZK Konferenz (27.11.2010) über den Ursprung und die Geschichte des Impfens. https://youtu.be/_voQ8YmPEOU, abgerufen am 26.05.2015

[8] Impfzwanggegnerverein zu Dresden (Hrsg.): Impfspiegel. 300 Aussprüche ärztlicher Autoritäten über die Impffrage und zwar vorwiegend aus neuerer Zeit. Komissions=Verlag von T. Winter, Dresden, 1890, S. 10

[9] Jenner, E.: The Three Original Publications On Vaccination Against Smallpox. In: Eliot, C. W. (Ed.): The Harvard classics. P.F. Collier & Son, New York, 1909-14, Vol. 38, Part 4, of 8

[10] Nittinger, Carl Georg Gottlob: Gott und Abgott oder die Impfhexe. Verlag: In Commiss. bei August Schaber. Stuttgart, 1863, S. 3:
„Wir behaupten …, daß die Vaccination nicht im Geringsten zur Unterdrückung der Blattern beigetragen hat. Der Impfschutz ist für den Menschen die Unmöglichkeit!
…die Vaccination hat nie vor den Abfällen der Blattern beschützt und wird nie davon befreien, einfach deshalb, weil sie es nicht kann …
Man muß … in Betracht ziehen, daß es Leute gibt, welche durchaus nicht blattern und hinwiederum solche, welche durch keine Vaccination vor den Blattern zu schützen sind …
Statt zu schützen, bringt die Einimpfung der Blattern constant neue Ansteckung mit sich …, es treten nach der Vaccination die Blattern dennoch auf …“

[11] Impf-Zwang – Was man über das Impfen wissen muss!
https://www.youtube.com/watch?feature=youtube_gdata_player&v=en2eQRcpdo4&desktop_uri=%2Fwatch%3Fv%3Den2eQRcpdo4%26feature%3Dyoutube_gdata_player&nomobile=1,
hier ab min. 15.21

[12] Goldstein, M.: Der Mythos über Sicherheit und Wirksamkeit von Impfstoffen.
Http://info.kopp-verlag.de/medizin-und-gesundheit/was-aerzte-ihnen-nicht-erzaehlen/michelle-goldstein/der-mythos-ueber-sicherheit-und-wirksamkeit-von-impfstoffen.html, abgerufen am 26.05.2016

[13] Buchwald, G.: Impfen – das Geschäft mit der Angst. Emu-Verlag, 1997

[14] SpringerMedizin.at vom Donnerstag, 26.05.2016, ebenfalls abgerufen am 26.05.2016 unter http://www.springermedizin.at/artikel/6087-edward-jenner-und-die-kuhpocken-narrenturm-28

[15] Hugelshofer, N. und Suter, P.: Impfungen gegen Kinderkrankheiten und deren Auswirkung auf die Gesundheit des Kindes. Diplomarbeit, Baar, 2012

[16] Zit. nach: Gelderblom, H.: Die Ausrottung der Pocken. In: Spektrum vom 01.06.1996

[17] Deutschlandfunk vom 14.05.2006: Von den Melkern abgeschaut. 1796 spritzte ein englischer Arzt die erste Pockenschutzimpfung. Http://www.deutschlandfunk.de/von-den-melkern-abgeschaut.871.de.html?dram:article_id=125510, abgerufen am 26.05.2016

II. Louis Pasteur und Robert Koch: als Forscher Konkurrenten, in betrügerischer Absicht vereint

Louis Pasteur

Wohlweislich wies Louis Pasteur seine Familie an, seine Labor-Tagebücher posthum niemandem zugänglich zu machen. Unter keinen Umständen [1].

Nach dem Tod seines letzten Nachfahren (1971) waren die Arbeits-Tagebücher Pasteurs – in der Französischen Nationalbibliothek und ab 1985 – gleichwohl einsehbar [2]. Sie entlarvten den „großen" Wissenschaftler als skrupellosen Betrüger [3]. Und verursachten einen fulminanten Skandal um Frankreichs „Nationalheiligen", den „Gegenspieler" von Robert Koch (sowohl die wissenschaftliche Arbeit als auch die nationalstaatliche Rivalität zwischen Frankreich und Deutschland betreffend).

Denn: „Besonders negative Versuchsergebnisse hatte er [Pasteur] nur in seine Tagebücher eingetragen, die veröffentlichten Daten dagegen frisiert und manchmal – wie bei seinen spektakulären Impf-Experimenten – bewusst gelogen" [4].

Berühmt wurde Pasteur u.a. durch die Tollwut-„Impfung", die zweite „Schutz"-Impfung überhaupt (nach der Pocken-„Impfung").

Indes: Die (angebliche) Wirksamkeit seiner Impfung gegen die Tollwut konnte Pasteur einzig und allein mit dem (medizingeschichtlich berühmtem) Fall Meister belegen: Ein neunjähriger Bub, eben jener Josef Meister, der achtundvierzig Stunden zuvor von einem – wie behauptet, jedoch nie bewiesen – tollwütigen Hund gebissen worden war, kam im Juli 1885 in Pasteurs Obhut; letzterer (selbst Chemiker, nicht Arzt!) ließ den Bub mit einem Impfstoff impfen, den er aus dem getrockneten Rückenmark von Kaninchen entwickelt hatte.

„Der Junge", so Pasteur in seinem Tagebuch, „blieb gesund." Wohlgemerkt: Blieb gesund. Ob er denn je (an Tollwut) erkrankt wäre, ob der Hund, der ihn gebissen hatte, überhaupt Tollwut hatte, ist bis heute ungeklärt [5] [6]. „Durch diesen einzigen und alleinigen Fall wurde Pasteur berühmt, und die Tollwutimpfung wurde in das Repertoire der Impfungen aufgenommen und bis heute nicht hinterfragt" [7].

Merkwürdig indes, dass zwei Männer von demselben Hund wie der Bub gebissen, jedoch nicht geimpft wurden. Und gleichwohl nicht erkrankten. Obwohl doch, so die Lehrmeinung, auch heute noch, jede unbehandelte Tollwut-Infektion immer und ohne Ausnahme zum Tod des Infizierten führt.

Merkwürdig auch, dass (laut Lehrmeinung) viel zu spät und an ungeeigneten Stellen geimpft wurde.

Und nicht zuletzt merkwürdig, dass eine aktive Immunisierung allein (eine passive Immunisierung, also die Übertragung von Antikörpern/Immunglobulinen, gab es zum damaligen Zeitpunkt nicht) den Ausbruch der Tollwut verhindert haben soll. Was ebenfalls, so die schulmedizinische Sicht, nicht möglich ist [5].

„Es gibt etliche mutige Mediziner, welche diese Dinge hinterfragt haben, doch sie finden kein Gehör in der offiziellen medizinischen Literatur. Denn sie behaupten, dass es die Krankheit Tollwut zumindest beim Menschen gar nicht gibt. Zu ihnen gehört vor allem der Mediziner Dr. Charles Dulles aus Philadelphia (USA). Er konnte belegen, dass es sich bei den diagnostizierten Fällen von Tollwut beim Menschen immer um Tetanus gehandelt hatte. Für diese Annahme spricht auch die Tatsache, dass man bei Verdacht auf Tollwut gleichzeitig auch [gegen] Tetanus impft" [7].

Jedenfalls versagte Pasteur kläglich, wenn er nicht mit Taschenspielertricks und Geheimniskrämereien sein Publikum täuschen konnte:

„Ilja Metschnikow [seinerseits, zusammen mit Paul Ehrlich, selbst 1908 Nobelpreisträger für Physiologie/Medizin], Leiter des bakteriellen Institutes in Odessa, reiste 1887 nach Paris, um [den von Pasteur gegen Milzbrand entwickelten] Impfstoff für … Schafe zu besorgen … [Jedoch:] Von 4412 geimpften Schafen starben schon … nach der ersten Impfung 3549 Tiere. Metschnikow musste Hals über Kopf Russland verlassen, da die aufgebrachten Bauern ihn sonst gelyncht hätten (Zeiss H., Fortschr Med 7 (1889) 100-101)" [6].

Robert Koch

Zu den „Impf-Pionieren" gehört – neben dem Briten Edward Jenner und dem Franzosen Louis Pasteur – auch der Deutsche Robert Koch.

Letzterer stand Pasteur nicht nach. Zumindest in Sachen Betrug. Geheimnistuerisch verkündete Koch (1890), er habe ein Wundermittel gegen Tuberkulose entwickelt. Anfänglicher Euphorie folgte indes die Ernüchterung. Denn das „Wundermittel" Tuberkulin versagte katastrophal, die mit ihm behandelten Patienten starben wie die Fliegen. Und das, was Koch als Wundermittel angepriesen hatte, waren lediglich durch Hitze abgetötete Bazillen. Zudem schien die Markteinführung des Tuberkulin von langer Hand geplant; offensichtlich wollten sich Koch und dessen Hintermänner mit dem Coup eine goldene Nase verdienen [8]:

„Schon am 13. November veröffentlicht Koch einen ersten Artikel – in einem Sonderheft der Deutschen Medizinischen Wochenschrift. Obwohl bisher kaum 50 Kranke das Tuberkulin erhalten haben, erklärt Koch es darin bereits zur ungefährlichen Arznei, durch die nicht nur die schwere Hauttuberkulose (Lupus), sondern auch eine beginnende Schwindsucht (Phthisis) ´mit Sicherheit zu heilen´ sei. Bisher wurde stets behauptet, Koch sei zu der verfrühten Veröffentlichung seiner laufenden klinischen Versuche gedrängt worden. Der Historiker Gradmann deutet das Geschehen eher als ´geschickt inszenierte Markteinführung´ …

Den zu erwartenden Profit kalkulierte der Professor auf der Basis einer ´Tagesproduktion von 500 Portionen Tuberkulin auf 4,5 Millionen Mark jährlich´. Zu der Prognose merkte er trocken an: Auf eine Million Menschen könne man durchschnittlich 6.000 bis 8.000 rechnen, welche an Lungentuberkulose leiden. Bei einem Land mit 30 Millionen Einwohnern komme man also auf ´mindestens 180.000´ Schwindsüchtige. Daß Kochs Veröffentlichung zudem zeitgleich mit überaus positiven Erfahrungsberichten seiner Vertrauten erfolgte, diente also, schreibt Gradmann, ´ebenso sehr der Prüfung wie der Propaganda des Mittels´.

Skeptische Beobachtungen wie die der Nebenabteilung für innerlich Kranke an der Charité, die das Tuberkulin ebenfalls seit September an Patienten erprobt hatte, fanden keinen Eingang in das begehrte Sonderheft. Stattdessen inszenierte der berühmte Chirurg Ernst von Bergmann auf Betreiben Kochs in Anwesenheit hochrangiger staatlicher Prominenz öffentlich eine Demonstration von Tuberkulininjektion an Kranken. Fortan häuften sich in der Fachpresse Berichte über zuvor undenkbare Heilungen. Die internationale Tagespresse erging sich in täglichen Hymnen über das 'Kochsche Heilverfahren'.

Die New York Sun beschreibt eine Szene in Berlin, in der Robert Koch stolz ein Fläschchen Tuberkulin als Heilmittel hochhält und ausruft: 'Ich glaube, ich habe es hier drin' ... Erst langsam mischten sich kritische Stimmen in die blinde Euphorie. Im britischen Lancet distanzierte sich schon Mitte November ein hellsichtiger Korrespondent von der Massenhysterie ... Es sei 'klüger, die praktischen Resultate abzuwarten'...

Genau die sahen schon damals nicht günstig aus. Fieberschübe hielten manchmal länger an als erwartet, was mitunter den Tod der Patienten bedeutete. Bei Kranken standen Dauer und Schnelligkeit der Tuberkulinreaktion in keinem Verhältnis zu Stärke oder Ausbreitung des tuberkulösen Prozesses. Selbst Gesunde zeigten heftige Tuberkulinreaktionen ... Als dann ab Anfang Januar Rückfälle selbst bei den wenigen Patienten auftraten, auf die sich bisher der Ruhm des Mittels gründete, übte der berühmte Pathologe Rudolf Virchow erste vernichtende Kritik.

Die Autorität Virchow wies nach, daß sich bei Leichen frische Tuberkel an der Injektionsstelle nachweisen ließen, was Kochs Geheimmittel nicht nur als unwirksam auswies, sondern sogar fürchten ließ, daß Tuberkulin den schwelenden Krankheitsprozeß anheizen konnte. Eine Woche nach diesem Donnerschlag sah sich Koch widerwillig genötigt, sein Geheimrezept offenzulegen. Er verstärkte damit die Enttäuschung, der innovative Zauber der Medizin verflog, weil es sich bei dem Kochschen Heilmittel lediglich um ein wenig definiertes Extrakt aus Tuberkeln handelte ...

Böse Zungen behaupteten nun sogar, der Verdacht liege nahe, daß man insbesondere leichte Fälle, die sonst gar nicht als behandlungsbedürftig eingestuft worden wären, 'geheilt' habe."

Gleichwohl erhielt Koch 1905 den Nobelpreis für Medizin. Für seine Tuberkulose-Forschung. Koch hatte darob kein schlechtes Gewissen. Er sei vielmehr verstimmt gewesen, dass sein Schüler Emil von Behring noch vor ihm und als erster überhaupt mit diesem höchsten Forschungs-Preis ausgezeichnet worden war.

Ein solches Ego braucht es, wenn man in der (Medizin-)Forschung erfolgreich sein will. Das Wohl der Patienten im Auge (wie im Herzen) zu haben, erweist sich indes , wie der Autor vorliegenden Buches aus langjähriger eigener Erfahrung bezeugen kann, als in höchstem Maße hinderlich auf dem Weg zu Anerkennung oder gar Ruhm.

Weitere Ausführungen, Fußnoten und Quellen zu Kapitel II

[1] Geison, G. L.: The Private Science of Louis Pasteur. Princeton University Press, 1995, S. 18-21

[2] Derselbe, S. 3

[3] Derselbe, S. 7 f.

[4] Die 200-Jahre Impf-Lüge, http://www.torindiegalaxien.de/erde11/Die%20Impfluege.pdf, abgerufen am 27.05.2016

[5] Gesundheit-natürlich: Impfen - Fluch oder Segen? Quellen: Dr. Johann Loibner, Dr. Rolf Kron, Hans Tolzin, Anita Petek-Dimmer, Dr. Friedrich Graf, Dr. Hartmann, Bert Ehgartner u.a., http://www.gesundheit-natuerlich.at/index.php/impfen#Impfkritik_Loibner, abgerufen am 27.05.2016

[6] Petek-Dimmer, A.: Geschichte der Impfungen, http://www.j-lorber.de/heilg/impfung/impfgeschichte.htm, abgerufen am 27.05.2016

[7] Impfungen – Sinn oder Unsinn? Aus dem Vortrag AZK Anita Petek-Dimmer 2008, https://symboleigenschoepfung.files.wordpress.com/2014/01/impfungen-sinn-oder-unsinn.pdf, abgerufen am 27.05.2016

[8] Stollorz, V.: Der große Irrtum des Doktor Koch.

Robert Koch gilt als Mitbegründer der modernen Medizin. Vor 100 Jahren bekam er den Nobelpreis. Eine selten erwähnte, aber einschneidende Episode zeigt eine andere, weniger glorreiche Seite des Forschers.
Frankfurter Allgemeine. Wissen. Vom 27.09.2005.
Http://www.faz.net/aktuell/wissen/medizin-ernaehrung/medizingeschichte-der-grosse-irrtum-des-doktor-koch-1256014.html?printPagedArticle=true#pageIndex_2, abgerufen am 27.05.2016

III. Wissenschaftsbetrug heute - nicht nur, aber namentlich auch beim Impfen

„Eine neue wissenschaftliche Wahrheit pflegt sich nicht in der Weise durchzusetzen, daß ihre Gegner überzeugt werden und sich als belehrt erklären, sondern vielmehr dadurch, daß ihre Gegner allmählich aussterben und daß die heranwachsende Generation von vornherein mit der Wahrheit vertraut gemacht ist" [1], so Max Planck.

-   Nicht irgendwer, sondern Dr. Richard Horton, Chefredakteur von „The Lancet" (eine der angesehensten medizinischen Fachzeitschriften überhaupt), kommt nicht umhin, festzustellen [2]:

    "The case against science is straightforward: <u>much of the scientific literature, perhaps half, may simply be untrue</u> [e. U.]. Afflicted by studies with small sample sizes, tiny effects, invalid exploratory analyses, and flagrant conflicts of interest, together with an obsession for pursuing fashionable trends of dubious importance, <u>science has taken a turn towards darkness</u>" [e. U.].

-   Und eines der Sprachrohre bundesdeutscher "Verschwörungstheoretiker" titelt: „Impfstoffforscher wegen Betrugs angeklagt, ihm drohen 20 Jahre Gefängnis wegen eines gefälschten AIDS-Impfstoffs."

    Und führt weiter aus: „Wissenschaftlicher Betrug ist in der Impfstoffindustrie so alltäglich, dass er beinahe das voreingestellte Geschäftsmodell darstellt. Die Wahrheit ist, dass die meisten

Impfstoffe nicht wirken; um sie also wirksam erscheinen zu lassen, mischen Forscher regelmäßig Antikörper in Blutproben geimpfter Testpersonen, damit es so aussieht, als habe der Impfstoff dem Körper geholfen, diese Antikörper zu bilden.

Genau das macht Merck nach Aussagen von Virologen, die früher für das Unternehmen tätig waren, mit MMR[Masern, Mumps, Röteln]-Impfstoffen. Die Virologen haben bei der Regierung in Washington eine Beschwerde nach dem False Claims Act eingereicht. Das besagte Vorgehen erklärt auch, warum 97 Prozent der Kinder, die sich mit Masern oder Mumps anstecken, schon gegen Masern und Mumps geimpft waren" [3].

Anmerkung und nota bene: Ich zitiere nicht derart ausführlich, um mir selbständiges Denken und eigenständiges Formulieren zu ersparen. Vielmehr bringe ich zum Ausdruck, dass ich lediglich die Meinung anderer wiedergebe (weil ich nicht darauf erpicht bin, von irgendwelchen Pharmagiganten und / oder sonstigen Big-Playern des Medizinisch-Industriellen Komplexes verklagt zu werden). Der Leser möge sich dann selbst seine – jedenfalls eine eigene – Meinung bilden.

- Die renommierte Neue Zürcher Zeitung schreibt (in ihrer Online-Ausgabe vom 9.1.2016): „Man hat den Schutz durch das Impfen stets überbewertet … Die Kindersterblichkeit blieb nach den Impfungen insgesamt gleich. Und der Rückgang der Infektionskrankheiten zwischen 1840 und 1970 (in England und Wales) erfolgte die ganze Zeit stetig – Impfungen brachten keine Veränderung in diesen fast linearen Trend. Masern ihrerseits haben bei uns kaum je zu Sterbefällen geführt, anders als in Drittweltländern. Komplikationen sind somit nicht Folge des Virus, sondern der geschwächten Widerstandskräfte des Wirts unter prekären Verhältnissen.

Die Spanische Grippe 1918 grassierte am Ende des Ersten Weltkriegs, der die Menschen geschwächt hatte; nur dadurch sieht dieses Virus bei oberflächlichem Blick besonders gefährlich aus und konnte als falsches Argument für die Schweinegrippe-Hysterie dienen …

Nur 10 Prozent der Impfstudien zeigen eine genügende methodische Qualität. Befürchtungstheorie, Angstmacherei und theoretische Hochrechnungen der erhofften medizinischen Segnungen statt Zurückhaltung bestimmen das heutige Bewusstsein. Der naheliegende Schluss, dass der reale Immunschutz praktisch nur durch unspezifische Abwehrkräfte erfolgt, die sich nicht im Labor messen lassen wie Antikörper, überfordert heute das Instrumentarium einer etwas laborgläubigen Medizin noch – oder wie Kant gesagt hat: ´Aufklärung ist der Ausgang des Menschen aus seiner selbstverschuldeten Unmündigkeit´" [4].

Dr. Marcia Angell, langjährige Chefredakteurin des (einstmals) hoch angesehenen New England Journal of Medicine, wurde gefeuert, weil sie gewagt hatte, die Pharmazeutische Industrie zu kritisieren [5] [6].

So viel zur Unabhängigkeit von sog. wissenschaftlichen Fachzeitschriften. S. hierzu (sowie zur Einflussnahme der Pharmaindustrie auf Entscheidungsprozesse überhaupt) auch Band 2 der Reihe „Die Schulmedizin, Segen oder Fluch" [7].

Infolge vielfältiger, z. T. hochkomplexer Abhängigkeiten von den Big-Playern des MIK (Medizinisch-Industriellen Komplexes) – s. auch hierzu [7] – ist es geradezu sensationell, wenn und dass ein „Mainstream-Medium" wie die Süddeutsche Zeitung titelt:

-   „Die Pharmaindustrie ist schlimmer als die Mafia" [8]. Und weiter ausführt: „Wir brauchen eine Revolution im Gesundheitswesen: Unabhängige Medikamenten-Tests, für die die Industrie weiterhin zahlen könnte. Sonst sollte sie absolut nichts damit zu tun haben. Alle Studiendaten müssen offengelegt werden – auch negative Ergebnisse. Als Ärzte müssen wir beginnen, Nein zu sagen zum Geld und zu anderen Gefälligkeiten der Pharmaindustrie."

Jedenfalls ist zu fordern [9]:

- „Bei einer Maßnahme wie dem Impfen, die ja 100 Prozent aller gesunden Kinder empfohlen wird, muss gesichert sein, dass diese nach dem Impftermin ebenso gesund sind wie zuvor. Und dafür ist es notwendig, auch seltenen Risiken nachzugehen und sie vorurteilsfrei zu prüfen.

  Die gegenwärtige Tendenz, gar keine wissenschaftliche Diskussion zuzulassen, als wäre das Impfwesen die ´heilige Kuh´ der Wissenschaft" ist ebenso unwissenschaftlich wie verhängnisvoll.

Und – leider Gottes – gilt festzuhalten [10]:

- „Der Impf-Mythos ist der am meisten verbreitete Aberglauben, den die moderne Medizin … uns [aufzwingt] …, obwohl es nie den kleinsten wissenschaftlichen Beweis [für die Wirksamkeit von Impfungen] … gab … Die meisten Kinderärzte, die wir in Italien und Frankreich kennen, impfen ihre eigenen Kinder nicht, obwohl sie es nicht vermeiden können, ihre Patientenkinder zu impfen, wenn sie nicht ihre Arztzulassung verlieren wollen."

Exkurs: Über den Umgang mit impfkritischen Ärzten

SpingerMedizin.at, der österreichische Ableger des renommierten und weltweit agierenden medizinischen Fachverlags für Medizin (der nichts mit dem Axel-Springer-Verlag zu tun hat, auch wenn er, ersterer, zu Zeiten studentischer Revolte in den Sechzigern und namentlich in Berlin, wiederholt fälschlicherweise attackiert wurde, weshalb er, der Wissenschafts-Verlag, jahrelang in seinen Publikationen auf die rein zufällige Namensgleichheit hinwies), der Springer-Medizin-Verlag also, der gleichwohl nicht gerade zu den Verfechtern eines alternativ-medizinischen Ansatzes gehört, schreibt bezüglich des bekannten und – nicht nur nach meinem Dafürhalten – überaus integren Impfkritikers Dr. Johann Loibner [11]:

-   „Standpunkte: Höchstgericht kippt Berufsverbot für Impfkritiker

    Ärztekammer und Land verhängten 2009 über Johann Loibner lebenslanges Berufsverbot, weil er den generellen Nutzen von Impfungen öffentlich infrage gestellt hatte. Jetzt wurde er juristisch rehabilitiert. Die Kritik der Kammer-Kollegen bleibt aufrecht.

    Vor vier Jahren bekam der steirische Allgemeinmediziner Dr. Johann Loibner wegen wiederholter impfkritischer Aussagen Berufsverbot, er wurde von der Ärzteliste gestrichen und musste seine Praxis zusperren. Durch seine öffentlich geäußerte Ablehnung einer Impfprophylaxe fehle Loibner die für die ´ärztliche Berufsausübung erforderliche Vertrauenswürdigkeit´, wurde die Einziehung seines Ärzteausweises von Kammer und Behörde argumentiert. [Schlechtes Deutsch, aber ich heiße nicht zu Guttenberg oder von der Leyen, weshalb ich korrekt resp. überhaupt zitiere. Statt anderer Gedanken als die meinen auszugeben.] Der Bescheid wurde ´im Interesse der Volksgesundheit´ auch von Landeshauptmann Franz Voves bestätigt. Loibner klagte daraufhin durch alle Instanzen – und bekam nun recht. Der Verwaltungsgerichtshof VwGH hat das Berufsverbot mit sofortiger Wirkung aufgehoben, weil er im Verbotsbescheid keine Verletzung der Berufspflichten erkennen könne. Aus den Feststellungen der Behörde sei laut VwGH ´nicht ersichtlich, dass der Beschwerdeführer allfällige andere Berufspflichten, zu deren Einhaltung er sich anlässlich der Promotion zum Doctor medicinae universae verpflichtet hat oder zu deren Einhaltung er nach dem Ärztegesetz oder nach anderen Vorschriften verpflichtet ist, verletzt hat´. Kritisiert wird vom VwGH die Behörde, weil diese es in ihrer Feststellung unterlassen hätte, auf die Verteidigung des Arztes ´auch nur ansatzweise´ einzugehen, dass aufgrund seiner Tätigkeit nie ein Mensch zu Schaden gekommen sei.

…

Dr. Johann Loibner, Arzt für Allgemeinmedizin, ehem. gerichtlich beeideter Sachverständiger für Impfschäden

Immer mehr Ärzte tun seit einiger Zeit öffentlich ihre Skepsis gegenüber Impfungen kund. In Vorträgen, Artikeln, Büchern und auf Internetportalen bestreiten sie den Nutzen der Impfungen. Sie weisen zudem auf die negativen Folgen der Impfungen hin.

Ich betrieb 30 Jahre lang eine erfolgreiche Privatpraxis mit den Schwerpunkten Homöopathie, Kneippmedizin und [mit] ausführlichem ärztliche[m] Gespräch. Nachdem ich schwere Erkrankungen nach Impfungen gegen FSME beobachtet hatte, begann ich mich intensiv mit dem Thema Impfung auseinanderzusetzen. Ich durchforschte die Geschichte der Impfungen und der Epidemien der Vergangenheit. Ebenso betrieb ich Studien über wesentliche Kapitel aus der Mikrobiologie und der aktuellen Immunologie. Diese Studien machten mich schließlich zum überzeugten Impfgegner. Ich wurde zu Vorträgen in ganz Österreich, Deutschland, der Schweiz, Italien und Slowenien eingeladen. Über fünf Jahre leitete ich auch impfkritische Symposien für Ärzte mit dem Namen ´Pathovacc´, an denen regelmäßig 50 bis 100 Ärzte teilgenommen haben.

Impfbefürworter witterten Gefahr. Erst musste ich mich vor der Disziplinarkommission verantworten und heimste mir ein bedingtes Berufsverbot ein.

Dieses wurde vom Berufungssenat aufgehoben. Die Impfbetreiber legten nach und wandten sich an die Regierung. Die damalige Gesundheitsministerin Andrea Kdolsky beauftragte die Ärztekammer, meine ´Vertrauenswürdigkeit´ zu prüfen. Ich erklärte der Kammer gegenüber, dass ich an der Aufklärungsarbeit festhalten werde. Mittels Bescheid, der vom Landeshauptmann der Steiermark ´zum Schutze der Öffentlichkeit und im Interesse der Volksgesundheit´ bestätigt wurde, erfolgte meine Streichung aus der Ärzteliste.

Ich legte Beschwerde beim Höchstgericht ein. Der VwGH hat nun nach vier Jahren diesen Bescheid wegen Rechtswidrigkeit aufgehoben. Die Freiheit der Meinung und der Wissenschaft ist damit wieder einmal gesichert."

Ohne Galgenhumor ist der Vernichtungsfeldzug, den der MIK (Medizinisch-Industrielle-Komplex) gegen seine Gegner betreibt, kaum zu ertragen. Wie ich selbst aus eigener leidvoller Erfahrung (s. [12]) bestätigen kann. Johann Loibner ist mittlerweile 72 Jahre und war 2009 bei Verhängung des Berufs-Verbots 65 Jahre alt, also bereits im Rentenalter. Welcher Umstand das Verdikt in keiner Weise rechtfertigt, jedoch hinsichtlich der Folgen für den Betroffenen insofern etwas abmildert, als davon auszugehen ist, dass es keine unmittelbar materiell-existentielle Bedrohung mehr für ihn darstellte.

Ist es somit verwunderlich, dass ärztliche Kollegen, die zwanzig Jahre jünger sind und eine Praxis abzahlen sowie eine Familie ernähren müssen, vor der Übermacht des MIK einknicken. Ohne deshalb schlechte Menschen zu sein.

Jedenfalls zeigt sich auch hier und zeigt sich in aller Deutlichkeit ein geradezu immerwährendes Herrschaftsprinzip: Wer den Herrschenden zu Diensten ist wird bestochen. Wer aufbegehrt wird erpresst. Die alten Römer nannten dies: Divide et impera.

Die US-Gesundheitsbehörde CDC (Center for Disease Control) wusste offensichtlich, dass MMR(Masen-Mumps-Röteln)-Impfungen (die gezielt schwarzen Babys verabreicht wurden) Autismus verursachen. Zwölf Jahre lang wurden die Fakten vertuscht, wurde die Impfgewalt gegen Schwarze verschleiert.

Diesen Umstand kann man nur als kriminelle Verschwörung mit staatlicher Beteiligung bezeichnen.

Erst durch Whistleblower, denen der Schutz von öffentlichen Gesundheit und wissenschaftlicher Integrität wichtiger erschien als der Profit der Impfstoff-Hersteller, gelangten einschlägige Informationen an die Öffentlichkeit.

Für ihre Dienstbarkeit wurden die „Wissenschaftler", die konspirierten und bewusst die Öffentlichkeit über die Impfung und deren Folgen betrogen, mit lukrativen Jobs beim Impfstoffhersteller und mit der angesehenen und begehrten Auszeichnung des „Autism Public Health Response Teams" des US-Gesundheitsministeriums belohnt; die Whistleblower wurden gemaßregelt und bestraft.

„So laufen die Dinge bei der CDC: Man unterdrückt die Wissenschaft, bestraft jeden Wissenschaftler, der etwas sagt, begeht massiven Betrug und veranstaltet dann eine Preisverleihung für diejenigen, die den Mund halten" [13].

Zutreffend merkt der Philosoph Peter Sloterdijk in solchem Zusammenhang an [14]: „Was früher Hochstapelei hieß, nennt sich heute Expertentum. Ist es eine Sache der Bildungsökonomie oder des technischen Fortschritts? Ohne akademische Ausbildung kann man heute nicht einmal mehr Schwindler werden."

Und Viktor Schauberger, genialer österreichischer Autodidakt und Erfinder „Freier-Energie"-Maschinen, führt treffend aus: „Die ganze Wissenschaft und all ihre Anhängsel sind nur ein Haufen Diebe, die … wie Marionetten an Fäden hängen und nach jeder Melodie tanzen müssen, die ihre gut verborgenen Sklavenmeister als notwendig erachten" [15].

Weitere Ausführungen, Fußnoten und Quellen zu Kapitel III

[1] Planck, M: Wissenschaftliche Selbstbiographie. Mit einem Bildnis und der von Max von Laue gehaltenen Traueransprache. Johann Ambrosius Barth, Leipzig 1948, S. 22

[2] The Lancet, Vol. 385, 2015, p. 1380

[3] Adams, M.: Impfstoffforscher wegen Betrugs angeklagt, ihm drohen 20 Jahre Gefängnis wegen eines gefälschten AIDS-Impfstoffs. Kopp-Online vom 28.06.2014,
http://info.kopp-verlag.de/medizin-und-gesundheit/natuerliches-heilen/mike-adams/impfstoffforscher-wegen-betrugs-angeklagt-ihm-drohen-2-jahre-gefaengnis-wegen-eines-gefaelschten-a.html, abgerufen am 28.05.2016

[4] Schmidt, J. G.: Grippezeit – Zeit der Zurückhaltung. Neue Zürcher Zeitung vom 9.1.2016, http://www.nzz.ch/meinung/kommentare/grippezeit--zeit-der-zurueckhaltung-1.18674247, abgerufen am 28. 05. 2016

[5] Epstein, H., and Angell, M.: Beware the Drug Companies, How they Deceive Us: "Criticizing Big Pharma". GlobalResearch, February 16, 2015, http://www.globalresearch.ca/beware-the-drug-companies-how-the-deceive-us-criticizing-big-pharma/5431517, abgerufen am 28.05.2016

[6] Angell, M.: The Truth About the Drug Companies: How They Deceive Us and What to Do About It. Random House, Trade Paperback Edition, 2005

[7] Huthmacher, R. A.: Die Schulmedizin – Segen oder Fluch?: Betrachtungen eines Abtrünnigen, Teil 2. BoD, Norderstedt bei Hamburg, 2016

[8] Süddeutsche Zeitung vom 6. Februar 2015, http://www.sueddeutsche.de/gesundheit/kritik-an-arzneimittelherstellern-die-pharmaindustrie-ist-schlimmer-als-die-mafia-1.2267631, abgerufen am 28. 05. 2016:
„Die Pharmaindustrie ist schlimmer als die Mafia." Medikamente sollen uns ein langes, gesundes Leben bescheren. Doch die Pharmaindustrie bringt mehr Menschen um als die Mafia …

[9]: Ehgartner, B.: Die Hygienefalle: Schluss mit dem Krieg gegen Viren und Bakterien. Steyr-Verlag, 2015, S. 150

[10] Wissenschaftsbetrug heute, http://www.impfen-nein-danke.de/wissenschaftsbetrug-heute/, abgerufen am 28.05.2016

[11] SpingerMedizin.at vom 17. September 2013, http://www.springer-medizin.at/artikel/36633-standpunkte-hoechstgericht-kippt-berufsverbot-fuer-impfkritiker, abgerufen am 28.05.2016: Standpunkte: Höchstgericht kippt Berufsverbot für Impfkritiker

[12] Huthmacher, Richard A.: Dein Tod war nicht umsonst: Ein Tatsachen- und Enthüllungs-Roman. BoD, Norderstedt bei Hamburg, 2014

[13] Adams. M., http://info.kopp-verlag.de/hintergruende/enthuellungen/mike-adams/us-gesundheitsbehoerde-bei-wissenschaftlichem-betrug-und-impfgewalt-gegen-schwarze-ertappt.html, veröffentlicht am 24.08.2014 und abgerufen am 28.05.2016:

US-Gesundheitsbehörde bei wissenschaftlichem Betrug und „Impfgewalt" gegen Schwarze ertappt: „Wie ich erst gestern geschrieben habe, untersuche ich zurzeit eine massive Vertuschungsoperation, begangen auf der höchsten Ebene der US-Gesundheits- und Seuchenschutzbehörde CDC (Centers for Disease Control and Prevention). Jetzt kann ich melden, dass mir inzwischen CDC-Dokumente vorliegen, aus denen ohne jeden Zweifel hervorgeht, dass die frühere Direktorin der CDC, Dr. Julie Gerberding, aktiv an absichtlich begangenem wissenschaftliche[m] Betrug beteiligt war, um klinische Beweise unter den Teppich zu kehren, die den MMR-Impfstoff mit einem Anstieg von Autismus auf das 3,4-fache bei afroamerikanischen Kindern in Verbindung brachten."

[14] Sloterdijk, P.: Kritik der zynischen Vernunft. Suhrkamp, Frankfurt, 1983, S. 859

[15] Zit. nach: Stimme und Gegenstimme. Ausgabe 8/13, http://gesundes-deutschland.de/S&G08_2013.pdf, abgerufen am 28.05.2016

IV. Machen Viren krank?

Vorbemerkung:

Ich bin zwar seit Jahrzehnten Arzt, aber kein Virologe. Natürlich wurden wir während unserer Aus- und Weiterbildung mit dem detailreichen und ungeliebten Fach „Mikrobiologie" (deren Teilbereich die Virologie darstellt) „gequält"; umso mehr, als gerade in Virologie einer der „Großkopferten" der Zunft unser Lehrer war. Gutgläubig, wie wir waren (und wie immer noch die meisten, allermeisten ebenso der Studenten wie der „lang gedienten" Ärzte sind), nahmen wir das, was unsere Professoren erzählten, für bare Münze.

Als ich mich mit der Krebstherapie des Medizin-Nobelpreisträgers Luc Montagnier beschäftigte (und feststellte, dass dieser, sehr erfolgreich, die Methoden anwandte, die ich zuvor beschrieben hatte – wie nennt man dies: Ideenklau? Plagiat?), als ich mich dann mit Montagnier und der „Entdeckung" des „AIDS-Virus" beschäftigte (wofür er, 2008, den Medizin-Nobelpreis erhielt!), als ich mit Verwunderung zur Kenntnis genommen hatte, dass es das HI-Virus gar nicht geben soll, dass dieses, bisher jedenfalls, wohl niemals <u>direkt</u> nachgewiesen werden konnte [1, 2] – der Leser nehme bitte meine Formulierungen im Konjunktiv zur Kenntnis; der Medizinisch-Industrielle Komplex und die ärztlichen Standesvertreter warten nur darauf, mir wegen „unärztlicher" Äußerungen die Approbation zu entziehen –, als ich deshalb einen gigantischen Schwindel vermutete (der indes im medizinisch-pharmazeutischen Bereich eher die Regel als die Ausnahme darstellt [3]), fing ich an, mich, mehr als dreißig Jahre nach meiner akademisch-medizinischen Ausbildung, erneut, ein wenig nur, mit Viren und den

Viren als Verursacher von Erkrankungen zu beschäftigen – und stieß auf Ungeheuerliches:

Bei keiner der angeblich von Viren verursachten Erkrankungen sind die Henle-Kochschen-Postulate [2] zum Beweis eines ursächlichen Zusammenhangs zwischen Krankheit und deren Erreger(-n) erfüllt.

Oder einfacher, drastischer formuliert: Niemand hat bisher bewiesen, niemand hat beweisen können, dass einschlägige Viren die Krankheiten, die sie aus schulmedizinischer Sicht verursachen, auch tatsächlich auslösen.

Mithin erhebt sich die Frage: Handelt es sich hier um einen gigantischen Irrtum? Oder um einen systematischen und monströsen Betrug? Der die Kassen der Pharma-Industrie (durch vermeintliche Prophylaxe in Form einschlägiger Impfungen) füllt und die Karrieren tausender und Abertausender von Wissenschaftlern befördert.

Jedenfalls gab es bereits zu Lebzeiten Kochs eine Vielzahl von Kritikern, welche die These von Bakterien als Krankheitserregern bezweifelten. Vehement. Einer dieser Kritiker (Max von Pettenkofer) trank, um _seine_ Theorie zu beweisen, ein ganzes Glas Wasser, das voll war mit vibriones cholerae, den (behaupteten) Erregern der Cholera. Nichts geschah [4] [4a]. Und andere Probanden, denen man erzählt hatte, ein Glas Wasser sei voller Erreger, erkrankten – obwohl das Wasser, das sie dann tranken, erreger-frei war [4].

Wieso solche Resultate?

Weil die Bakterien die Krankheit gar nicht verursachen? Weil der Placebo-Effekt („ich will nicht krank werden, also werde ich nicht krank" resp. „ich muss jetzt krank werden, also werde ich krank") stärker ist

als die Wirkung von (wohlgemerkt – so jedenfalls behauptet – hoch-
potenten, hoch virulenten) Erregern wie denen der Cholera?

Jedenfalls ist wie folgt festzuhalten: (Weil Bakterien nur unter Sauer-
stoffabschluss für den Menschen gefährliche Stoffwechselprodukte erzeugen) postulierte Koch in seinem Konstrukt von der Übertragbarkeit
ansteckender Krankheiten durch Mikroben die Existenz von – nach
dem lateinischen Begriff „virus" für Gift so genannten – Viren als (den
anderen) Überträgern kontagiöser Erkrankungen [5].

Hierbei handelte es sich zunächst um eine reine Hypothese; erst nach
Erfindung des Elektronenmikroskops (1931 durch Ruska) [6] konnte
die Existenz von Viren tatsächlich belegt werden, wobei das Elektro-
nenmikroskop selbstverständlich nur die Existenz von Viren beweist.
Nicht jedoch deren Kontagiösität.

Notabene: „Keines dieser [als krankheitsursächlich] behaupteten Viren wurde, damals [zu Kochs Zeiten] wie heute, in einem Menschen
oder in einem Tier gesehen, geschweige denn isoliert und als existent
bewiesen" [5].

Wie aber ist der Nachweis von Viren zu erbringen?

1) Aus menschlichem Gewebe isolierte Viren müssen elektronenmikroskopischen Aufnahmen, die zuvor (in Zellen, Zellkulturen oder dergleichen) gemacht wurden, exakt entsprechen; oftmals werden – namentlich in Krebsgewebe, aber auch spontan in Zellkulturen entstehende – Zell-Partikel mit Viren verwechselt.

2) Die Virus-Eiweiße, welche die Virus-Hülle bilden und das genetische Material des Virus´ umhüllen, müssen elektrophoretisch getrennt
und fotographisch dokumentiert werden.

3) Die gleiche elektrophoretische Trennung und fotographische Dokumentation muss auch für die genetische Substanz der Viren (DNA oder RNA) erfolgen.

Nur dann, wenn vorgenannte Punkte 1) bis 3) erfüllt sind, kann ein Virus als zweifelsfrei nachgewiesen gelten. Und genau dies trifft, nur beispielsweise, für HIV-, Masern- und Mumps-Viren, für Pocken- und Influenza-, für Ebola- und Herpes-Viren, auch für Polio-, Hepatitis-B- und viele, viele andere Viren eben <u>nicht</u> zu.

Hinzu kommt: Erst in den 1970er Jahren wurden die biochemischen Methoden entwickelt, mit denen man die Eiweiße der Virus-Hüllproteine (s. Pkt. 2 zuvor) und die Nukleinsäuren (DNA oder RNA) der Viren-Kernsubstanz (s. Pkt. 3) nachweisen konnte. Insofern ist es schlichtweg als Betrug zu werten, dass die WHO zwar 1971 benannte Nachweis-Kriterien definierte, diese anzuwenden jedoch überhaupt (noch) nicht imstande war. Und gleichwohl die Existenz beispielsweise von Pocken-Viren behauptete – allein auf Grund des Fleckig- und Blasig-Werdens sowie Absterbens der Chorioallantois-Membran [7] (vermeintlich) mit Pocken-Viren infizierter und bebrüteter Hühnereier.

Man lasse sich auch nicht durch die bunten Bilder von – angeblich – elektronenmikroskopischen Aufnahmen von Viren täuschen, wie diese, erstere, in einschlägigen Publikationen und Lehrbüchern zu finden sind: Allein der Umstand, dass die Bildchen bunt sind, beweist, dass es sich <u>nicht</u> um Elektronen-Mikroskop-Aufnahmen handeln kann, weil diese <u>immer</u> schwarz-weiß sind. (Obiter Dictum: Die NASA zeigt uns auch seit 50 Jahren die immer gleichen Bildchen vom runden Erdglobus – obwohl sie (selbst, in eigenen Statements) konzedieren musste, dass die Erde nicht rund, sondern birnen- oder kartoffelförmig ist. Oder vielleicht doch eine Scheibe?)

„Zusammenfassend muss gesagt werden, dass es sich bei diesen Fotos um gezielten Betrugsversuch der beteiligten Behörden, Forscher und Mediziner handelt, wenn diese behaupten, dass es sich … um Viren, zudem um isolierte Viren handelt. Inwieweit die beteiligten Journalisten und Lehrbuchautoren absichtlich oder nur grob-fahrlässig an diesem Betrug mitarbeiten, entzieht sich meiner Kenntnis …

[Dadurch] wird verschleiert, dass aufgrund der betrügerischen Infektionsbehauptungen heute massenhaft geimpft, geschädigt, verletzt, getötet und gemordet wird (mittels Krebs, Hepatitis-, AIDS-, Ebola-Viren und mittels … daraus entwickelter Gentests und Chemotherapeutika … etc.).

Viren wurden von Anfang an als scheinschlüssige Erklärung für Impfschäden, aber auch für die Folgen von extremer Armut, [von] Hunger [und] Vertreibung, [von] Vergiftung und Totschlag herangezogen, wie dies z.B. im Lehrbuch von Luhmann (1995) über das erstmalige Auftauchen des Krankheitsbildes ´Hepatitis-B´ beschrieben ist. Welches [das Krankheitsbild] zuerst 1885 in Folge von Pockenimpfungen und erneut 1938, als es schon wieder vergessen war, in Folge von Masern-Impfungen beschrieben wurde" [5]. Siehe auch [10].

Simpel formuliert: Den Menschen geht es schlecht (auf Grund ihrer humanökologischen Bedingungen, will heißen infolge Armut, Hunger, Krieg und Not), sie erkranken, weil ihr Immunsystem infolgedessen – und ggf. auch aufgrund von Massenimpfungen, s. die sog. Spanische Grippe [8] – darnieder liegt, es entstehen Endemien, Epidemien, Pandemien [8a]; Schuld indes sind einzig und allein „die Viren".

Man impft flächendeckend, um vor eben diesen bösen Viren zu schützen; die Menschen erkranken, namentlich infolge der für einen Impf-„Erfolg" maßgeblichen Adjuvantien (Hilfsstoffe), welche den Impfstoffen zugesetzten werden (müssen, damit überhaupt eine Impfreaktion in Form von Impf-Antikörpern nachweisbar ist – s. S. 179 ff.). Schuld indes sind wiederum „die Viren", von denen man nicht einmal weiß, ob sie tatsächlich existieren oder ob es sich um eine bloße Fiktion handelt.

Durch die flächendeckenden Impfungen wird das Immunsystem der Geimpften oft so schwer geschädigt, dass Erkrankungen wie beispielsweise Krebs, aber auch das Auftreten neuer „Seuchen" (s. zuvor Luhmann) begünstigt, befördert, geradezu heraufbeschworen werden – Schuld indes (beispielsweise für das Auftreten von Krebserkrankungen) sind die bösen Viren.

Derart schafft man sich ein fort- und immerwährendes Perpetuum mobile (Tautologie, nicht Pleonasmus), das einerseits eine ganze „Wissenschaft" befeuert und die Interessen der Pharmakonzerne betreibt, andererseits ablenkt von den wahren Ursachen menschlicher Krankheiten, welche sind die physische und psychische Not der Menschen.

Bezeichnenderweise, paradigmatisch und nur pars pro toto lässt sich festhalten [9] [9a] [9b] [9c]:

„Auch das Nobelpreiskomitee kann den Medizinnobelpreis für Montagnier und zur Hausen wissenschaftlich nicht begründen. Dies erhärtet den Verdacht, dass mit der Vergabe des Nobelpreises ... abermals aus unbelegten Hypothesen Dogmen gezimmert werden sollen ...

Wie das Karolinska Institut in Stockholm ... bekannt gab, erhält der deutsche Krebsforscher Harald zur Hausen den Medizinnobelpreis für die Annahme, dass das Humane Papilloma Virus (HPV) Gebärmutterhalskrebs auslöst. Er teilt sich die Auszeichnung mit den französischen Medizinern Luc Montagnier und Françoise Barré-Sinoussi, die das HI-Virus (HIV) nachgewiesen haben sollen. Doch weder die Hypothese, dass HPV Krebs macht noch das HI-Virus sind wissenschaftlich belegbar. Denn auch das Nobelpreiskomitee konnte selbst auf mehrfache Nachfrage hin keine Beweise für den Nachweis von HPV und HIV liefern ...

Das Nobelpreiskomitee gibt auch unumwoben zu, dass es mit der Auszeichnung an zur Hausen und Montagnier ein klares politisches Zeichen setzen wollte ...: ′Wir hoffen, dass damit diejenigen, die Verschwörungstheorien verbreiten und ihre Zweifel an wissenschaftlich nicht haltbaren Argumenten festmachen, endgültig verstummen′″ [9]. Tatsächlich geht es hier nicht um „Verschwörungstheorien", sondern um eine hochkomplexe Gemengelage und „eine Mischung aus vielen Einflussfaktoren, zu denen die Gewinninteressen der Pharmaindustrie zählen genau wie eine geistige Konditionierung auf eine Mikroben- und besonders auch Virus-Phobie, die nunmehr seit rund 150 Jahren andauert – und der man sich als heute lebender Mensch nur schwer entziehen kann.

Als Folge davon hat sich in den Köpfen die Vorstellung festgesetzt, Bakterien, Pilze und Viren seien die primären Ursachen von Krankheiten. Doch dabei wird allzu oft ausgeblendet, dass sich krankmachende Bakterien und Pilze erst dann vermehren, wenn Bedingungen gegeben sind, die durch Faktoren wie Drogen- und Medikamentenkonsum, Fehlernährung oder Gifte wie Pestizide geschaffen werden. Bei Viren wie HPV oder HIV besteht ... wiederum das grundsätzliche Problem, dass nicht nur das Nobelpreiskomitee keine Studie vorlegen kann, die belegt, dass das, was als HPV oder HIV bezeichnet wird, wirklich HPV bzw. HIV ist" (a.a.O.).

Wohlgemerkt: In allen (wissenschaftlichen) Publikationen, welche (vermeintlich) pathogene (krankmachende) Viren zum Gegenstand haben, wird der Virus-Nachweis nicht direkt (s. Punkte 1 – 3 eines Virus-Nachweises zuvor), vielmehr in-direkt, durch Nachweis eines Proteins, eines DNA-Stücks und dergleichen mehr geführt [11] [11a].

(Wobei zu bedenken gilt [12]: „Erbgut – der Mensch ist zur Hälfte eine Banane ... Wie viel Schimpanse steckt in uns allen? Oder wie viel Banane? Dass die Menschen 98,5 Prozent ihres Erbgutes mit den

Schimpansen teilen", ist nicht unbedingt überraschend. „Dass es bei der Banane aber immerhin 50 Prozent sind, das schon.")

Ergo: Was als vermeintliche Viren-DNA zum Nachweis eben dieser Viren isoliert wird, kann die (mit menschlicher, tierischer, sonstiger DNA in weiten Sequenzen übereinstimmende) DNA von Wer-weiß-Was sein; denn DNA besteht immer aus Adenin, Thymin, Cytosin und Guanin, ist nicht spezifisch; spezifisch für einen Menschen, eine Pflanze, ein Tier, auch für Viren ist nur die exakte Abfolge der jeweiligen, einschlägigen Aminosäure-Sequenzen. (Glaubte man zumindest bisher – s. hierzu im Folgenden.)

Solch indirekte „Nachweise" von Viren beweisen mithin alles und nichts. Und es wird zu einem reinen Vabanque-Spiel, wann, wo und von wem welche Grenzwerte festgelegt wurden (unterhalb resp. oberhalb derer, beispielsweise, genügend DNA-Bruchstücke resp. -Sequenzen vorliegen [sollen], um das Vorhandensein bestimmter Viren zu beweisen).

Zu einem Vabanque-Spiel, ob ein Labor einen Probanden beispielsweise als HIV-infiziert oder ob ein anderes ihn als gesund bezeichnet. Mit allen sich daraus ergebenden Konsequenzen!

Zudem gilt zu bedenken [13]: Erbanlagen, der genetische Code, die DNA sind in ständigem Wechsel begriffen – nicht nur beim Menschen, sondern in allen lebenden Organismen. Insofern lassen sich – cum grano salis, grosso modo – die folgenden Ausführungen auch auf den Nachweis von Viren, deren DNA-Sequenzen und -Variabilität, deren genetische Plastizität übertragen – πάντα ῥεῖ, alles fließt: In idem flumen bis descendimus et non descendimus.

Was die exakte Definition (vermeintlich) charakteristischer DNA-Sequenzen und deren serologischen Nachweis auch nicht gerade erleichtert und die Freiheitsgrad im Viren-Nachweis-Vabanque-Spiel erneut erhöht.

Zudem liefern die neuen (human-)genetischen Erkenntnisse auch Erklärungen, zumindest Erklärungsansätze, warum unterschiedliche Menschen (oder auch dieselben Menschen zu unterschiedlichen Zeitpunkten) auf Wechselwirkungen in und mit ihrem Umfeld so unterschiedlich reagieren. Beispielsweise mit Krankheit resp. mit unterschiedlichen Krankheitsbildern. Für die (Krankheit wie Ausdrucksformen derselben) die Schulmedizin dann, oft jedenfalls, die Infektion mit Bakterien, Viren oder sonstigen Mikroben verantwortlich macht: Infektionskrankheiten sozusagen als (vordergründiger, sicherlich auch politisch gewollter) Erklärungsversuch sehr viel komplexerer, multidimensionaler, insbesondere auch gesellschafts-relevanter Ursache-Wirkungs-Zusammenhänge.

Und derartige Zusammenhänge werden noch deutlicher, wenn man die epi-genetischen Einflüsse berücksichtigt, wie ich diese in „Dein Tod war nicht umsonst" [14] beschrieben habe.

Jedenfalls lässt sich die mono-direktionale Sicht genetischer Determinierung nicht weiterhin aufrechterhalten [13] – Körper und Seele, Gesundheit und Krankheit befinden sich in einem genetischen Wechselspiel, dessen Ausmaß bisherige Vorstellung um Äonen übersteigt.

Es gibt kein stabiles Genom, das Erbgut ist in ständigem Umbau begriffen: Nicht nur ein jeder Mensch, jedwede Zelle stellt ein eigenes Universum und ein Universum von Möglichkeiten dar.

„Es ist der 26. Juni 2000. US-Präsident Bill Clinton hat zusammen mit seinem britischen Amtskollegen Tony Blair zu einer außerordentlichen

Pressekonferenz ins Weiße Haus gebeten. Das Thema ist nichts weniger als der Stoff, der uns zu Menschen macht: unser Genom. Denn Clinton und nach ihm die Vertreter zweier konkurrierender Forschergruppen – eine staatlich, eine privat – verkünden nun offiziell die Entschlüsselung unseres Erbguts" [15].

Was vor nicht einmal zwanzig Jahren als Triumph der Wissenschaft gefeiert wurde, ist heute von der Realität so weit entfernt wie das Mittelalter von Renaissance und Neuzeit.

Denn das Genom ist kein unveränderlicher Text im Buch des Lebens, und das Lesen dieses Buches gestattet viele Freiheitsgrade: Eine genetische Uniformität als Identität des Menschen existiert nicht, „ … die Differenzen im Erbgut der Menschen sind in Wahrheit so groß, dass die Wissenschaft nun bestätigt, was der kölsche Volksmund schon länger wusste: ´Jeder Jeck ist anders.´ Ganz anders!

Die Feinanalysen der Gendaten lassen … erkennen: Das Erbgut der Menschen ist ebenso vielgestaltig, wie sie an Körper und Psyche verschieden sind … Unter der Wucht der Befunde zerbröselt nun die Idee, das Genom stelle eine naturwüchsige Konstante dar, einen fixierten Quellcode des Menschen … Ständig kommen Gene, andere gehen … Passé ist seither der Glaube, zumindest der gesunde Organismus stelle ein harmonisches, mit sich selbst im Einklang arbeitendes System dar. Stattdessen zeichnen die Forschungsbefunde das Bild eines fragilen Puzzles aus biologisch disparaten Einheiten. Gesundheit wäre demnach ein instabiler Zustand, in dem die Egoismen der Mosaiksteine in Schach gehalten werden" [13].

Und auf einen solch instabilen Zustand wirken viele äußere Faktoren ein. Möglicherweise auch pathogene Viren. Insofern und insoweit es human-pathogene Viren überhaupt gibt. Jedenfalls stammt ein monokausales, unidirektionales Erklärungsmodell, welches definiert: „Hier pathogene Mikroben – dort (Infektions-)Krankheit" im wahrsten Sinne aus dem vor-letzten Jahrhundert (eines Jenner, Pasteur, Koch oder auch Virchow).

Aber es bedient die Interessen eines eingefahrenen „Wissenschafts"-Betriebs. Und namentlich die der Impfindustrie. Die keine Probleme hat, an Wahrheit und Wirklichkeit ein wenig herumzuschrauben. Oder auch ein wenig mehr [16]. Ohne Rücksicht auf Verluste. Auf Impf-Opfer. Auf Menschen. Wenn es denn dem Profit dient.

So dass sich – in medizinischer Praxis und Lebenswirklichkeit – weniger die Frage stellt, ob Viren Krankheiten verursachen (können), vielmehr die, ob es die Impfungen (gegen eben diese Viren, aber auch gegen sonstige Erreger) sind, die uns krankmachen (hierzu im Folgenden mehr).

Erstaunlicherweise (oder auch system-immanent konsequent) lässt sich festhalten, dass noch heute die Fragen zu stellen sowie die Feststellungen zu treffen sind, die der „Impfzwanggegnerverein zu Dresden" bereits vor über 125 Jahren formulierte [17] und die zum Ausdruck bringen, dass der Wissenschaftsbetrieb schon lange die Wahrheit kennt, aber die Wirklichkeit (aus pekuniären und sonstigen ureigenen Interessen) manipuliert:

- *„Die ärztliche Wissenschaft ist nicht unfehlbar*

- *Die Impftheorie ist wissenschaftlich nicht zu begründen*

- *Die für die wissenschaftliche Begründung der Impftheorie ausgesetzten Preise blieben unverdient …*

- *Schon zu Jenners Zeit wurde von ärztli. Autoritäten die Impfung auf´s Schärfste bekämpft …*

- *Die Impfung schützt nicht gegen die Blattern* [d.h. die Pocken; und auch nicht gegen andere sog. Infektionskrankheiten – e. A. S. beispielweise [17a]: „Der neueste Krankheitsausbruch unter geimpften Harvard-Studenten zeigt die Wahrheit über Impf-Versagen"; [17b]: „Mumps-Ausbruch bei College-Studenten in Illinois, die bereits zwei MMR-Impfungen hinter sich hatten"]

- *Die Impfung hat auf die größere oder geringere Heftigkeit der Pockenkrankheit* [und sonstiger „Infektionskrankheiten" – e. A.] *keinen Einfluß*

- *Die Sterblichkeit der Ungeimpften ist nicht größer als die der Geimpften* [sondern geringer – e. A.]

- *Was die Revaccination (Wiederimpfung) nützt* [nichts – e. A.]

- *Das jetzige Impfgesetz ist nach d. eigenen Logik d. Impfgläubigen völlig unzulängl. U. unnütz* [s. die Einführung von resp. bereits praktizierte Zwangs-Impfungen – e. A.] …

- *Die Impfung macht den Körper erst recht empfänglich für die Seuche* [[17c]: „Im Gegenteil scheint es so zu sein, dass Impfungen überhaupt erst die Möglichkeit schaffen, sich anzustecken"] …

- *Die Geimpften erkrankten stets zuerst an den Blattern* [oder anderen sog. Infektions-Krankheiten [ibd.]]

- *Durch die Impfung können die echten Pocken erzeugt und verbreitet werden* [ebenso verhält es sich mit anderen „Infektions"-Erkrankungen – s. beispielsweise „Impfungen schaffen Infektions-Quellen" [ibd.]] …

- *Das Impfen nützt nichts, ist aber sehr schädlich*

- *Die Impfung verursacht Krankheiten, die viel gefährlicher als die Blattern sind*

- *Die Impfung kann den Tod herbeiführen*

- *Einige Kinderkrankheiten sind seit Einführung des Impfzwanges viel häufiger und gefährlicher geworden*

- *Durch die Impfung wird der Körper für Seuchen empfänglicher*

- *Die Volksgesundheit hat sich seit Einführung des Impfzwanges verschlechtert*

- *Die Einführung des Impfzwanges hat die allgemeine Sterblichkeit erhöht*

- *Wo der Impfzwang abgeschafft wurde, hat sich die Kindersterblichkeit verringert …*

- *Die Impfer mußten, um die Impfung zu retten, fortwährend die Methode ändern …*

- *Die Impfärzte sind pekuniär interessiert*

- *Gewissenhafte Ärzte sind durch unparteil. Untersuchung d. Impffrage [zu] Impfgegnern geworden …*

- *Viele Ärzte verurteilen die Impfung mit den allerstärksten Ausdrücken [schade, dass eben diese nicht überliefert werden; wie man wohl vor 125 Jahren geflucht hat?]*

- *Nur die wenigsten Fälle von Impfschädigungen werden bekannt*

- *Was man unter amtlicher Impfschäden-"Statistik" zu verstehen hat …*

- *Das Festhalten am Impfglauben stellt unserer öffentlichen Gesundheitspflege ein schlechtes Zeugnis aus*

- *Darum sorgt für bessere Gesundheitspflege …"*

Was hier historisch daherkommt, ist – nach wie vor – von erschreckender Aktualität sowie traurige, die Impflinge oft aufs Schwerste schädigende, bisweilen gar tödliche Realität.

In der Medizin, so sagt man, brauche es zweihundert Jahre, bis eine falsche Lehrmeinung korrigiert und weitere zweihundert Jahre, bis sie durch eine neue ersetzt werde. So lange indes hat die Menschheit nicht Zeit, dem immer grotesker werdenden Impfwahnsinn entgegenzutreten, der Dutzende von Impfungen – mit all ihren Folgen – bereits für unsere Klein- und Kleinst-Kinder vorsieht (so diese Menschheit infolge des globalen Wahnsinns von Ressourcen-Verschwendung, Verteilungskämpfen und einer immer größeren und umfassenderen Ent-Menschlichung unserer Lebensbedingungen und unseres Mensch-Seins [s. [18], dort Kapitel II: „Der Mensch als ´secundus deus´ – die Bestrebungen der Trans-Humanisten"], sofern die Menschheit die nächsten Jahrhunderte überhaupt überleben sollte).

Weitere Ausführungen, Fußnoten und Quellen zu Kapitel IV

[1] Im Folgenden ein – aus zuvor benannten Gründen sehr ausführliches – Zitat (Seiler, B.: AIDS: Nur eine lukrative Lüge. In: Zeiten-Schrift, 2003, Nr. 37, S. 22; Unterstreichungen jeweils durch den Autor hiesigen Buches); ich behaupte nicht, dass die Inhalte meine Meinung wiedergegeben.

Ich behaupte auch nicht, dass die Inhalte meine Meinung nicht wiedergeben. Und der Leser möge sich seine eigene Meinung bilden:

„1. HIV ist ein unbewiesenes Phantom.

Am 23. April 1984 behauptete Robert Gallo an einer Pressekonferenz, er habe ein Virus gefunden, das für den Ausbruch von AIDS verantwortlich sei – womit er einen langjährigen Rechtsstreit mit dem Franzosen Luc Montagnier auslöste, der dieselbe Entdeckung für sich reklamierte …

´Tief vergraben in dem geheimniskrämerischen und gut bewachten Dogma, daß die Aidsseuche durch ein tödliches Virus namens HIV ausgelöst werde, liegt eine Zeitbombe an hochexplosiver und widersprüchlicher Information.´

Dies sagte … [ein] emeritierter Professor für Volksgesundheit an [der] Universität von Glasgow. Akademiker, die noch im Berufsleben stehen und einen Ruf zu verlieren haben, tun sich meist viel schwerer mit solchen Eingeständnissen … [:] ´Weltweit haben sich 10'000 Leute auf

HIV spezialisiert. Niemand von ihnen ist an der Möglichkeit interessiert, daß HIV gar nicht AIDS verursacht, weil dann nämlich ihre ganzen wissenschaftlichen Arbeiten nutzlos wären.´

Der Aidskritiker Mullis erhielt 1993 den Nobelpreis für Chemie und gehört … zu den prominentesten Kämpfern für die Wahrheit hinter dem AIDS-Mythos. Bis heute, so Mullis, kenne er keinen einzigen wissenschaftlichen Beweis für einen Zusammenhang zwischen HIV und AIDS. Aus diesem Grund hat die Zeitschrift Continuum einen Preis von 100'000 Dollar für denjenigen ausgesetzt, der diesen Beweis als Erster erbringen kann. Das Preisgeld wartet bis heute auf einen Empfänger.

HIV-Vater Gallo war denn auch 1992 des wissenschaftlichen Betrugs für schuldig befunden worden. Zu diesem Schluß kam das Office of Research Integrity des Nationalen Gesundheitsinstituts von Amerika (National Institute of Health). Grund für das Verdikt: Gallos Behauptung, das HI-Virus entdeckt zu haben. Obwohl der Mann als chronischer Lügner entlarvt wurde – er verzerrte, unterdrückte und fehlinterpretierte wiederholt wissenschaftliche Fakten zu seinem eigenen Vorteil – gehört Gallo heute wieder zu den Galionsfiguren der orthodoxen Aidsforschung …

2. HIV kann nicht AIDS auslösen.

Das HIV-Phantom erfüllt keine der Bedingungen der Koch´schen Postulate [2], die für einen krankheitsverursachenden Erreger typisch sind: AIDS ist nicht ansteckend. Pflegepersonal in Krankenhäusern oder Angehörige von Aidskranken haben durch Kontakt mit ihnen kein AIDS bekommen. Auch Tierversuche zeigen, daß AIDS nicht ansteckend ist. Tausende von Aidspatienten sind HIV-negativ; das Virus kann in ihrem Körper nicht nachgewiesen werden. Wer HIV-positiv ist, muß andererseits nicht unbedingt an AIDS erkranken. HIV kann unter normalen Bedingungen (in vivo) nicht von aidskranken Zellen isoliert werden ...: ´Gratulation. Von den Leuten, die uns nicht beweisen konnten, daß Krebs eine Viruskrankheit ist, kommt nun das Virus, welches AIDS nicht verursacht.´

3. <u>Der Aidstest ist wertlos und gefährlich.</u>

Wenn weder die Existenz des HIV noch dessen Auslösung von AIDS bewiesen sind, dann ist selbstverständlich auch der sogenannte ‚Aidstests' vollkommen wertlos. Außerdem wurden bei seiner Entwicklung sowie dem Nachweis von HIV die grundlegendsten Regeln wissenschaftlicher Methodik außeracht gelassen ...

Erschreckend ungenau ist auch der Aidstest. Damit wird nämlich nicht das angebliche Virus nachgewiesen, sondern bloß Antikörper, die auf das HIV reagieren sollen. Dieser indirekte Nachweis kann aber von vielen Faktoren beeinflußt werden, was sogar die orthodoxe Medizin zugibt. Deshalb gelten in unterschiedlichen Ländern unterschiedliche Interpretationsstandards. Im Klartext: <u>Dieselbe Probe könnte in einem Land als negativ beurteilt werden, in einem anderen als positiv.</u>

Antikörper sind in einem gesunden Immunsystem ständig aktiv. Man weiß, <u>daß über 60 verschiedene Krankheiten zum Resultat ‚positiv' beim Aidstest führen können.</u> Dazu gehören beispielsweise so harmlose Krankheiten wie eine Grippe oder eine akute Infektion, aber <u>auch Impfungen,</u> Alkoholismus, Herpes, Tuberkulose, Malaria, Hepatitis B, etc. <u>Selbst eine ganz normale Schwangerschaft</u> kann den Aidstest positiv ausfallen lassen! Trotzdem will man mancherorts den Aidstest obligatorisch machen. Großbritannien empfiehlt bereits allen Schwangeren(!), sich testen zu lassen, weil das HIV angeblich von der Mutter auf das Kind übertragen werden kann.

<u>An diesem Russischen Roulette erfreuen sich die Pharmakonzerne, die den Aidstest herstellen</u>, aber auch Gallo und Montagnier: Die beiden teilen sich nämlich die aus der Entwicklung des Aidstests anfallenden Tantiemen …

Die Ungenauigkeit des Aidstests zeigt sich auch darin, daß <u>ein positives Resultat schon am nächsten Tag wieder negativ sein kann</u> und daß Drogensüchtige ihre ‚HIV-Antikörper' verlieren, wenn sie von der Droge wegkommen – was nach der offiziellen Aidstheorie gar nicht möglich ist, denn laut der bleibt ein HIV-Positiver ein Leben lang Virusträger …

Aidskritiker Gary Null schrieb 1997: ´Ich habe die ganze Literatur über Psycho-Neuro-Immunologie durchforstet und dabei mehr als genug Artikel gefunden, die darlegen, wie alle quantitativ meßbaren Immunwerte – natürliche Killerzellen, T-Zellen, Phagozyten etc. – sinken, wenn man einem Menschen schlechte Nachrichten überbringt. Innerhalb weniger Stunden kann ein Immunsystem geschwächt werden. Wenn man diesen Personen nun einredet, daß ihre Gesundheit nur noch schlechter werden wird, so stürzt man ihr psycho-neurales Immunsystem in eine immer schneller drehende Abwärtsspirale.´ Die übermächtige Angst läßt sie krank und kränker werden …"

[2] Koch-Henlesche-Postulate (Henle gilt als [Mit-]Begründer der Histologie, also der mikroskopischen Anatomie; er findet, nur nebenbei bemerkt, in Gottfried Kellers „Der Grüne Heinrich" literarische Erwähnung und Anerkennung):

1. Postulat: Ein Erreger, der als Ursache einer Erkrankung gilt, sollte im Rahmen einer Infektion mikroskopisch nachweisbar sein.

2. Postulat: Die Mikroorganismen, die von einem Erkrankten isoliert werden, sollten außerhalb des erkrankten Organismus´, beispielsweise in einer (Bakterien-/Viren-)Kultur anzüchtbar sein.

3. Postulat: Die angezüchteten Mikroorganismen müssen zur Ausbildung einer typischen Erkrankung führen, wenn man sie auf ein geeignetes Versuchstier überträgt. Die Erreger müssen dann wiederum nachweisbar sein, mikroskopisch wie kulturell.

[3] Huthmacher, Richard A.: Die Schulmedizin – Segen oder Fluch?: Betrachtungen eines Abtrünnigen, Teil 2. BoD, Norderstedt bei Hamburg, 2016

[4] Lipton, Bruce H.: Intelligente Zellen. Wie Erfahrungen unsere Gene steuern. KOHA-Verlag, Burgrain, 11. Auflage 2012

[4a] SpringerMedizin.at, http://www.springermedizin.at/artikel/42949-das-cholerafruehstueck, veröffentlicht am 2. Oktober 2014, abgerufen am 05.07.2016:

Der tollkühne Selbstversuch des „Erfinders" der Hygiene: … „Bizarr. Das ist der richtige Ausdruck für den Selbstversuch des Münchner Hygienikers Max von Pettenkofer (1818-1901) im Jahr 1892. Mit dem Trinken eines Aufgusses mit Milliarden Cholerabakterien wollte Pettenkofer beweisen, dass die von Robert Koch (1843-1910) gefundenen kommaförmigen Bakterien an sich harmlos sind … Pettenkofer überstand das … tollkühne Experiment ohne … gesundheitliche Probleme."

[5] Lanka, S.: Gibt es Beweise für die Existenz von krankmachenden Viren? Auszug aus: Macht Impfen Sinn? klein-klein-verlag, Februar 2003, http://www.gandhi-auftrag.de/Virenexistenz.pdf, abgerufen am 30.05.2016

[6] Borris, B. v. und Ruska, E.:
Das Übermikroskop als Fortsetzung des Lichtmikroskops. Mitteilung aus dem Laboratorium für Elektronenoptik der Siemens & Halske A. G.

Verhandl. d. Ges. dt. Naturforscher und Ärzte, 95. Versammlung zu Stuttgart vom 18.-21.9.1938, S. 72-77

Für seine Arbeiten erhielt Ruska 1986, also mehr als ein halbes Jahrhundert später, den Physik-Nobelpreis.

[7] Die Chorioallantois-Membran ist die äußerste Haut eines bebrüteten Hühnereies. Sie ist dreischichtig, gefäßreich und sehr dünn und liegt der weißen Schalenhaut an; sie dient dem Embryo als primitives Atmungsorgan. In der Mikrobiologie wird sie als Substrat zur Kultivierung von Viren benutzt (Chorioallantoismembran [CAM], Roche Lexikon der Medizin, http://www.gesundheit.de/lexika/medizin-lexikon/chorioallantoismembran, abgerufen am 31.05.2016)

[8] Spanische Grippe – Eine Jahrhundertlüge, file:///C:/Users/User/Downloads/ia-spanische-grippe.pdf, abgerufen am 06.06.2016 [jeweils e.U.]:

„´Alle Ärzte und Menschen, die zu der Zeit der Spanischen Grippe 1918 lebten, sagten, dass es die schrecklichste Krankheit war, die die Welt je gesehen hat. Starke Männer, die an einem Tag noch gesund und rüstig erschienen, waren am nächsten Tag tot.´

Auffällig ist, dass die Spanische Grippe die Eigenschaften genau jener Krankheiten hatte, gegen die diese Leute direkt nach dem 1. Weltkrieg geimpft worden waren (Pest, Typhus, Lungenentzündung, Pocken). Praktisch die gesamte Bevölkerung war mit … Impfstoffen verseucht worden. Durch die Verabreichung von … Medikamenten wurde die Pandemie geradezu ´am Leben erhalten.´

Soweit bekannt ist, erkrankten ausschließlich Geimpfte an der Spanischen Grippe. Wer die Injektionen abgelehnt hatte, entging der Grippe. So auch die Augenzeugin Eleanora McBean:

´Meine Familie hatte alle Schutzimpfungen abgelehnt, also blieben wir die ganze Zeit wohlauf. Wir wussten aus den Gesundheitslehren von Graham, Trail, Tilden und anderen, dass man den Körper nicht mit Giften kontaminieren kann, ohne Krankheit zu verursachen.

Auf dem Höhepunkt der Epidemie wurden alle Geschäfte, Schulen, Firmen und sogar das Krankenhaus geschlossen – auch Ärzte und Pflegekräfte waren geimpft worden und lagen mit Grippe danieder. Es war wie eine Geisterstadt. Wir schienen die einzige Familie ohne Grippe zu sein – wir waren nicht geimpft!

So gingen meine Eltern von Haus zu Haus, um sich um die Kranken zu kümmern … Aber sie bekamen keine Grippe und sie brachten auch keine Mikroben nach Hause, die uns Kinder überfielen. Niemand aus unserer Familie hatte die Grippe.

<u>Es wurde behauptet, die Epidemie habe 1918 weltweit 20 Millionen Menschen getötet. Aber in Wirklichkeit wurden sie von den Ärzten … umgebracht. Diese Anklage ist hart, aber zutreffend …</u>“

[8a] Epidemie: stark gehäuftes sowie örtlich und zeitlich begrenztes Auftreten einer (Infektions-)Krankheit

Endemie: Erkrankung, die nur in einer bestimmten Population resp. in einem begrenzten lokalen Umfeld auftritt. Die Krankheits-Ursachen sind in der Regel ständig präsent; sie erfassen einen großen Teil der in einer definierten Region ansässigen Individuen (Durchseuchung)

Pandemie: Im Gegensatz zur örtlich begrenzten Epidemie handelt es sich hierbei um eine länderübergreifend, global verbreitete (Infektions-)Krankheit.

[9] Köhnlein, C.: Auch das Nobelpreiskomitee kann den Medizinnobelpreis für Montagnier und zur Hausen wissenschaftlich nicht begründen, http://www.torstenengelbrecht.com/de/download/Kommentar_Nobelpreis_Montagnier_zur_Hausen_031108.pdf, abgerufen am 31.05.2016

[9a] Die FAZ, die bekanntlich nicht gerade im Verdacht steht, „Verschwörungstheorien" zu verbreiten, schreibt in ihrer Ausgabe vom 12.12.2008, http://www.faz.net/aktuell/feuilleton/forschung-und-lehre/medizin-nobelstiftung-im-zwielicht-1743308.html, abgerufen am 02.06.2016:

Nobelstiftung im Zwielicht. In Schweden sind Vorwürfe gegen die Nobelstiftung laut geworden. Es geht um den diesjährigen Medizin-Nobelpreis. Hat ein Pharmaunternehmen die Entscheidung für den deutschen Nobelpreisträger beeinflusst?

„Über den diesjährigen Medizin-Nobelpreisen legt sich ein neuer Schatten, und diesmal ein möglicherweise besonders bedrohlicher. Schon vor zwei Monaten wurde die Entscheidung zugunsten der beiden französischen Aidsforscher Françoise Barré-Sinoussi und Luc Montagnier von führenden Virologen kritisiert …

Jetzt geht es für die Nobelstiftung in Schweden aber nicht um berufsständische, sondern um handfeste, strafrechtlich relevante Vorwürfe. Radio Schweden hatte pünktlich zur Nobelpreis-Verleihung in Stockholm einen Beitrag gesendet, in dem die Oberstaatsanwaltschaft mitteilt, man ´prüfe derzeit´, ob Vorermittlungen gegen die Nobelstiftung eingeleitet würden …

Konkret geht es um Verbindungen des Medizin-Nobelpreiskomitees und der Nobelstiftung zur britisch-schwedischen Firma Astra Zeneca, die … Patente an dem Impfstoff gegen Humane Papillomviren (HPV) besitzt."

[9b] Anita Petek-Dimmer, eine der profiliertesten Impfgegnerinnen, 2010 an Krebs verstorben (worden? – s. [9c]) merkt zu den Verflechtungen zwischen Nobelpreis-Komitee und BIG PHARMA in Sachen Harald zur Hausen an (Impfen – Krank durch Impfen [2009] – Gegen den Strom – Michael Vogt u. Anita Petek-Dimmer [AEGIS], https://www.youtube.com/watch?v=SEAqsqZLp5M, abgerufen am 02.06.2016, ab min 32.15 des Interviews):

„Es hat sich … jetzt die Staatsanwaltschaft eingeschaltet, weil der Nobelpreis vermutlich gekauft wurde …, und … in dem Moment, in dem die Impfung so stark in die Kritik gerät, bekommt zur Hausen seinen Nobelpreis … und schon steht er wieder rein und sauber da."

[9c] Der ungewöhnliche Tod des Hugo Chavez, https://denkbonus.wordpress.com/2013/03/08/der-ungewohnliche-tod-des-hugo-chavez/, abgerufen am 02.06.2016:

„Unter lateinamerikanischen Staatoberhäuptern scheinen Krebserkrankungen zum Alltag zu gehören. Auf keinem anderen Kontinent der Welt ist eine derart signifikante Häufung krebskranker Regenten nachweisbar. Chavez befand sich mit seiner Erkrankung zu Lebzeiten in guter Gesellschaft. Sein früherer Amtskollege aus Paraguay, der ehemalige Präsident Fernando Lugo, litt beispielsweise unter Morbus Hodgkin, einer … seltenen Form von Lymphdrüsenkrebs. Argentiniens Präsidentin Cristina Fernández de Kirchner musste sich einen Schilddrüsentumor entfernen lassen. Der ehemalige brasilianische Staatschef Luiz Inácio Lula da Silva schied seinerzeit wegen Kehlkopfkrebs aus dem Amt. Seine Nachfolgerin Dilma Rousseff wiederum erkrankte 2009 an Lymphdrüsenkrebs, den sie aber glücklicherweise noch vor ihrer Wahl 2010 besiegen konnte. Fehlen eigentlich nur noch der bolivianische Präsident Evo Morales und das Staatsoberhaupt Ecuadors, Rafael Correa, um die Liste zu komplettieren …

Das perfekte Verbrechen [begangen mit Waffen], die eine unterschwellige Strahlung aussenden. Diese durchdringt mühelos Wände und führt bei den Opfern in kurzer Zeit zu schweren körperlichen Schäden und eben auch Krebs. Innerhalb weniger Wochen lassen sich so beim Opfer Krebstumoren erzeugen. Ein Mikrowellen-Richtstrahler herkömmlicher Technik vermag einen Menschen in wenigen Tagen zu töten. Steuert man die Intensität dieser gepulsten Strahlung herab, so entsteht beim Opfer zuverlässig Krebs. Mittlerweile gibt es sogar intelligente Waffensysteme, die auf dieser Technik basieren. Sie sind klein, handlich, gut zu tarnen und enorm leistungsfähig …

Die Firma Rheinmetall wirbt sogar mit einem System, welches sich in Autotüren integrieren lässt. Andere Systeme wiederum können zu Netzen zusammengefügt werden, in dessen Mitte sich das Opfer befindet. Dadurch kann der Fokus der Strahlung so gelenkt werden, dass er sich stets beim Opfer befindet, auch wenn dieses ständig seine Position verändert."

Und wallstreet online (http://www.wallstreet-online.de/diskussion/782387-11-20/rheinmetall, abgerufen am 06.07.2016) schreibt (am 02.10.2003, dito Financial Times Deutschland bereits am 10. März 2003): „Diehl und Rheinmetall verkaufen zusammen Mikrowellen-Waffen … So genannte E-Waffen werden in Fachkreisen als Revolution in der Waffentechnologie bezeichnet, weil physikalische Grenzen wie Mauern kein Hindernis darstellen, es keine Geschosse und Munitionshülsen … gibt … Diehl hat beispielsweise in den Ausmaßen eines Koffers ein Mikrowellensystem entwickelt … Konkrete Anwendungen sieht Diehl beispielsweise im Personen- und Objektschutz …"

Wallstreet Journal und Financial Times gelten gemeinhin nicht als Sprachrohr der „Verschwörungstheoretiker".

S. hierzu auch:

Huthmacher, Richard A: Offensichtliches, Allzuoffensichtliches. Zweier Menschen Zeit, Teil 3: Von der Nachkriegszeit bis zur Gegenwart. Eine deutsche Geschichte. BoD, Norderstedt bei Hamburg, 2015, S. 42 ff:
Mikrowellen: So werden „die Opfer „nicht mit einer Schußwunde aufgefunden, sondern sterben scheinbar an ´normalem´ Herzversagen, Hirnschlag, Krebs usw. …“

[10] Russell, A. H.: The politics of AIDS in South Africa: beyond the controversies.
BMJ 2003; 326 doi: http://dx.doi.org/10.1136/bmj.326.7387.495 (Published 01 March 2003)
(BMJ 2003;326:495); [e.U.]:

"Could it be that the term 'Contagium' = 'Gift' (poison/toxin) = 'Virus' from the 18th and 19th century was applied in the 20th century to the cell components which were named 'viruses' since the electron microscope was introduced in 1931? And in order to hide this, <u>the 'disease causing viruses' have often been described but never been isolated? And then they were used as seemingly logical explanation for poisonings and adverse affects of vaccination</u>, as Luhmann (1995) … writes about the symptomatic of Hepatitis B, which was observed for the first time in 1985 [muss wohl heißen: 1885 – e. A.] following smallpox vaccinations, and 1938 following measles vaccinations? The copies in the textbooks show only structures within cells and nothing that looks like isolation and thus homogenous. The biochemical characterization, which is crucial, lacks completely."

[11] Lanka, S: Viren: Woher kommen sie? Was machen sie? Welche gibt es überhaupt?
Https://www.google.de/url?sa=t&rct=j&q=&esrc=s&source=web&cd=1&cad=rja&uact=8&ved=0ahUKEwifroPb8IPNAhWHr-RoKHQN5BOUQFggdMAA&url=http%3A%2F%2Fwww.gandhi-auf-

trag.de%2FVirenexis-
tenz.pdf&usg=AFQjCNHxeJ0LRCT5QuAbuoKYrWwIbO-E9A, Abruf
am 31.05.2016

[11a] Loibner, J.: Der Ursprung und die Geschichte des Impfens.
Ein Vortrag von Dr. Johann Loibner auf der 6. AZK Konferenz
(27.11.2010) über den Ursprung und die Geschichte des Impfens
[https://youtu.be/_voQ8YmPEOU].
Schauen Sie sich diesen Vortrag an und prüfen Sie alle Fakten nach.
Impfen ist ein Verbrechen an der Menschheit und ein ganz großes
schmutziges Geschäft, http://www.gesundheitlicheaufklaerung.de/dr-
johann-loibner-der-ursprung-und-die-geschichte-des-impfens, abgerufen am 06.06.2016 [jeweils e.U.]:

„Die Diagnose aus dem Labor

<u>Kein Arzt auf der Welt kann die Viren dieser neu erfundenen Krank-
heiten feststellen</u>. Er kann kein Schweinegrippe-Virus finden. Er kann
kein Vogelgrippe-Virus finden. Es werden nur Blutproben von den Patienten entnommen, die dann irgendwo in ein fernes Referenz-Labor
zur Untersuchung geschickt werden.

Das ist ein Machtinstrument. Es sind keine Ärzte daran beteiligt, und
es sind keine Patienten daran beteiligt. <u>Irgendwo wird also ein Labor-
befund erstellt, wo niemand sonst erfährt, was da eigentlich wie genau
untersucht wird und wie ein Ergebnis zustande kommt.</u> Positiv oder
negativ? Die Tests dafür liefert die Pharmaindustrie, der Impfstoffhersteller selbst. Deshalb verdienen sie zweimal. Einmal für den Virus-
Test und nochmal für den Impfstoff.

<u>So haben Pharmaindustrie und ihre Lobby die Macht, neue Krankhei-
ten auszurufen</u>, Epidemien ausrufen, neue Gesetze auszurufen, …
nur aufgrund eines Laborbefundes, den die Pharmaindustrie selbst erstellt hat.“

[12] Berliner Morgenpost vom 23.04.2013,
http://www.morgenpost.de/kultur/berlin-kultur/article115517396/Erb-gut-der-Mensch-ist-zur-Haelfte-eine-Banane.html, abgerufen am 31. 05.2016

[13] Bahnsen, U.: Erbgut in Auflösung. Das Genom galt als unverän-derlicher Bauplan des Menschen, der zu Beginn unseres Lebens fest-gelegt wird. Von dieser Idee muss sich die Wissenschaft verabschie-den. In Wirklichkeit sind unsere Erbanlagen in ständigem Wandel be-griffen.
In: DIE ZEIT, Nr. 25 vom 12.06.2008

[14] Huthmacher, Richard A.: Dein Tod war nicht umsonst: Ein Tatsa-chen- und Enthüllungs-Roman. BoD, Norderstedt bei Hamburg, 2014

[15] Lesen im Buch des Lebens. Das Humangenom Projekt und seine Anfänge. Scinexx.de, Das Wissensmagazin,
https://www.google.de/url?sa=t&rct=j&q=&esrc=s&source=web&cd=2&cad=rja&uact=8&ved=0ahUKEwiC0K_P2YTNAh-VCUhQKHVyIAqsQFgghMAE&url=http%3A%2F%2Fwww.sci-nexx.de%2Fdossier-detail-15-7.html&usg=AFQjCNGp_gMFFhi-FQt2pOLRTlztZ7tytw,
abgerufen am 31.05.2016

[16] Baker, A.: The Vaccine Hoax [Schwindel] is Over. Documents from UK reveal 30 Years of Coverup [Vertuschung]
In: Nsnbc international, http://nsnbc.me/2013/05/10/the-vaccine-hoax-is-over-freedom-of-information-act-documents-from-uk-reveal-30-years-of-coverup/, published on: Fri, May 10th, 2013, abgerufen am 02.06.2016, je eigene Unterstreichung:

"Freedom of Information Act in the UK filed by a doctor there has re-vealed 30 years of secret official documents showing that government experts have

1. Known <u>the vaccines don't work</u>
2. Known <u>they cause the diseases they are supposed to prevent</u>
3. Known <u>they are a hazard to children</u>
4. Colluded to lie to the public
5. Worked to prevent safety studies
Those are the same vaccines that are mandated to children in the US."

[17] Impfspiegel. 300 Aussprüche ärztlicher Autoritäten über die Impffrage und zwar vorwiegend aus neuerer Zeit. Herausgegeben vom Impfzwanggegnerverein zu Dresden. Komissions=Verlag von T. Winter, Dresden, 1890

[17a] Der neueste Krankheitsausbruch unter geimpften Harvard-Studenten zeigt die Wahrheit über Impf-Versagen, http://info.kopp-verlag.de/medizin-und-gesundheit/was-aerzte-ihnen-nicht-erzaehlen/j-d-heyes/der-neueste-krankheitsausbruch-unter-geimpften-harvard-studenten-zeigt-die-wahrheit-ueber-impf-versa.html, abgerufen am 03.06.2016:

„Für den Fall, dass Sie noch nicht davon gehört haben: An der Harvard University geht etwas vor sich, das man nicht für möglich gehalten hätte. Dort breitet sich Mumps aus, und alle Studenten, die sich bislang angesteckt haben, waren dagegen geimpft … Nichts davon, was in Harvard passiert – und auch nicht die panische Reaktion der Hochschule – ist überraschend, obwohl sich zweifellos Millionen Amerikaner, die diese Geschichte hören, verwirrt am Kopf kratzen. Warum? Weil uns Impfstoffe, so haben es uns seit Jahren Big Pharma und staatliche Drogendealer eingebläut, doch eigentlich gegen solche Krankheiten immun machen sollten.“

[17b] Mumps-Ausbruch bei College-Studenten in Illinois, die bereits zwei MMR-Impfungen hinter sich hatten.

Http://info.kopp-verlag.de/medizin-und-gesundheit/was-aerzte-ihnen-nicht-erzaehlen/jonathan-benson/mumps-ausbruch-bei-college-studenten-in-illinois-die-bereits-zwei-mmr-impfungen-hinter-sich-hatten.html, abgerufen am 03.06.2016

[17c] Balance. Magazin für Gesundheit, Bewusstsein und Lebensfreude, http://www.balance-online.de/076.htm, abgerufen am 03.06. 2016:
Über die Sinnlosigkeit der Impfungen gegen Masern, Mumps, HiB und Hepatitis B:

„Im Gegenteil scheint es so zu sein, dass Impfungen überhaupt erst die Möglichkeit schaffen, sich anzustecken. Hier gibt eine Studie aus der Schweiz über die Mumpsimpfung bedeutungsvollen Aufschluss: Von 482 Schülern waren 446 gegen Mumps geimpft (8 von ihnen zweimal), was einen Durchimpfungsgrad von 92,5 bedeutet. Es gab insgesamt 128 Mumps-Erkrankungen. Von den 446 Geimpften erkrankten 116 Schüler an Mumps (unter ihnen alle 8 zweimal Geimpften), von den 36 Nicht-Geimpften 12.

<u>In der Schweiz erkrankten Ende 1999 über 15.000 Kinder an Mumps, 75 % davon waren gegen Mumps geimpft</u> [e.U.].

Aus der Studie geht deutlich hervor, in welch großer Zahl gegen Mumps geimpfte Kinder doch an Mumps erkranken, sobald die Möglichkeit besteht, sich anzustecken."

[18] Huthmacher, Richard A: Offensichtliches, Allzuoffensichtliches. Zweier Menschen Zeit, Teil 3: Von der Nachkriegszeit bis zur Gegenwart. Eine deutsche Geschichte. BoD, Norderstedt bei Hamburg, 2015, S. 72 ff.

V. Über den Umgang mit der Wahrheit. Oder: Die Impflüge. Am Beispiel von Masern und Masern-Impfung

(Angeblich) an einer Infektionskrankheit verstorbene Kinder sind für Impfbefürworter „ein gefundenes Fressen". Denn anhand solch öffentlichkeitswirksamer Fälle lässt sich eine Impf-Hysterie entfachen und eine massive Impfpropaganda – bis hin zur Forderung nach einer allgemeinen, strafbewehrten Impfpflicht – betreiben [1].

Man beklagt, mit großer Medienpräsenz, eine allgemeine Impfmüdigkeit, die für die Krankheitsausbrüche verantwortlich sein soll; in Kindergärten und Schulen werden impfunwillige Eltern und deren Kinder gemobbt; und die Pharmaindustrie hofft auf satte Gewinne.

Panikmache, Hetze und zielgerichtete Indoktrination werden in den Medien bis zum Äußersten getrieben – unter bereitwilliger Mithilfe von Politikern und Ärzten:

-   „Das Berliner Uniklinikum Charité hat den Masern-Tod eines Kleinkindes in Berlin bestätigt. Der vorläufige Obduktionsbericht liege vor, teilte die Klinik am Dienstag mit. Derweil wird nicht nur in Deutschland die Impfpflicht erneut diskutiert: Auch im Ausland wüten Masernausbrüche in einem erschreckenden Ausmaß", so FOCUS, der SPIEGEL für Hauptschul-Absolventen [2].

-   „In Berlin ist ein Kleinkind an Masern gestorben. Der Junge im Alter von anderthalb Jahren sei am 18. Februar in einem Krankenhaus der Infektionskrankheit erlegen, sagte Berlins Gesundheitssenator Mario Czaja (CDU) am Montag. Wie er sich angesteckt hat, ist noch unklar. ´Das Kind war geimpft, aber nicht gegen Masern´, sagte Czaja. Es hatte demnach keine chronischen Vorerkrankungen" [3], führt der SPIEGEL aus (letzterer nach dem 2. Weltkrieg von den Amerikanern an Augstein lizensiert, danach gleichwohl „Sturmgeschütz der Demokratie", heute so weit von der BILD-Zeitung entfernt, dass man den Chefredakteur austauschen kann).

-   „Es sind die tragischen Todesfälle [hier ist sogar von Todesfällen die Rede, obwohl nur ein Kind – angeblich – an Masern verstarb – e. A.], die Deutschlands Kinderärzte bei der Masern-Welle in Berlin zu ungewohnten Mitteln greifen lassen: ´Wir raten Eltern davon ab, mit Säuglingen in Berlin in die Öffentlichkeit zu gehen´, sagt Sprecher Sean Monks am Freitag. Die Ansteckungsgefahr sei im Moment zu groß" [4].

-   „In der Folge des neuen Ausbruchs wird nun eine Impfpflicht als Instrument gegen die verbreitete Impfskepsis diskutiert.

    Die Bundesregierung schließt eine solche Pflicht als Reaktion auf den Masern-Ausbruch in Berlin nicht mehr aus. ´Wenn Maßnahmen wie die Impfberatung etwa beim Kita-Eintritt nicht greifen, müssen wir über weitere Möglichkeiten sprechen´, sagte eine Sprecherin des Gesundheitsministeriums am Montag" [5].

In der Tat wurde, wesentlich befördert durch einen (einzigen, angeblichen!) Masern-Todesfall, am 18.06.2015 ein „Präventionsgesetz" verabschiedet; demzufolge [6] sind künftig bei allen Routine-Untersuchungen Impfstatus und Impfschutz zu prüfen (sowohl bei Kindern und

Jugendlichen als auch bei Erwachsenen); bei Aufnahme eines Kindes in eine Kita ist die Bescheinigung einer ärztlichen Impfberatung vorzulegen; bei Auftreten von Masern in einer Gemeinschaftseinrichtung (Kita, Hort, Schule) können ungeimpfte Kinder ausgeschlossen werden. „Medizinische Einrichtungen dürfen die Einstellung von Beschäftigten vom Bestehen eines erforderlichen Impf- und Immunschutzes abhängig machen" [ibd.].

Mit anderen Worten: Jeder Arzt, jede Sprechstundenhilfe, jede Krankenschwester, jeder Pfleger, jeder Physiotherapeut, jeder sonstige im Gesundheitswesen („Medizinische Einrichtung") Beschäftigte (und das sind Millionen!) kann, sozusagen auf „Zuruf" (und die nächste „Epidemie", ob naturgegeben oder iatrogen durch Impfen verursacht, kommt – so sicher wie das Amen in der Kirche oder heutzutage auch das Amin in der Moschee), jeder dieser Millionen von Beschäftigten kann also zukünftig gezwungen werden, sich zwangsimpfen zu lassen. Es sei denn, er verzichtet auf eine entsprechende Anstellung. Wenn er sich dies leisten kann. Nach dem alten Motto: Und bist du nicht willig, gebrauch ich Gewalt. Oder auch: Oben bestechen, unter erpressen.

„Alternativen: Keine [?]

Tatsächlich? Alternativlos? Das ist unwahr. Es gibt sehr wohl eine Alternative: Die Regierung soll aufhören, gesunde Babys zu vergiften, das würde den durchschnittlichen Gesundheitsstatus schlagartig verbessern. Die Massenvergiftung heißt zwar Prävention, ist aber tatsächlich keine Vorbeugung, sondern Massenvergiftung ist Massenvergiftung.

Es ist zu erwarten, daß die Pflicht zur Impfberatung in eine Pflicht zur Impfung umsuggeriert wird. Hier muß die Impfkritiker-Bewegung noch sehr viel Aufklärungsarbeit leisten, um möglichst viele Babys vor

Psychologen, Logopäden, Hautarzt, Allergologen, Onkologen, Pflegeheim, Dauermedikation oder Friedhof zu bewahren.

Das wäre Prävention! Sie haben einfach nur die Seiten vertauscht: Dreht man die Regierungs- und MSM[Mainstream-Medien – e. A.]-Propaganda um 180 Grad herum, hat man die Wahrheit. Ist eigentlich ganz einfach" [7].

Obiter Dictum (und wie bereits ausgeführt): Ich zitiere hier nur, trage Fakten zusammen, überlasse ansonsten jedoch dem Leser seine – indes hoffentlich eigene – Meinung. Mehr kann man sich als Arzt in diesem Land nicht leisten (s. [8] oder auch die Ausführungen zuvor über den österreichischen Impfkritiker Dr. Loibner [Exkurs: Über den Umgang mit impfkritischen Ärzten, S. 44 ff.] und über Anita Petek-Dimmer und deren Ableben; s. zu letzterer und letzterem – dem Ableben – die Anmerkungen [9b] und [9c], S. 76 ff.).

Und nicht einmal (allzu unbequeme, unsere Großkopferten allzu belastende) Zitate – öffentlich zugänglich, in Büchern, im Web, in Zeitungen, durchaus auch des Mainstreams – kann man sich in diesem „unserem" Lande „leisten". Auch nicht als Privatmann: Kein Verlag war bereit, meine beiden Bücher über den rituellen Missbrauch von Kindern [9] [10] zu veröffentlichen. Ich habe sie trotzdem publiziert. Im Eigenverlag. Auch wenn man mir gedroht hat, mich zu Tode zu klagen.

Habe Sie veröffentlicht, damit keiner, dessen Kind irgendwann von der Straße verschwindet (wohlgemerkt: hier, in Deutschland!) und nie mehr auftaucht, damit also keiner sagen kann, er habe von alle dem nichts gewusst.

Und die, die wissen, aber trotzdem schweigen (gehe es um das Impfen von Kindern, gehe es um deren Entführung und übelste Schändung), müssen mit den Folgen ihrer Feigheit leben. Und die Verantwortung gegenüber ihren Kinder tragen: „Wer die Wahrheit nicht weiß, der ist bloß ein Dummkopf. Aber wer sie weiß und sie eine Lüge nennt, der ist ein Verbrecher!", so bekanntlich Brecht in „Das Leben des Galilei".

Was aber war im Fall des kleinen Jungen, der angeblich an Masern verstarb, weil er nicht geimpft war, wirklich geschehen (insofern und insoweit dies noch zu eruieren ist, nachdem die Charité, angeblich aus Gründen des Datenschutzes – den sie, eigener Logik zufolge, mit ihren Presseerklärungen zuvor eklatant verletzt hatte(!) –, nicht mehr zu Auskünften bereit war, als die wahren Hintergründe und Zusammenhänge offenbar wurden)?

Offenbar litt der Bub unter einer schwersten Herzerkrankung [11], [12], [12a]. Es verlautete [12], der Junge sei auf dem Weg zur Klinik wegen seiner Herzprobleme reanimiert worden und ein (maserntypischer) Hautausschlag sei erst nach Einlieferung in die Klinik aufgetreten. Aus dem Umfeld der Kita des kleinen Jungen verlautete zudem, dass er sehr wohl bereits gegen Masern geimpft war. Selbst das RKI (Robert-Koch-Institut) musste die Herzerkrankung konzedieren [13]: „Im Verlauf des Berliner Masernausbruchs erkrankte ein ungeimpftes Kleinkind an den Masern und verstarb. Das Kind litt aufgrund einer vorangegangen Infektion an einer nicht erkannten Herzerkrankung."

Zwar behauptete der Berliner Gesundheitssenator Czaja medienwirksam, der Bub sei „gegen alles geimpft, nur nicht gegen Masern", doch lässt sich eine solche Aussage nur als Impf-Lobbyismus interpretieren, denn, hier in Deutschland, wird mit einem MMR(Masen-Mumps-Röteln)-Impfstoff geimpft, einen Einzel-Impfstoff gegen Masern gibt es überhaupt nicht [14]!

In der Zusammenschau „erhöht sich … die Wahrscheinlichkeit eines Kunstfehlers durch die Berliner Charité [ibd.].

1. Seit vielen Jahren propagiert die Weltgesundheitsbehörde WHO hochdosierte Gaben von Vitamin A, um schwere Masernverläufe zu behandeln bzw. sogar im Vorfeld zu verhindern. [S. hierzu [15].] Mit an Sicherheit grenzender Wahrscheinlichkeit wurde eine solche Behandlung am Charité unterlassen.
2. Dass ein hemmungsloses Senken von Fieber kontraproduktiv ist und sogar das Sterberisiko bei Patienten deutlich erhöht, wird durch eine anwachsende Zahl von Studien immer offensichtlicher. [S. hierzu [16].] Mit an Sicherheit grenzender Wahrscheinlichkeit wurde das Fieber des erkrankten Kindes im Charité künstlich gesenkt.
3. Es ist sehr wahrscheinlich, dass die Ärzte im Charité die Nebenwirkungen von Medikamenten, sowohl solche, die von ihnen selbst verabreicht wurden, als auch solche, die als Ursache der Herzerkrankung in Frage kommen, bei der Beurteilung der Todesursache völlig ausgeblendet haben."

Und eine Vielzahl von Fragen bleibt offen [17]:

- „Die Charité muss sich fragen lassen, wieso Informationen über Todesursache und Impfstatus des Kindes veröffentlicht werden konnten, die für die Einordnung dieses Falles unerlässliche Information über die entscheidende Vorerkrankung jedoch plötzlich der ärztlichen Schweigepflicht unterlag. Und dies jetzt plötzlich nicht mehr …

- Die Berliner Gesundheitsbehörden müssen sich fragen lassen, ob die Behörden einer demokratisch gewählten Regierung die Öffentlichkeit mit dem Verschweigen entscheidender Fakten über Monate hinweg wissentlich und willentlich täuschen dürfen. Und es taucht die Frage auf, ob die existierenden Gründe für eine Masernimpfung denn tatsächlich so schlecht und wenig überzeugend sind, dass die Gesundheitsbehörden glauben, nur mit derartigen Täuschungsmanövern der sie wählenden Öffentlichkeit gegenüber das selbstgesteckte Ziel einer hohen Durchimpfungsrate zu erreichen.

- Die Medien müssen sich fragen lassen, warum sie – trotz frühestmöglicher Hinweise – nicht in sonst so bewährt investigativer Art Ihre Funktion als Kontrollorgan der Politik wahrgenommen haben, sondern unkritisch und ebenfalls an jeder wissenschaftlichen Wahrheit vorbei (erinnert sei an die ´Berechnung´ der SZ, dass Masern eine Sterblichkeit von 1:500 hätten ...) als Büttel der Politik dazu beitrugen, Hysterie zu schüren."

Sehr treffend werden die Hintergründe des (angeblich durch die Masern verursachten)Todes des Berliner Buben in der Strafanzeige des Heilpraktikers Wolf-Alexander Melhorn [18] zusammengefasst; in ihr wird ebenso der Zusammenhang von Impfungen und Impfschäden dargestellt wie die Vertuschung letzterer durch die – tatsächlich – für den Tod des Kindes (und unzähliger weiterer Kinder weltweit) Verantwortlichen – u.a. Politiker und Ärzte, welche die Interessen des Medizinisch-Industriellen Komplexes betreiben – zum Ausdruck gebracht.

An dem Berliner Fall wird deutlich, wie Unschuldige zu Schuldigen und wie die Schuldigen vermeintlich unschuldig werden. Wie orwellsches Neusprech die Fakten verdreht.

Es wird deutlich, dass es nicht um die Wahrheit geht, sondern um Interessen. Die auf dem Rücken unserer Kinder ausgetragen werden. Wobei deren Tod durchaus billigend in Kauf genommen wird:

„An
Polizeidienststelle
73479 Ellwangen

6.3.2015

Hiermit erstatte ich

Anzeige wegen Körperverletzung mit Todesfolge nach Impfung gegen den Impfarzt des Verstorbenen und gegen Unbekannt

wegen des dringenden Verdachts verspäteter oder unzureichender Vitamin-A-Substitution … nach WHO-Therapiestandard zur Behandlung von Masern.

Das verstorbene Kind war zum Todeszeitpunkt 1,5 Jahre alt und wohnhaft in Berlin. In den Medien ist darüber ausführlich berichtet. … [Das Kind] hatte … seit Geburt eine Herzkrankheit.

Tatbestand:

1. Das verstorbene Kleinkind hatte gemäß Empfehlung der Ständigen Impfkommission (Stiko) bereits die erste MMR-Impfung (Masern-Mumps-Röteln) … und sollte nach Information aus seinem Umfeld in den nächsten Wochen die Folgeimpfung … [erhalten].

Bekanntlich werden bei Erstimpfungen gegen Masern ... Lebendviren geimpft. Wegen des damit verbundenen Erkrankungsrisikos sollen ... [deshalb] nur gesunde Kinder geimpft werden.

Zeugnis: Sachverständiger

2. Das schließlich an Masern verstorbene Kind war aber nicht gesund, sondern hatte schon vor seiner Impfung einen Herzschaden.

... [Es] bestand außerdem keine Dringlichkeit für eine ... Impfung, denn nach Einlassung von Müttern ... waren ... in dem Kindergarten des Verstorbenen keine Masernfälle gemeldet.

Folglich hätte das verstorbene Kind nur geimpft werden dürfen, wenn der Impfarzt vor der Impfung sichergestellt h[ä]tte, dass es durch eine Impfung keinen Schaden ... [nimmt].

In der Öffentlichkeit wird von interessierter ärztlicher Seite fälschlich ... [behauptet], Impfen sei grundsätzlich harmlos, ... nach einer Impfung [träten allenfalls] leichtes Fieber u.ä. auf ...

[In der Tat] ist eine solche Impfreaktion ... Ausdruck eines gesunden Abwehrsystems, das sich – etwa durch Fieber – gegen die Einbringung körperfremder Substanzen zur Wehr setzt ... [Es] ist ... sogar heilsam, wenn das auftretende Fieber dann nicht medikamentös unterdrückt wird.

Abzugrenzen ist ... die Impfschadenreaktion, die in der Regel erst Wochen oder Monate nach der Impfung – etwa im Rahmen von Vorsorgeuntersuchungen – ... auffällt. Braucht es doch unterschiedlich lange, bis die toxischen Zusatzstoffe der Impfmittel die kindlichen Nerven [und deren] ... entwicklungsgemäßes Aussprossen behindern oder stoppen. Die [je konkreten] Erscheinungen [eines Impfschadens] sind … nie [exakt] vorhersagbar.

Manche impfgeschädigten Kinder machen … zunächst … eine … ´rückläufige´ Entwicklung durch, indem sie Fähigkeiten wieder verlieren, die sie … bereits … hatten. Andere Kinder haben schwerste Nervenleiden wie Dystonien, Zuckungen oder Bewegungsausfälle … Wieder andere können beispielsweise … nicht mehr hören oder sehen …

[Jedenfalls handelt es sich um] …Leiden, die … [oft] lebenslang das Kind und die zugehörige Familie schwer belasten.

Wieder andere [Schäden] sind vergleichsweise so gering, dass die Symptome erst dadurch als Impfschaden … bewusst werden, … [dass] … die [zeitliche] Nähe zur Impfung hergestellt … [werden kann;] … vor allem die Ärzteschaft hat – als zunächst schadensersatzpflichtiger Impfverursacher! – kein … Interesse daran, in die Kritik zu geraten. Ist Impfen doch eine Körperverletzung, die oftmals … erst auf ärztliches Drängen … hin erfolgt.

Zeugnis: Sachverständiger

3. Der Impfarzt als eigentlicher Schadensverursacher hat … eine besondere Bedeutung, auch wenn er … nur bei Missachtung seiner beruflichen Sorgfaltspflicht haftet.

Immer [jedoch] kann er sich in Streitfragen … des staatlichen Wohlwollens sicher sein, denn der Staat stellt sich … beim Impfen erst mal auf die Seite der Ärzteschaft. Löst die … Anerkennung eines Impfschadens doch … möglicherweise lebenslange Rentenzahlungen an den Impfgeschädigten aus. Nicht grundlos entscheiden daher die Versorgungsämter bei Impfschadenansprüchen … [äußerst] zögerlich zugunsten eines Impfgeschädigten.

4. Im vorliegenden Falle wurde … der Öffentlichkeit … nur … [mitgeteilt], das … Kind sei … an Masern gestorben. Mit dieser Information wurde … geschickt heruntergespielt, dass das Kind in Wirklichkeit starb, weil es herzkrank … [war], aber trotzdem mit Lebendviren geimpft … [wurde], sich daraus … dann ein Impfschaden entwickelte, der durch … Masernbefall schließlich zum Tod des Kindes führte.

Eine vorherige Verträglichkeitsprüfung des Impfstoffes hätte … jedenfalls ergeben, dass wegen der Herzschädigung von einer Impfung … Abstand zu nehmen war …

Zeugnis: Sachverständiger

Schon der Beipackzettel des Impfmittels hätte … [möglicherweise die Gefahr] erkennen lassen, auch wenn davon … nicht sicher auszugehen ist, … [weil] bei der … Zulassung von Impfstoffen …selbst den bundesdeutschen Aufsichtsbehörden … die genaue Zusammensetzung des Impfstoffes nur teilweise … [offengelegt] wird …

Zeugnis: Sachverständiger

Da allen Impfstoffen in Deutschland … bis heute [ebenso] ein mit Doppelblindversuchen … [belegter] Wirk- [wie] Ungefährlichkeitsnachweis fehlt, lässt sich zwar die Gefährlichkeit des … Impfstoffes … leugnen, doch entbindet dies den jeweils impfenden Arzt nicht von seiner Verantwortung für … [die] Impfung.

Insbesondere bei [Kontra-]Indikationen wie etwa dem Herzfehler des … verstorbenen Kindes muss … ein … Arzt … auf … [das] Impfen … [dann] eben verzichten. Schließlich sind bundesweit im Jahr 2014 nur 2 Kinder an Masern gestorben, so dass im Riskovergleich eine Impfung … nachrangig war.

Zeugnis: Sachverständiger

5. Das kranke Kind kann vorliegend am Zusammenspiel der Lebenderreger im gespritzten Komplexmittel gestorben sein wie möglicherweise auch an der Einzelwirkung … [der] Lebenderreger in dem geimpften Komplexmittel.

Nach bisherigen Veröffentlichungen sind solche Fragen ungeprüft … [, mithin ein] Ermittlungsversäumnis … [und deshalb zu untersuchen].

6. Ebenso unveröffentlicht und … wohl ungeklärt ist auch, ob das, schon vor seiner Erstimpfung … kranke Kind nicht Opfer der in den Impfmitteln enthaltenen, giftigen Impfmittelzusatzstoffe ist. Die zum Tode führenden Masern bekam das Kind schließlich erst Wochen nach seiner Erst-Impfung, denn andere Mütter dieses KiGa [Kindergartens] wurden erst nach dem Tod des Kindes über einen Masernbefall im KiGa informiert. Folglich handelt es sich … um einen ´klassischen´ Impfschadenfall: durch die Impfung war [–] durch die Impfzusatzstoffe [–] das Abwehrsystem des vorerkrankten Kindes so weit herabsetzt worden, dass es für Masern anfällig wurde, an denen es [dann] verstarb.

Zeugnis: Sachverständiger

Impfzusatzstoffe … [, die] ´Thiomersal´ – ein[en] Quecksilberabkömmling – oder Aluminiumhydroxid, ein[en] Aluminiumabkömmling [enthalten].

Beide Impfmittelzusätze sind hoch toxisch, weshalb ´Thiomersal´ … seit dem Jahre 2010 aus den Impfmitteln herausgenommen sein soll, Quecksilber aber – weil sonst keine … Vielfachimpfungen möglich wären – unter anderem Namen … in den Impfmitteln belassen … [wurde].

Zeugnis: Sachverständiger

Das ebenso nerven[schädigende] Aluminiumhydroxid wird … aus gleichem Grund [weiterhin] als Impfmittelzusatzstoff eingesetzt.

Zeugnis: Sachverständiger

7. Masern sind – nach amtlicher Veröffentlichung der WHO – bei ausreichender Vitamin-A-Ernährung eines Kindes üblicherweise … kein therapeutisches Problem.

Beim vorliegenden Todesfall wurde über eine therapeutische Vitamin-A-Substitution nichts bekannt. Daher könnte eine unzureichende Substitution von Vitamin-A – [eine] … ärztliche Missachtung des internationalen Therapiestandards der WHO bei Masern – … eine zusätzliche Erklärung für den Tod des Kindes sein.

Zeugnis: Sachverständiger

8. Zusammenfassung:

Das kranke Kind ist an Masern gestorben, obwohl es ´routinemäßig´ nach Stiko- [Ständige Impfkommission] Empfehlung geimpft worden war.

Wegen der … [bestehenden] kardiologischen Erkrankung war es somit ärztliches Versagen, dieses kranke Kind überhaupt zu impfen.

Der Impfarzt hat die möglichen Verträglichkeitsprüfungen unterlassen, obwohl diese Impfung in Anbetracht des kindlichen Vorschadens –

[und] im Hinblick auf das später dann auch eingetretene Ergebnis – zu diesem Zeitpunkt … aufschiebbar gewesen wäre.

Der Impfarzt handelte somit ersichtlich routinemäßig und offenbar ohne vorherige, umfangreiche Risikoinformation der Eltern. Schließlich ist wohl nur so zu erklären, dass nicht schon die Eltern die … Impfung wenigstens … verschoben [haben]. Zumal zum Impfzeitpunkt im lokalen KiGa keine Masern bekannt waren und 2014 bundesweit nur 2 Todesfälle durch Masern bekannt wurden.

Selbst bei korrekter … Impfaufklärung und Vorliegen einer ausdrücklichen Willenserklärung der Eltern, das Kind impfen zu lassen, hätte der Impfarzt angesichts des gesundheitlichen Risikos für den Impfling … nicht impfen dürfen, denn – ausweislich des traurigen Ergebnisses – konnte er zu keiner Zeit sicher sein, damit dem Kind nicht zu schaden.

Zeugnis: Sachverständiger

gez.
Wolf-Alexander Melhorn" [18; e.U.].

Zu den Masern, zur Masern-Infektion, zum Krankheitsbild, zu Komplikationen der Masern-Erkrankung, schließlich zur Masern-Impfung und hinsichtlich deren Sinn (oder auch Unsinn) ist – in präsentem Zusammenhang – wie folgt anzumerken:

Mutationen von Masern-Wild-Viren (also von Masern-Viren, die in der Natur vorkommen) können zu einer Resistenz der mutierten Stämme gegen Masern-Antikörper führen – unabhängig davon, ob letztere durch Masern-Impf-Viren oder durch eine (durchgemachte) Masern-

Infektion entstanden sind [19]. Derart führen mutierte Stämme dazu, dass sich die Masern trotz aller Impfbemühungen nicht ausrotten lassen:

„Obwohl in den USA die Masern seit Jahren als ausgerottet gelten, gibt es immer wieder rätselhafte Erkrankungswellen. Erst kürzlich wurden 51 laborbestätigte Masernfälle von Besuchern im kalifornischen Disneyland bekannt. Der Schweizer ´Tagesanzeiger´ vom 29. Jan. 2015 ist sich sicher, dass es sich um eine ´Epidemie der Impfgegner´ handelt, die einem ´Brutnest´ in Südkalifornien entstammen" [19a] – geradezu Slapstick, wenn der Hintergrund nur nicht so ernst wäre.

„Die wiederholten Ausbrüche passen nicht in das Weltbild der Impfexperten und ihrer Parteigänger, die unbedingt das Masernvirus ´ausrotten´ wollen …

Die Masern sind bei uns eine in der Regel harmlos verlaufende Kinderkrankheit. Komplikationen sind sehr selten und auf naturheilkundlichem Wege gut zu begleiten …

Bereits vor Einsetzen der Masernimpfung in den 1960 Jahren war in den USA, Deutschland, England und Wales die Sterberate verglichen mit 1900 auf gerade mal ein Prozent (!) gefallen … Die Massenimpfungen können also allenfalls dieses eine Prozent als Erfolg für sich reklamieren. Doch selbst das ist fraglich, wenn man sich vergegenwärtigt, dass bisher kein einziger Impfstoff mit Masernkomponente seine tatsächliche Wirksamkeit anhand placebokontrollierter Doppelblindstudien beweisen musste. Alles, was man vorweisen kann, ist ein fragwürdiger Laborwert [erhöhter Antikörper-Titer].

Die Wirksamkeit der Masernimpfung ist also nur ein Mythos …

Der entscheidende Faktor für den Rückgang seit 1900 dürfte die Überwindung des Hungers und die Verfügbarkeit frischer Lebensmittel auch gegen Ende des Winters sein: Zu dieser Zeit litten die meisten Bevölkerungen in unseren Breiten unter einem Mangel an Vitamin A und zu dieser Zeit waren die Masernwellen seit jeher am stärksten. Die Weltgesundheitsbehörde WHO empfiehlt insbesondere auf dem immer noch an Hunger leidenden Kontinent Afrika zur Vorsorge und zur Behandlung der Masern die hochdosierte Gabe von Vitamin A …

Eine Alternative zur Impfung steht also schon lange zur Verfügung. Doch diese Information scheint bei den zuständigen Behörden … noch nicht angekommen zu sein" [a.a.O.].

Literaturangaben zufolge liegt die Masernsterblichkeit in entwickelten Ländern bei < 0,05 % [19b]; das Robert-Koch-Institut ging 2010 [21] noch von einer Sterblichkeit bei Masern von 1:10.000 bis 1:20.000 Fällen aus; 2015 gibt dasselbe Institut eine Mortalität von 1:1.000 an [22] – eine Verzehn- bis Verzwanzigfachung in 5 Jahren? „Ich traue keiner Statistik, die ich nicht selbst gefälscht habe", würde Churchill wohl kommentieren.

Jedenfalls sind Masern eine typische Erkrankung des Kleinkind-Alters; bei einer hohen Durchimpfungsrate der Bevölkerung indes kommt es zu einer vermehrten Infektion von Säuglingen einerseits und Jugendlichen und Erwachsenen (Nichtgeimpften und Impfversagern) andererseits [20] [21]; 2014 waren laut Robert-Koch-Institut über 60 Prozent (!) an Masern Erkrankter Jugendliche und Erwachsene [22]. Sowohl Säuglinge als auch Jugendliche/Erwachsene haben ein deutlich erhöhtes Komplikations-Risiko im Falle einer Masern-Erkrankung [23] [24]. Folgerichtig wird die Zahl der Masernfälle, die eine stationäre Behandlung erfordern, immer größer und hat sich von 2001 bis 2012 (von 9 auf 25 %) fast verdreifacht [20].

Mit anderen Worten: Eine große Durchimpfungsrate führt nicht zum Verschwinden der Masern, indes zu einer deutlich gestiegenen Komplikationsrate; „da als unmittelbare Folge der Masernimpfpolitik zunehmend mehr junge Mütter nicht mehr selbst Masern durchlebten, sondern nur mehr geimpft sind, geben diese an ihre Neugeborenen einen wesentliche schlechteren Nestschutz gegen Masern weiter ... Zusätzlich fehlt sowohl den im Kindesalter Erkrankten als auch den Geimpften die natürliche ´Auffrischung´ ihrer Immunität durch Kontakt mit Wildmasern ... Die daraus resultierende höhere Empfänglichkeit von Säuglingen gegen Masern wäre mithin eine unmittelbare Folge der Impfstrategie zur ´Ausrottung´ der Erkrankung" [25].

Weitere Ausführungen, Fußnoten und Quellen zu Kapitel V

[1] Gesundheitliche Aufklärung, http://www.gesundheitlicheaufklae-rung.de/masern-hysterie-inszenierte-werbekampagne-fuer-die-impf-pflicht, abgerufen am 03.06.2016

[2] Focus Online vom 24.02.2015, http://www.focus.de/familie/kinder-krankheiten/obduktion-soll-todesursache-klaeren-nach-dem-masern-tod-in-berlin-kommt-bald-die-impfpflicht_id_4498385.html, abgerufen am 03.06.2016:
Obduktion bringt Gewissheit: Erster Masern-Toter in Berlin

[3] SPIEGEL ONLINE Gesundheit vom 23.02.2015, http://www.spie-gel.de/gesundheit/diagnose/masern-in-berlin-kleinkind-gestorben-a-1020008.html, abgerufen am 03.06.2016

[4] RP Online vom 28. Februar 2015, http://www.rp-online.de/le-ben/gesundheit/news/masern-in-berlin-eltern-sollten-mit-kindern-nicht-aus-dem-haus-aid-1.4910996, abgerufen am 03.06.2016: Ma-sernausbruch in Berlin. Ärzte raten Eltern [,] ohne Kinder aus dem Haus zu gehen

[5] ZEIT online vom 23. Februar 2015, http://www.zeit.de/wissen/ge-sundheit/2015-02/masern-ausbruch-berlin-kleinkind-gestorben, abge-rufen am 04.06.2016

[6] Bundesministerium für Gesundheit: Meldungen 2015: Bundestag verabschiedet Präventionsgesetz. Der Deutsche Bundestag hat am 18.06.15 das Gesetz zur Stärkung der Gesundheitsförderung und der Prävention (Präventionsgesetz – PrävG) verabschiedet,

http://www.bmg.bund.de/ministerium/meldungen/2015/praeventions-gesetz.html, abgerufen am 04.06.2016

[7] Recht & Impfen, http://www.impfen-nein-danke.de/recht-imp-fen/praevg-impfberatung/, abgerufen am 04.06.2016

[8] Huthmacher, Richard A.: Dein Tod war nicht umsonst: Ein Tatsachen- und Enthüllungs-Roman. BoD, Norderstedt bei Hamburg, 2014

[9] Huthmacher, Richard A.: Ein „Höllen-Leben": ritueller Missbrauch von Kindern. Satanisten, „Eliten" vergewaltigen, foltern und töten – mitten unter uns. Teil 1. Eigenverlag, Landshut, 2016:

„Homo sum, humani nihil a me alienum puto – ich bin ein Mensch, ich glaube, nichts Menschliches ist mir fremd", so jedenfalls dachte ich, bevor ich mit meinen Recherchen zum rituellen Missbrauch von Kindern begann.

Nach Niederschrift der nun vorliegenden beiden Bücher zu diesem Thema und nach vielen Tränen, die ich bei meinen Nachforschungen vergossen habe, neige ich dazu, mit Vergil festzustellen: „Sunt lacrimae rerum et mentem mortalia tangunt – wir haben Tränen für das, was geschieht, und Menschenschicksale berühren unser Herz."

Denn allzu schrecklich, was sich ereignet, vor der Öffentlichkeit weitgehend verborgen, allzu furchtbar, was Menschen anderen Menschen antun, allzu abgründig die gesellschaftlichen Zusammenhänge, in denen unsere „Eliten" vergewaltigen, foltern und morden.

[10] Huthmacher, Richard A.: Ein „Höllen-Leben": ritueller Missbrauch von Kindern. Satanisten, „Eliten" vergewaltigen, foltern und töten – mitten unter uns. Teil 2. Eigenverlag, Landshut, 2016:

Dass mein Glaube an die Menschen zerstört war, wie solches noch niemals erhört war, wie dies den Menschen gelang, verkündet euch, jetzt, mein Gesang – so, frei nach Homer, das Fazit, das zu ziehen mir schließlich übrig bleibt.

Wenn Sie also Seichtes, Oberflächliches lesen wollen, taugt dieses Buch nicht für Sie; es wird ihren Feierabend stören und die Friedhofsruhe, in der Sie sich wohl fühlen.

Wenn Sie jedoch das eine oder andere erfahren möchten, das sich hinter Fassaden, hinter potemkinschen Dörfern versteckt – die unsere „Oberen" errichten, damit wir nicht aufmüpfig werden –, lege ich Ihnen die Lektüre ans Herz. Danach werden Sie ein anderer Mensch sein. Oder nie ein anderer Mensch werden.

[11] Netmoms,
http://www.netmoms.de/nachrichten/kinderarzt-kritisiert-die-hochansteckende-masern-hysterie-115850/?omcid=FOL_Home_Teaser_HS_News+Masern+Hysterie, abgerufen am 04.06.2016:

Kinderarzt kritisiert die „hochansteckende Masern-Hysterie".
Seit dem tragischen Tod eines Kleinkindes in der vergangenen Woche ist der Masern-Ausbruch in Berlin in aller Munde. Nun meldet sich ein Kinderarzt mithilfe eines Leserbriefes an die Süddeutsche Zeitung zu Wort und kritisiert, dass mit falschen Zahlen „Panikmache" betrieben werde

[12] Impfkritik.de. Portal für unabhängige Impfaufklärung, http://www.impfkritik.de/pressespiegel/2015030401.html, abgerufen am 04.06.2016:
Tod nach Masern? Gesundheitssenator verwickelt sich in Widersprüche

[12a] Tolzin, H.U.: Berliner „Masern-Todesfall": War es in Wahrheit ein Kunstfehler? Erinnern Sie sich? Anfang des Jahres starb in Berlin ein Kleinkind – angeblich an Masern. Dieser Fall wurde vom Berliner Gesundheitssenator Czaja und den Medien zum Anlass genommen, eine bisher nicht gesehene öffentliche Hetze gegen nicht impfende Eltern zu starten.
Http://info.kopp-verlag.de/medizin-und-gesundheit/was-aerzte-ihnen-nicht-erzaehlen/hans-u-p-tolzin/berliner-masern-todesfall-war-es-in-wahrheit-ein-kunstfehler-.html, veröffentlicht am 13.10.2015, abgerufen am 06.07.2016

[13] Webseite des Robert-Koch-Instituts, http://www.rki.de/DE/Content/Infekt/NRZ/MMR/Berliner_Masernaus-bruch_aus_Sicht_des_NRZ.html, abgerufen am 04.06.2016:
Der Berliner Masernausbruch aus Sicht des Nationalen Referenzzentrums Masern, Mumps, Röteln

[14] Angeblicher Masern-Todesfall: Kunstfehler in Berliner Charité? Http://www.impfkritik.de/pressespiegel/2015101201.html, abgerufen am 04.06.2016

[15] Es gibt eine Reihe von Studien, welche auf den Zusammenhang zwischen einem schweren Verlauf einer Masernerkrankung und einem Mangel an Vitamin A hinweisen; die WHO empfiehlt zur Verhinderung wie zur Behandlung schwerer Verläufe der Masern die hochdosierte Gabe von Vitamin A. Siehe aus der Vielzahl von einschlägigen Studien beispielsweise wie folgt:

- Sommer, A.:
  Vitamin A deficiency and its consequences. A field guide to detection and control.
  World Health Organization Geneva, Third edition, 1995:

- "Vitamin A therapy reduces the severity of complications and the mortality rates associated with measles" (Introduction)
- "Thus, WHO and UNICEF recommend vitamin A supplementation as part of the case management of measles" (ibd.)
- "Among vitamin-A-deficient populations, therefore, children with measles, respiratory disease, diarrhoea, or significant protein-energy malnutrition should be suspected of being deficient and treated accordingly" (p. 8)
  Etc., etc.

- World Health Organization, Weekly epidemiological record. Relevé épidémiologique hebdomadaire. 28 august 2009, 84th year / 28 août 2009, 84e année. No. 35, 2009, 84, 349–360 http://www.who.int/wer:

- "The severity of measles varies widely, depending on a number of host and environmental factors. The risk of developing severe or fatal measles increases for those aged"
- "Measles and vitamin A. Vitamin A deficiency contributes to delayed recovery and to the high rate of post-measles complications. In addition, measles infection may precipitate acute vitamin A deficiency and xerophthalmia. As a result, measles accounts for a large proportion of preventable childhood blindness, particularly in Africa."
  Etc., Etc.

- Gregory, D. H., and Klein, M.:
  A Randomized, Controlled Trial of Vitamin A in Children with Severe Measles. N Engl J Med 1990; 323:160-4:

"Conclusions.
Treatment with vitamin A reduces morbidity and mortality in measles, and all children with severe measles should be given

vitamin A supplements, whether or not they are thought to have a nutritional deficiency."

[16] Fieber ist einer der Mechanismen, welche die Natur zur Heilung (durch eine maximale Stimulation des Immun-Systems) bei (Infektions-)Krankheiten benötigt; insofern ist es ggf. nicht nur kontraproduktiv, sondern bisweilen gar tödlich, das Fieber bei kritisch kranken Patienten (radikal) zu senken, wie dies in der Schulmedizin üblicherweise praktiziert wird.

S. hierzu beispielsweise:

- Schulman, C., and al.: The effect of antipyretic therapy upon outcomes in critically ill patients: a randomized, prospective study.
  Surgical Infections, 2005, 6(4): 369-75:

  „Despite the large body of evidence suggesting a beneficial role of fever in the host response, antipyretic therapy is commonly employed for febrile critically ill patients …
  Conclusions:
  <u>Aggressively treating fever in critically ill patients may lead to a higher mortality rate</u> [e. U.]."

- David, J. D., and al.: Population-level effects of suppressing fever. Abstract. The Royal Society Publishing, Proceeding of The Royal Society B. Published 22 January 2014. DOI: 10.1098/rspb.2013.2570:

  "Fever is commonly attenuated with antipyretic medication as a means to treat unpleasant symptoms of infectious diseases. We highlight a potentially important negative effect of fever suppression that becomes evident at the population level: reducing fever may increase transmission of associated infections. A higher transmission rate implies that a larger proportion of the population will be infected, so widespread antipyretic drug use is likely to lead to more illness and death than would be expected in a population that was not exposed to antipyretic pharmacotherapies."

Zusammengefasst: <u>Fiebersenkende Medikamente begünstigen die Ausbreitung von Infektionskrankheiten und deren Folgen.</u>

[17] Rabe, S.: Masern in Berlin – Nachklang, Ärzte für individuelle Impfentscheidung. Zuletzt aktualisiert: 13. Oktober 2015. https://www.individuelle-impfentscheidung.de/index.php/impfen-mainmenu-14/masern/126-masern-in-berlin-nachklang, abgerufen am 04.06.2016

[18] Melhorn, Wolf-Alexander: Anzeige gegen Impfarzt in Berlin zur beliebigen Verteilung an Impffreunde und Impfgegner, http://www.impfen-nein-danke.de/krankheiten-von-a-z/masern/maserntod-ein-fake/, abgerufen am 05.06.2016

[19] Kweder, H., and al.: Mutations in the H, F, or M Proteins Can Facilitate Resistance of Measles Virus to Neutralizing Human Anti-MV Sera.
Advances in Virology. Volume 2014, Article ID 205617, 18 pages
http://dx.doi.org/10.1155/2014/205617:

„Although there is currently no evidence of emerging strains of measles virus (MV) that can resist neutralization by the anti-MV antibodies present in vaccines, certain mutations in circulating wt MV strains appear to reduce the efficacy of these antibodies. Moreover, it has been hypothesized that resistance to neutralization by such antibodies could allow MV to persist … A high percentage of the escape mutants contain mutations found in cases of Subacute Sclerosing Panencephalitis

(SSPE) and our results could potentially shed light on the pathogenesis of this rare fatal disease."

[19a] Hatz auf Impfgegner; [a]nderer Haarschnitt, ähnliche Gesinnung? Impfkritik.de. Portal für unabhängige Impfaufklärung, http://www.impfkritik.de/pressespiegel/2015021001.html, abgerufen am 05.06.2016

[19b] Chen, W. J.: Comparison of LiST measles mortality model and WHO/IVB measles model. BMC Public Health. 2011 Apr 13;11 Suppl 3:S33.doi: 10.1186/1471-2458-11-S3-S33

[20] Matysiak-Klose, D.: Hot Spot: Epidemiologie der Masern und Röteln in Deutschland und Europa. Bundesgesundheitsbl 2013(56): 1231–1237
DOI 10.1007/s00103-013-1799-x. Online publiziert: 29. August 2013.
Springer-Verlag Berlin Heidelberg 2013:
„Im Jahr 2012 wurden nur insgesamt 167 Masernfälle aus Deutschland dem RKI übermittelt (Datenstand: 31.01.2013)." Wohlgemerkt: Ganze 167 Masernfälle in einem Jahr.

[21] Robert-Koch-Institut: Masern. RKI-Ratgeber für Ärzte, http://www.mkk.de/cms/media/pdf/aemter_1/gesundheitsamt/hygiene_1/roterordner/masern/Masern_Ratgeber_fuer_Aerzte.pdf, abgerufen am 05.06.2016

[22] Robert-Koch-Institut: Epidemiologisches Bulletin 10/2015 vom 9. März 2015 (Nr. 10),
http://www.rki.de/DE/Content/Infekt/EpidBull/Archiv/2015/Ausgaben/10_15.pdf?__blob=publicationFile, abgerufen am 05.06.2016:

Überblick über die Epidemiologie der Masern in 2014 und aktuelle Situation in 2015 in Deutschland

[23] Schaad, U. B.: Pädiatrische Infektiologie. Hans Marseille, München, 2. Auflage 1997

[24] Orenstein, W. A., et al.: The Clinical Significance of Measles: A Review. J Infect Dis. (2004) 189 (Supplement 1): S4-S16. doi: 10.1086/377712

[25] Rabe, S.: Masern – Die Erkrankung. Impf-info.de: Beiträge zu einer differenzierten Impfentscheidung, http://www.impf-info.de/die-impfungen/masern/113-masern-die-erkrankung.html, abgerufen am 05.06.2016

VI. Die Nebenwirkungen von Impfungen - Lüge, oft gehört, leicht sich zu vermeintlich´ Wahrheit verkehrt

Bei jeder Impfung werden – meist eiweißhaltige – Fremdstoffe in den Körper eingebracht; dieser Umstand allein beinhaltet eine Reihe von Risiken [1] wie z.B. die Verletzung von Nerven oder Blutgefäßen (bei der üblichen intramuskulären Applikation), und es kann, beispielsweise, ebenso zu Blutungen wie zu sensiblen oder motorischen Lähmungen kommen. Ich selbst werde nie den Anblick eines kleinen Mädchens mit Fallhand – infolge einer nicht lege artis durchgeführten Impfung und konsekutiver Lähmung des N. radialis – vergessen. Obgleich das Ereignis 40 Jahre zurückliegt.

An der Einstichstelle selbst sind Infektionen möglich, die zur Bildung eines Abszesses führen können; bisweilen treten auch akute allergische Reaktionen auf (bis hin zum lebensbedrohlichen anaphylaktischen Schock) [a.a.O.].

Häufig kommt es nach Impfungen zu unspezifischen Allgemein- und Krankheitssymptomen [1a] (wie subfebrile Temperatur, Kopf- und Gliederschmerzen, Abgeschlagenheit, Appetitlosigkeit, Übelkeit, Erbrechen und Durchfall).

Darüber hinaus haftet allen Impfungen das Risiko spezifischer Nebenwirkungen an [2-23], wobei es oft schwierig ist, zwischen einem kausalen Zusammenhang oder einem lediglich koinzidenten Zusammentreffen der Ereignisse zu unterscheiden (was für den Einzelfall den

Nachweis einer ursächlichen Beziehung von Impfung und Nebenwirkung erschwert bis verunmöglicht).

Bis 2001 wurden die Nebenwirkungen von Impfungen in Deutschland nicht systematisch erfasst; es oblag dem impfenden Arzt, eine (mögliche) Impfreaktion zu melden (sog. Spontanerfassung – wer daran wohl ein Interesse hat; ein Schelm, der Böses dabei denkt). Das BfArM (Bundesinstitut für Arzneimittel und Medizinprodukte) geht davon aus, dass allenfalls ca. 5 Prozent aller und ca. 10 Prozent der schweren Nebenwirkungen tatsächlich gemeldet wurden [1b].

Seit 2001 schreibt das Bundesinfektionsschutzgesetz (IFSG) vor, gravierende UAW (**U**nerwünschte **A**rzneimittel**w**irkungen) im Zusammenhang mit Impfungen über das zuständige Gesundheitsamt an das PEI (Paul-Ehrlich-Institut) weiterzuleiten, damit die gesammelten Daten regelmäßig veröffentlicht werden – eine erste umfassende Datenübersicht erschien 2004 [1c]. Daraus wird offensichtlich, welch Interesse bestimmte Kreise haben, dass Impf-Nebenwirkungen wie im Folgenden beschrieben [2-23] nicht ans Licht der Öffentlichkeit dringen.

Nach wie vor ist die Melde-Disziplin impfender Ärzte gering [1d], so dass viele Nebenwirkungen von Impfstoffen in keinerlei Statistik eingehen.

Zudem werden Impfstoff-Zulassungsstudien nicht gegen Placebo-Kontrollgruppen durchgeführt [1e]:

„Bei Wirksamkeitsstudien gibt es vielfach keine echte Placebo-Kontrollgruppe. Bei einem ordnungsgemäßen Test bekommt eine Gruppe den Impfstoff, die andere Gruppe ein Placebo, eine neutrale Substanz. Alle Teilnehmer sind der Meinung, den ordnungsgemäßen Impfstoff bekommen zu haben, auch jene, die das Placebo erhalten haben. Wenn auch der Impfende Arzt nicht weiß, wer den Impfstoff und wer das Placebo bekommen hat, nennt man das eine randomisierte Doppelblindstudie. Die Auswertung einer solchen Studie lässt Schlüsse auf die Wirksamkeit zu.

Bei Impfstoffen gibt es seit Jahrzehnten keine [e. U.] echten Placebo-Kontrollgruppen mehr. Bei der HPV-Studie war es folgendermaßen: Die eine Gruppe wurde gegen HPV geimpft und die Kontrollgruppe gegen Hepatitis-A. Die Kontrollgruppe bekommt einfach einen anderen Impfstoff. In der Studie heißt es dann: ...Die Serumgruppe hatte nicht nennenswert mehr Nebenwirkungen als die Placebogruppe [e. U.].

Offenbar wurden bei der Impfgruppe und [bei der] Kontrollgruppe gezielt zwei verschiedene Impfstoffe verwendet ... Anstatt bei der Kontrollgruppe ein Placebo[.] Um ein korrektes Ergebnis bzgl. Nebenwirkungen zu verhindern. Ein reines Placebo bei der Kontrollgruppe hätte mit Sicherheit zu einem anderen Ergebnis geführt.

Solche ´Betrugsmethoden´ gehören in der Impfindustrie scheinbar zum Alltag. Offensichtlich wussten die Forscher, dass ... [der] Impfstoff nur unter Zuhilfenahme betrügerischer Methoden eine Zulassung erlangen kann. So wird den Menschen durch gezielte Falschdarstellungen suggeriert, die Impfung sei harmlos, aber wirksam. Sie werden schlichtweg betrogen."

Und Harald zur Hausen bekam den Nobelpreis! Auf Grundlage solcher Studien:

- „Auch das Nobelpreiskomitee kann den Medizinnobelpreis für Montagnier und zur Hausen wissenschaftlich nicht begründen. Dies erhärtet den Verdacht, dass mit der Vergabe des Nobelpreises ... abermals aus unbelegten Hypothesen Dogmen gezimmert werden sollen [s. S. 59] ...

- Das Nobelpreiskomitee gibt auch unumwoben zu, dass es mit der Auszeichnung an zur Hausen und Montagnier ein klares politisches Zeichen setzen wollte … : ´Wir hoffen, dass damit diejenigen, die Verschwörungstheorien verbreiten und ihre Zweifel an wissenschaftlich nicht haltbaren Argumenten festmachen, endgültig verstummen´" [s. S. 59].

Erhebt sich die Frage: Wo sitzen die „Verschwörungstheoretiker"? Und mehr noch: Was ist Wahrheit? Was ist Lüge?

Hierzu ein paar Gedanken aus einem Theaterstück [1f]. Um einen Bogen zu schlagen „zu den Menschen und dem Leben". Weil bekanntlich alles mit allem zusammenhängt. Und es kein richtiges Leben im falschen gibt:

Lüge und Wahrheit

Lüge, oft gehört, leicht sich zu vermeintlich´ Wahrheit verkehrt.

Deshalb:
Misstrau der Wahrheit, denn auch sie könnt eine Lüge sein. Was schon ist blanke Wahrheit, was ist Lüg allein?

Was dem einen Lüg, dem andern Wahrheit ist, zumal und namentlich, wenn er die Wahrheit nie vermisst.

Wenn ihm das Lügen gleichsam ward zur zweit Natur, dann ist von Wahrheit keine Spur zu finden in den Lügen, die er, als unbedarft Natur, dann gar noch für die Wahrheit hält.

So also

Glaubt nicht den Worten allein

„Guerre aux châteaux, paix aux chaumières" – „Friede den Hütten, Krieg den Palästen":

Nicolas Chamfort, ein übler Wendehals der eine, der diese Worte prägte; Georg Büchner, ein aufrecht Gerechter, der andere.

Deshalb:

Messt die Menschen nicht an ihren Worten, sondern an ihren Taten.

Und:

Aus der Wahrheit ist eine Hure geworden

Einst war die Wahrheit wie ein scheues Reh, kam keusch und züchtig, kam unberührt, kam einher wie eine Jungfrau zart.

Doch dann, oft allmählich, manchmal plötzlich, schlug die Wahrheit aus der Art:

Sie ließ sich kaufen, sie log und betrog, und aus der Wahrheit, wie eine Jungfrau zart, ward eine Hure, eine Dirne von ganz eigner Art:

Zwar war ihr Anspruch hehr – sie sei verbindlich für alle Menschen auf der Welt. Indes für Geld sie ließ sich kaufen. Und trug für eben dieses Geld ihre Haut zu Markte. Wie alle Huren dieser Welt.

Und deshalb sind der Wahrheiten so viele wie Menschen auf der Welt.

Denn jeder dieser Menschen kann seine Wahrheit kaufen – alleine für ein bisschen Geld.

Und weiterhin:

Zwar ändern sich die Zeiten. Doch wer die Wahrheit sagt, der ist und bleibt der Doofe.

Moderne Hofnarren

Früher durft am Hof der Narr die Wahrheit künden.

Und der Narren Herrn hörten, jedenfalls doch meistens, ihrer Narren Wahrheit gern.

Heute steht es mit der Wahrheit anders nicht, fürwahr, denn wer die Wahrheit sagt, damals wie heute, der ist und bleibt ein Narr.

Nur dass der Narren Freiheit heute nicht mehr gilt.

Was seinerzeit die Herrn ergötzte, das macht sie heute nur noch wild.

So dass der Narren Kopf heutzutage viel lockrer sitzt als seinerzeit bei Hofe.

Es ändern sich die Zeiten. Doch: Wer die Wahrheit sagt, der ist und bleibt der Doofe.

Deshalb:

„Wohlbekannt ist der alte Spruch Catos, er wundere sich, dass ein Haruspex nicht lache, wenn er einen anderen Haruspex sehe." Denn die Eingeweihten wissen sehr wohl, dass es Mumpitz ist, was sie, aus eigenen Herrschafts-Interessen, den Menschen als vermeintliche Wahrheit verkaufen.

Im Folgenden nun einige der Nebenwirkungen [2 – 23], die im Zusammenhang mit Impfungen immer wieder beobachtet werden; jeder, der sich selbst oder, insbesondere, seine Kinder impfen lässt, sollte sich fragen, ob er jemals darüber aufgeklärt wurde. Und ob er sich selbst oder die Seinen solchen Gefahren aussetzen will:

- Asthma (etwa jedes 10. Kind); oft geht dem Asthma, ebenfalls als Impfreaktion, eine Neurodermitis voraus

- Etliche der geimpften Kinder entwickeln Allergien (fast jedes 2. Kind in Deutschland leidet an einer Allergie; diese dürften zu einem Großteil allergische Reaktionen auf Zusatzstoffe sein, die Impfstoffen beigemischt werden

- Abwehrschwäche des Immunsystems, die sich namentlich in häufigen Erkältungen ausdrückt: „Das Immunsystem des Kindes ist aufgrund … [der] Impfstoffflut vollkommen auf den Kopf gestellt" [1e]

- Mandel- und Mittelohrentzündungen (bei Kleinkindern bis zu zehnmal pro Jahr!)

- Sprachstörungen; diese dürften v.a. die Folge der Quecksilber- und Aluminiumzusätze in den Impfstoffen sein

- Verhaltensstörungen,
- ADHS (Aufmerksamkeits-Defizit-Hyperaktivitäts-Syndrom),
- Unruhe,
- aber auch Chronische Müdigkeit,
- Depressionen (sollen namentlich nach Hep-A- und Hep-B-Impfungen auftreten) [3],
- Bettnässen,

- <u>Schlafstörungen</u> (die Kinder können nicht mehr durchschlafen), <u>Wachstumsstillstand</u> (über mehrere Jahre) und
- (entsprechende) <u>Entwicklungsrückstände</u>

- <u>Diabetes mellitus (Typ I):</u>

Dieser iuvenile Typ des Diabetes (der die autoallergische Reaktion auf eine Impfung mit konsekutiver Zerstörung der Insulin produzierenden Pankreas-Zellen sein dürfte) tritt oft nach einer FSME- (**F**rüh-**S**ommer-**M**eningo-**E**ncephalitis-) Impfung auf, auch nach Mumps- und HIB-Impfungen (Haemophilus influenzae Typ b) sowie nach Impfungen gegen Windpocken und Hepatitis B [38]-[43]

Auch

- <u>Diabetes insipidus</u> [44] wird als Impf-Folgeschaden [45] beschrieben, wobei Kleinkinder, im Gegensatz zu Erwachsenen, keine Polyurie (extrem starke Harnausscheidung von 5 bis 25 Litern pro Tag) entwickeln, sondern an starken Durchfällen leiden

- <u>Schrilles Schreien</u> (sozusagen Mark und Bein durchdringend; Säuglinge/Kleinstkinder können Unwohlsein/Schmerzen noch nicht verbal äußern!)

S. beispielsweise: Impfnebenwirkung – schrilles Schreien bei Baby nach 5fach-Impfung (Infanrix-IPV+Hib, Glaxo Smith Klein/GSK), https://www.youtube.com/watch?v=mNsYUkBb-MuM [1h]:

„Das Video entstand zur Dokumentation, nachdem diese Reaktion mehrmalig auftrat und wir uns letztlich nicht mehr zu helfen wußten … Erst zwei Jahre später haben wir uns entschlossen, es zu veröffentlichen, um anderen Eltern die Gelegenheit zu geben, sich über mögliche Folgen genauer zu informieren … Der Beipackzettel wird üblicherweise in Deutschland nicht ausgehändigt, trotzdem sichern sich die Firmen darin deutlich ab und raten bei auftretenden Nebenwirkungen oder gesundheitlichen ´Besonderheiten´ wie Allergien, sofort den Arzt zu konsultieren und auf eine (weitere) Gabe des Impfstoffes zu verzichten. Beim Doktor aber … wird nur noch ´blind´ gespritzt, und das war´s."

- <u>HHE (**H**ypotone **h**yporesponsive **E**pisoden)</u>: Nach dem Schrei-Anfall (s. zuvor) fallen die Kinder oft in einen langen tiefen „Schlaf". Liegen ganz schlaff (hypoton), reagieren kaum noch (hyporesponsiv). Viele dieser Kinder sind später schwerst behindert

- <u>SIDS (Suden-Infant-Death-Syndrom – Plötzlicher Kindstod)</u>: Bei einem ganz normalen Keuchhusten-Impfstoff beispielsweise werden als Nebenwirkungen [22] angegeben:

„a Lokalreaktionen (Rötungen, Schwellungen, Schmerzen)
b Allgemeinreaktionen (z. B. Kopfschmerzen, Temperaturerhöhung, Krankheitsgefühl)
c Allergische Reaktionen (selten)

Klin. Studien: Kdr. 4-8 J.: Sehr häufig: Reizbark., Schläfrigk., Müdigk.; häufig: Appetitlosigk., Durchfall, Erbr., gastrointest. Stör., Fieber >39°C, ausgedehnte Schwell. d. Extremität, an d. Impf. vorgenommen wurde (manchm. Einbezieh. des Gelenks); gelegentl.: Infekt. d. oberen Atemw., Aufmerksamk.-stör., Konjunktivitis, Hautausschlag, and. Reakt. an d. Inj.-stelle (wie Verhärt.), Schmerzen. Pers. 10-76 J.: Sehr häufig: Müdigk.; häufig: Schwindel, Übelk., gastrointest. Stör., Reakt. an d. Inj.-stelle (wie Verhärt. u. steriler Abszess); gelegentl.: Infekt. d. oberen Atemw., Pharyngitis, Lymphadenopathie, Synkope, Husten, Durchfall, Erbr., Hyperhidrose, Pruritus, Hautaus-

schlag, Arthralgie, Myalgie, Gelenksteife, Steifh. d. Skelettmuskula-
tur, Fieber >39°C, Schmerzen. Nach Markteinführ.: Angioödem, hy-
poton-hyporesponsive Episoden, Krampfanfälle (m. u. o. Fieber),
Urtikaria, Asthenie. Sehr selten: Erkrank. des zentralen od. periph.
Nervensystems einschl. aufsteig. Lähm. bis hin zur Atemlähm. (z. B.
Guillain-Barré-Syndrom)"
(http://online.rote-liste.de/suche/praep/16820, abgerufen am
08.06.2016)

„Beim Keuchhusten-Impfstoff bei uns in Europa ist als Nebenwirkung u. a. aufgelistet: ´schrilles, unstillbares Schreien bis zu
2 Stunden´.

In den USA: ´Schreien bis zu 2 Stunden mit anschließendem
Plötzlichen Kindstod´. Im deutschsprachigen Raum ist dieser
Satz entfernt worden, weil die Experten befürchteten, dass ein
solcher Hinweis die Eltern beunruhigen könnte" [1g].

Wären Sie durch einen solchen Hinweis auch beunruhigt? Würden Sie Ihr Kind trotzdem impfen lassen? Wollen Sie weiter „im
Tal der Ahnungslosen" leben:

Der Plötzliche Kindstod ist (in Industrienationen) die häufigste
Todesursache von Kleinkindern jenseits des Neugeborenen-Al-
ters. Er stellt eine Ausschluss-Diagnose dar (die dann gestellt
wird, wenn alle sonstigen Todesursachen nicht in Frage kommen). 80 Prozent der SIDS-Geschehen ereignen sich während
der ersten sechs Lebensmonate und am häufigsten im zweiten
bis vierten Monat. Die Inzidenz (Häufigkeit des Auftretens) be-
trägt laut Deutschem Ärzteblatt 0,46/1.000 Lebendgeborene
[1i].

Mit anderen Worten [1g]: In Deutschland sterben pro Jahr ca.
500 bis 1000 Kinder am Plötzlichen Kindstod. „Seit den 50-er

Jahren weiß man, dass zwei Drittel aller Kinder, die am Plötzlichen Kindstod sterben, wenige Stunden bis sieben Tage davor entweder gegen Tetanus, Diphtherie oder Keuchhusten geimpft worden sind. Auch das verschweigen die Ärzte den Eltern" [ibd.].

Würden Sie Ihr Kind trotzdem impfen lassen, wenn Sie dies wüssten? Wollen Sie weiter „im Tal der Ahnungslosen" leben?

- <u>Atemstillstand</u>, oft verbunden mit <u>HHE (Hypotonen hyporesponsiven Episoden)</u>:

„In der ersten Phase der HHE ist das Kind am ganzen Körper schneeweiß, und man hat das Gefühl, dass das Kind nicht mehr … [atmet]. Es atmet [jedoch] … ganz schwach. Wenn man das Kind in dieser Phase aufnimmt, hängt der Körper, [hängen] die Gliedmaßen wie gelähmt, … [wie] tot nach unten … Kurze Zeit später ist der Körper des Kindes … [von] blaue[n] Flecken ... [übersät]. Diese Veränderungen finden grundsätzlich nach … [dem] schrillen Schreien [, also] in der Ruhephase statt und werden deshalb von den Eltern meistens nicht wahrgenommen" [1j].

Würden Sie Ihr Kind trotzdem impfen lassen, wenn Sie dies wüssten? Wollen Sie weiter „im Tal der Ahnungslosen" leben?

- <u>Krampfanfälle, epileptische Anfälle</u> (namentlich nach MMR- [Masern-Mumps-Röteln-] sowie nach Windpocken-Impfungen), <u>Nervenschäden</u> (beispielsweise Lähmungen an Armen, Beinen oder auch am ganzen Körper)

- <u>Nierenschäden</u>

- <u>Autoimmunerkrankungen, z. B. Multiple Sklerose:</u> „ … Hepatitis-B-Impfung, die HPV-Impfung [und die] FSME-Impfung (Zeckenimpfung) stehen im Verdacht, an MS-Erkrankungen beteiligt zu sein. In Frankreich finden keine Hepatitis-B-Impfungen mehr an den Schulen statt, weil es innerhalb von 2 Jahren ca. 600 Fälle von MS-Erkrankungen bei Schulkindern gab" [ibd., i.e. 1j].

  Die Häufigkeit demyelisierender neurologischer Schäden (wie MS oder Guillain-Barré-Syndrom [s. im Folgenden]) nach einer Hepatitis-B-Impfung wird mit (bis zu) 1:4.000 angeben [1n].

  „Bereits 1996 hatte der französische Staat die ersten Hep. B-Impfopfer finanziell entschädigt. Vielen Opfern wollte man unter dem Deckmantel der Verschwiegenheit Entschädigungszahlungen leisten. Voraussetzung war jedoch, dass diese auf einen Prozess [verzichteten] …" [1o]

- <u>Meningitis (Hirnhautentzündung):</u> Ist in vielen, wohl in den meisten Beipackzetteln zu Impfstoffen unter Nebenwirkungen gelistet [22] [23]

- <u>Encephalitis (Entzündung des Gehirns):</u> ebenso wie die Meningitis als Nebenwirkung in den Beipackzetteln gelistet [22] [23]

- <u>Guillain-Barré-Syndrom</u> [1k] [1l] [1m]:
  Idiopathische Polyneuritis der spinalen Nervenwurzeln und peripheren Nerven – also Polyneuritis unklarer Genese; der Leser möge immer aufmerken, wenn ihm die Begrifflichkeit „idiopathisch" begegnet; meist soll ein durchaus nicht unklarer Sachverhalt dadurch verheimlicht werden.

Auto-allergische Erkrankung, die mit der (durch Impfung induzierten?!) Infektion namentlich durch folgende Erreger assoziiert ist:

- Herpesviren
    - Cytomegalievirus (CMV)
    - Epstein-Barr-Virus (EBV)
    - Varizella-Zoster-Virus (VZV)

- Campylobacter jejuni
- Mykoplasmen
- Zika-Virus
- HI-Virus (HIV)

Das Guillain-Barré-Syndrom beginnt mit Glieder- und Rückenschmerzen, mit Parästhesien der Finger und Zehen sowie mit (stammnah besonders stark ausgeprägten) Paresen der Beine.

In der Folge entwickeln sich akute, aufsteigende Lähmungen der Muskulatur des Beckens, des Rumpfs und der Atemmuskulatur. Häufig sind auch Hirnnerven-Ausfälle (insbesondere der Hirnnerven VII, IX und X) anzutreffen.

Begleitend liegen Störungen des vegetativen Nervensystems vor wie Beeinträchtigungen

- der Atemregulation
- der Temperaturregulation
- der Herzfrequenz (Arrhythmien)
- der Miktion
- sowie des Kreislaufs (Hyper- und Hypotension).

Patienten müssen auf der Intensivstation überwacht und behandelt werden. Häufig versterben sie an kardialen Arrhythmien, an respiratorische Insuffizienz (infolge der Atemlähmung) sowie an schweren Lungenembolien.

Würden Sie Ihr Kind trotzdem impfen lassen? Wenn Sie dies alles wüssten. Und: Wollen Sie weiter „im Tal der Ahnungslosen" leben?

-   <u>Lähmungen:</u> Weltweit ist ein immenser Anstieg von „Non-Polio-akuter-schlaffer-Lähmung (NPAFP) zu verzeichnen, der Anstieg dürfte auf den oralen Polioimpfstoff zurückzuführen sein:

„2011 wurden [allein in Indien – e. A.] 47 500 Fälle von Non-Polio-Lähmung berichtet – in demselben Jahr, in dem Indien für ´Polio-frei´ erklärt wurde, wie [Dr. Neetu Vashisht und Dr. Jacob Puliyel von der pädiatrischen Abteilung des St. Stephens Hospitals in Delhi] berichten. Darüber hinaus zeigen die verfügbaren Zahlen, dass die Fälle in Regionen zurückverfolgt werden konnten, in denen der Polio-Impfstoff sehr häufig verabreicht wurde. NPAFP ist in Indien 25 bis 35 Mal häufiger als im internationalen Durchschnitt" [1p].

„Jetzt träten Fälle auch in anderen Ländern auf. Die Washington Post berichtete, die Zahl der Polio-Erkrankungen steige in der Ukraine ... Laut Washington Post führt die Weltgesundheitsorganisation (WHO) den ... Ausbruch direkt auf den Impfstoff zurück:

cVDPC [Impfstoff-abgeleitetes Poliovirus] ist eine seltene, mutierte Form des Virus, das aus dem Impfstoff selbst stammt. Orale Polioimpfstoffe enthalten eine abgeschwächte Form des Virus´, das im Körper eine Immunantwort aktiviert, so dass er zu seinem Schutz Antikörper bildet. Das dauert allerdings eine gewisse Zeit, und inzwischen vermehrt sich das Virus im Darm, es kann von dem Geimpften ausgeschieden und auf andere in seiner Umgebung übertragen werden" [a.a.O.].

- <u>Autismus:</u>

  - Die US-Gesundheitsbehörde CDC (Center for Disease Control) wusste offensichtlich, dass MMR-(Masern-Mumps-Röteln)-Impfungen (die gezielt schwarzen Babys verabreicht wurden) Autismus verursachen. Zwölf Jahre lang wurden die Fakten vertuscht, wurde die Impfgewalt gegen Schwarze verschleiert (s. S. 48)

  - „… dass … inzwischen CDC-Dokumente vorliegen, aus denen ohne jeden Zweifel hervorgeht, dass die frühere Direktorin der CDC … aktiv an absichtlich begangenem wissenschaftlichen Betrug beteiligt war, um klinische Beweise unter den Teppich zu kehren, die den MMR-Impfstoff mit einem Anstieg von Autismus auf das 3,4-fache bei afroamerikanischen Kindern in Verbindung brachten" [S. 51 f., Anm. 13; dort S. 52]

  - „Aluminium in Impfstoffen gilt nach neuester wissenschaftlicher Studienlage nicht mehr als harmlos. Das Metall wird eindeutig mit Autismus und der Alzheimer-Krankheit in Verbindung gebracht" [4]

  - „„Seit Langem ist die zentrale Rolle von Schädigungen der Mitochondrien bei einer großen Bandbreite schwerwiegender Erkrankungen bekannt. Dazu zählen … und Autismus. Erst vor kurzem wurde nun entdeckt, dass der Großteil der Schädigung der Mitochondrien tatsächlich durch Ärzte und konventionelle Behandlungsmethoden erfolgt. ´Viele dieser Erkrankungen … werden tatsächlich durch … Impfstoffe … verursacht, die die Mitochondrien in unserem Gehirn, das Nervensystem, die Muskeln und andere Organe vergiften´" [13]

- Außer Aluminium steht auch Quecksilber in dem dringenden Verdacht, Autismus zu verursachen. Quecksilber (in Impfstoffen als Konservierungsmittel und in der Form seines Natriumsalzes Thiomersal verabreicht) ist der zweit-giftigste Stoff überhaupt (nach Uran) [24]

- Auch wenn Wikipedia – als Sprachrohr und Maul-Hure der Herrschenden dieser Welt – voller Ergebenheit behauptet (https://de.wikipedia.org/wiki/Thiomersal): „Thiomersal wurde von einigen Wissenschaftlern, Impfgegnern und von einigen Eltern autistisch behinderter Kinder – besonders in den USA – mit dem Auftreten von Autismus in Verbindung gebracht. Aufgrund epidemiologischer Studien gilt ein Zusammenhang von Thiomersal und dem Vorkommen von Autismus heute als widerlegt", dürften Wahrheit und Wirklichkeit anders aussehen:

- „Die Verbindungen zwischen der Aufnahme von Quecksilber und neurologischem Verfall sind klar und bewiesen. Professoren aus aller Herren Länder erzählen uns unverblümt, wie es sprichwörtlich die Gehirne der Menschen zerstört. Desweiteren wurde in einer im letzten Jahr an der University of Arkansas durchgeführten Studie entdeckt, dass autistische Kinder einen signifikant niedrigeren Spiegel des Antioxidan[s´] Glutathion aufweisen. Glutathion ist … [das] Haupt-Antioxidans, … [das] für die Eliminierung des Quecksilbers auf der zellulären Ebene vonnöten ist" [25]. S. hierzu auch [26] [27] [28]

- Beispielsweise wurden auch in dem Grippe-Impfstoff „Flulaval" extreme Quecksilbermengen nachgewiesen: „Quecksilber Tests an Impfstoffen … haben eine erschreckend hohe toxische Quecksilbermenge in einem Grippe-Impfstoff von GlaxoSmithKline ergeben. Die Tests dokumentieren Quecksilber in dem Impfstoff Flulaval in einer schockierenden Menge von 51 ppm, also mehr als <u>25.000-mal höher</u> [e.U.], als das maximale Schadstoffniveau von anorganischem Quecksilber im Trinkwasser … festgelegt wurde" [29]

- „Laut Daily Mail bedauere es Robert De Niro, einen umstrittenen Film zum Thema 'Impfstoffe und Autismus' ausgeschlossen zu haben. Der Schauspieler und Gründer des Tribeca-Film-Festival geriet nach der Ankündigung, er würde den Film 'Vaxxed: From Cover-Up to Catastrophe' zeigen, unter Beschuss. Er nahm seine Entscheidung zurück, obwohl sich sein Sohn nach der Impfung 'über Nacht' in einen Autisten verwandelte" [30]

„'Vaxxed' ist ein Film des umstrittenen Mediziners und Impfstoffgegners Andrew Wakefield, der in einer Studie einen vermeintlichen Zusammenhang von Impfungen gegen Masern, Mumps und Röteln und einem höheren Risiko für Autismus bei Kindern dargelegt hatte" [31]

Robert De Niro kuschte „freiwillig"; die Unbeugsamen werden liquidiert – sozial, psychisch, physisch [32] [33] [34].

- <u>Narkolepsie:</u>

„In Folge der Schweingrippe-Impfung gab es in Deutschland zwischen dem 1. Oktober 2010 und dem 10. August 2015 mindestens 53 Verdachtsfälle auf die unheilbare Krankheit <u>Narkolepsie</u> [e. U.].

Zu den Betroffenen zählen 27 Minderjährige. Die Daten gehen aus der Antwort des Gesundheitsministeriums auf eine Kleine Anfrage der Linken hervor. Ob die Zahlen vollständig sind, konnte das Gesundheitsministerium nicht beantworten … Bei der Narkolepsie leiden die Menschen tagsüber an Schläfrigkeit und können überraschend ihre normale Muskelspannung verlieren. Die Krankheit schränkt Berufs-und Privatleben erheblich ein.

′Es ist ein Skandal, dass viele Menschen, denen durch die Schweingrippe-Impfung mit dem Wirkstoff Pandemrix schwerste Erkrankungen zugefügt wurden, immer noch keine Entschädigungszahlungen erhalten haben′, sagte die Gesundheitsexpertin der Linksfraktion, Kathrin Vogler. Sie verwies auf den Entschädigungsanspruch, wenn Behörden die Impfung empfohlen hätten. Die Bundesregierung verwies wiederum auf die Zuständigkeit der Länder in dieser Frage …

Eine aktuelle US-amerikanische Studie der Stanford School of Medicine [s. 35] bestätigt den Zusammenhang zwischen Schweinegrippe-Impfungen und dem Auftreten der Schlafkrankheit oder Narkolepsie unter den Geimpften" [36].

Insgesamt wurden in den <u>USA von 1990 – 2010 145.000 Todesfälle nach Impfungen</u> festgestellt:

„Die empfohlenen Impfpläne haben sich im Laufe der Jahre dramatisch verändert; Kinder erhalten inzwischen über 30 verschiedene Injektionen einzelner und gruppierter Stoffe vor dem Alter von sechs Jahren. Häufig werden sogar aus Zeitgründen mehr als 10 Impfungen bei einem einzigen Arztbesuch vorgenommen … Daten vom Vakzine Adverse Events Reporting System (VAERS), dem Meldesystem in den USA für Impfkomplikationen, zeigen nun, dass rund 145.000 Kinder in den vergangenen 20 Jahren durch diese Impfpraxis gestorben sind" [37].

Zu <u>Nebenwirkungen von Impfungen in Deutschland</u> ist wie folgt festzuhalten [3]:

- „Das PEI (Paul-Ehrlich-Institut) hat … <u>von 1987 bis 1996</u> [e. U.] … <u>13.141 Meldungen</u> [e. U.] über schwere Reaktionen nach Impfungen erhalten. Gleichzeit gab … [das PEI] bekannt, dass es sich dabei <u>höchstens</u> um <u>5% der tatsächlichen Fälle</u> [e. U.] handel[-te], da die restlichen nicht gemeldet … [würden]. <u>Pro Jahr</u> ergibt das <u>26.282 schwere Fälle</u> [e. U.].

- Nach Angaben des RKI (Robert-Koch-Institut) werden in Deutschland jährlich ca. 40 Millionen Impfungen [durch-]geführt. Es erleidet jeder 1.522. Geimpfte einen mehr oder weniger schweren Schaden durch die Impfung!

Dr. Hartmann, damals Leiter des PEI, hat diese Daten zusammengestellt und in seiner Doktorarbeit im Mai 1997 veröffentlicht. Im Juni 1997 wurde er fristlos entlassen …"

Eine Reihe von Impfstoffen wird mittlerweile mit Nanopartikeln als sogenannten Wirkverstärkern versehen. Nanopartikel, also Teilchen in einer Größenordnung von (1 bis 100) Nanometern (1 Nanometer: 10^{-9} m = 1 Millionstel Millimeter), sind imstande, die Zellen von innen zu zerstören; sie können die Hirnentwicklung beeinträchtigen und zu neurologischen Störungen führen.

„Dabei zeigten sich bei hunderten Genen [auf welche die Nanopartikel einwirkten] Unterschiede in der Umsetzung. Viele der Muster waren typisch für bestimmte neurologische Störungen … ´Zu den Krankheiten, die auf diese Gene zurückzuführen sind, zählen solche, die sich in der Kindheit entwickeln, wie Autismus, Epilepsie und Lernschwierigkeiten, aber auch solche, die vor allem bei Erwachsenen oder im Alter auftreten, wie Alzheimer, Schizophrenie und Parkinson´" [46].

Nanopartikel können beispielsweise auch schwerste Lungenerkrankungen bis hin zum Versagen des Organs bewirken; die Lunge fibrosiert, „versteift", und das Atmen wird für die Betroffenen zunehmend schwerer und letztendlich unmöglich [47].

„Die Verwendung Millionstel Millimeter kleiner Partikel ist … so interessant, weil sie nützliche chemische und physikalische Eigenschaften besitzen. Ihre Winzigkeit birgt allerdings auch die Gefahr, dass sie viel eher die natürlichen Barrieren im Körper überwinden …" [48]

Und DocCheck News, ein Online-Magazin für medizinische Fachkreise, das sicherlich nicht im Verdacht steht, „Verschwörungstheorien" zu verbreiten [49], nennt Nanopartikel „niedliche, kleine Killer":

„Inhalierte Nanopartikel scheinen die inneren Organe zu befallen … [; sie] dringen bis tief in die Zellen des Organismus´ ein. Wer die Studie … liest, findet zwangsläufig Parallelen zu Michael Crichtons Bestseller ´Beute´, in dem Nanoteilchen den Menschen befallen – doch anders als bei Crichton sind die Vorkommnisse … [hier] Realität" [50].

„Das Paul-Ehrlich-Institut ist im Auftrag der Bundesregierung zuständig für die Prüfung und Zulassung von Impfstoffen. Dieses Institut versucht, die Wirkverstärker im Impfstoff als natürliche Substanzen und damit als harmlos zu verniedlichen. Das Verfahren zur Herstellung der Wirkverstärker beweist aber, dass das Gemisch der Ausgangssubstanzen künstlich in unnatürliche Nano-Partikel umgebaut wird …

[Diese] Nanopartikel haben zerstörerische Wirkung auf unseren Körper. Durch den … Stoffwechsels verteilen sie sich …, wandern durch Zellen, Gewebe, Organe und schädigen bzw. zerstören diese, landen am Ende im Gehirn und verursachen [auch] dort … Zerstörung. Diese Zerstörung … wird [einzig und allein durch] die Impfungen verursacht …

Dass in den USA diese Nano-Wirkverstärker nicht verwendet werden … zeigt, dass hier wohl ganz andere Ziele verfolgt werden … Will die USA … als gestärkte Weltmacht [aus den weltweiten Impfaktionen] hervorgehen?" [51]

Und das „Verschwörungsblatt" Kopp Online schreibt in diesem Zusammenhang: „Die größte gemeinnützige Stiftung der Welt, die Bill-and-Melinda-Gates-Foundation, hat angekündigt, ausgewählte Forschungs- und Entwicklungsprojekte in aller Welt mit Millionenbeträgen zu unterstützen. Besonders gefördert werden das deutsche Helmholtz-Zentrum für Infektionsforschung und das Helmholtz-Institut für Pharmaforschung bei der Entwicklung von Impfstoffen, die in Nanopartikeln enthalten sind und ´beim Kontakt mit menschlichem Schweiß´ freigesetzt werden. Die Wirkungsweise wird so beschrieben: ´Die Nanopartikel dringen über Haarfollikel in die Haut ein, platzen im Kontakt mit menschlichem Schweiß und setzen die Impfstoffe frei.´

Die Finanzmittel sind Teil des Förderprogramms *Grand Challenges Explorations* der Gates-Stiftung. Damit sollen ´Erfolge im Kampf gegen globale Gesundheitsprobleme erzielt werden´. Die durch Schweiß aktivierten Nanopartikel-Impfstoffe könnten verabreicht werden, ohne dass der Geimpfte selbst davon erfährt. Beispielsweise durch einen feinen Sprühnebel, in den jeder eingehüllt wird, der eine Sicherheitskontrolle an einem Flughafen passiert, oder durch das Belüftungssystem in öffentlichen Schulen. <u>Auf diese Weise könnten ohne Wissen der Betroffenen künftig versteckte Massenimpfungen durchgeführt werden</u> [e.U.]. Im Klartext: Man würde also selbst gar nicht wissen, dass man geimpft wird" [52]; zum Einsatz von Nanopartikeln s. bei-spielsweise auch [53].

Würden Sie, lieber Leser, nachdem Sie vorangehende Darstellung zur Kenntnis genommen haben, Ihr Kind trotzdem impfen lassen? Ich hoffe nicht.

Oder wollen Sie, gleichwohl, auch in Zukunft „Vogel-Strauß-Politik" be-treiben – obwohl Sie nicht mehr „im Tal der Ahnungslosen" leben. Wol-len Sie weiterhin das tun, was Ihnen Ihre „Oberen" – sicherlich ganz uneigennützig – „vorbeten"?

Dies ist ganz allein Ihre Entscheidung. Die Sie indes nicht nur vor sich, sondern auch und namentlich vor Ihren Kindern verantworten müssen.

Weitere Ausführungen, Fußnoten und Quellen zu Kapitel VI

[1] Rabe, S.: Unerwünschte Arzneiwirkungen (UAW) von Impfstoffen, http://www.impf-info.de/unerw%C3%BCnschtes/allgemeines1/78-un-erwhte-arzneiwirkungen-uaw-von-impfstoffen.html (Abruf: 07. 06. 2016)

[1a] Impfen - Fluch oder Segen? http://www.gesundheit-natuer-lich.at/index.php/impfen#Impfkritik_Loibner, abgerufen am 07. 06. 2016

[1b] Bulletin zur Arzneimittelsicherheit. Informationen aus BfArM und PEI.: Einführung in die Grundlagen der Pharmakovigilanz (Teil II): Spontanmeldesystem zur Erfassung von Verdachtsfällen unerwünschter Arzneimittelwirkungen (UAW). In : Ausgabe 4 | Dezember 2010, s. 18 ff.

[1c] Keller-Stanislawski, B., Heuß, N. und Meyer, C.: Verdachtsfälle von Impfkomplikationen nach dem Infektionsschutzgesetz und Verdachtsfälle von Nebenwirkungen nach dem Arzneimittelgesetz vom 1.1.2001 bis zum 31.12.2003. Bundesgesundheitsbl - Gesundheitsforsch - Gesundheitsschutz 2004 · 47:1151–1164 DOI 10. 1007/s00103-004-0946-9 © Springer Medizin Verlag 2004

[1d] Rabe, S.: Erfassung von Impfstoffnebenwirkungen in Deutschland, http://www.impf-info.de/unerw%C3%BCnschtes/erfassung/82-erfassung-von-impfstoffnebenwirkungen-in-deutschland.html, abgerufen am 08. 06. 2016

[1e] Impfstoffe - Wirksamkeit – Studien. In: Impfen - Fluch oder Segen?   Http://www.gesundheit-natuerlich.at/index.php/impfen#Impfkritik_Loibner, abgerufen am 08.06.2016

[1f] Huthmacher, Richard A.: Ohne Worte. Ein Leben in Deutschland. Drama in 5 Akten: Revue, Collage, Kaleidoskop. BoD, Norderstedt b. Hamburg, 2015

[1g] Nebenwirkungen – Keuchhustenimpfstoff – Plötzlicher Kindstod, http://www.gesundheit-natuerlich.at/index.php/impfen#Impfkritik_Loibner, abgerufen am 08.06.2016

[1h] Impfnebenwirkung: schrilles Schreien bei Baby nach 5fach-Impfung, https://www.youtube.com/watch?v=mNsYUkBbMuM, hochgeladen am 19. 02.2011 und abgerufen am 08.06.2016

[1i] Bajanowski, T. und Poets, C.: Der plötzliche Säuglingstod: Epidemiologie, Ätiologie, Pathophysiologie und Differenzialdiagnostik. Dtsch Arztebl 2004; 101(47): A-3185 / B-2695 / C-2567

Anmerkung: Hier wird zwischen SIDS (Todesfälle im Säuglingsalter) und Plötzlichem Kindstod (andere Altersgruppen) unterschieden (was eher unüblich ist).

Viel befremdlicher jedoch: Als vermeintliche Risikofaktoren werden angeführt: Schlafen in Bauchlage, Rauchen der Mutter während der Schwangerschaft und Stillverzicht. Und weiterhin: „Mit dem Rückgang der Bauchlageprävalenz wurde die allgemein als instabil bewertete Seitenlage als neuer Risikofaktor relevant (zwei bis sechsfach erhöhtes Risiko) … Es besteht die Möglichkeit, dass die Kinder in Bauchlage rollen, was für Säuglinge, die diese Schlaflage nicht gewöhnt sind (´inexperienced prone sleeper´), ein besonders hohes Risiko darstellt … Dagegen war das Risiko des Schlafens im elterlichen Bett für Kinder nichtrauchender Mütter nur gering erhöht … Das Schlafen im Bett der

Eltern ist vor allem dann mit einem erhöhten SIDS-Risiko verbunden, wenn die Eltern Raucher sind … Das Schlafen der Kinder im eigenen Bett, aber im Zimmer der Eltern wirkt sich dagegen risikomindernd aus.“

Und dergleichen Lach-Nummern mehr. Indes kein Wort darüber, dass wir unsere Kinder im wahrsten Sinn des Wortes zu Tode impfen.

[1j] Einige Nebenwirkungen von Impfungen laut Beipackzettel (den in der Regel niemand zu Gesicht bekommt), http://www.gesundheit-natuerlich.at/index.php/impfen#Impfkritik_Loibner, abgerufen am 10. 06.2016

[1k] Malin, Jean-Pierre; Sindern, Eckhart: Das akute Guillain-Barré-Syndrom. Dtsch Arztebl 1996; 93(28-29): A-1895 / B-1539 / C-1409:

„Nach dem fast völligen Verschwinden der Poliomyelitis ist das Guillain-Barré-Syndrom (GBS) in unseren Breiten die häufigste Ursache für akute generalisierte Lähmungen.“

[1l] Burns TM: Guillain-Barré syndrome.
Semin Neurol. 2008 Apr;28(2):152-67. doi: 10.1055/s-2008-1062261: "Guillain-Barré syndrome (GBS) is an acute-onset, monophasic, immune-mediated polyneuropathy that often follows an antecedent infection."

[1m] van Doorn PA, Ruts L, and Jacobs BC: Clinical features, pathogenesis, and treatment of Guillain-Barré syndrome.
Lancet Neurol. 2008 Oct;7(10):939-50. doi: 10.1016/S1474-4422(08)70215-1: "Guillain-Barré syndrome (GBS) is an important cause of acute neuromuscular paralysis … Despite medical treatment, GBS often remains a severe disease; 3-10% of patients die and 20% are still unable to walk after 6 months. In addition, many patients have pain and fatigue that can persist for months or years."

[1n] Neurologische Erkrankungen, http://www.impfschaden.info/hepatitis-b/impfung.html, abgerufen am 11.06.2016

[1o] Lösen Impfungen Multiple Sklerose/Autismus aus? Http://www.gesundheit-natuerlich.at/index.php/impfen#Impfkritik_Loibner, abgerufen am 11.06.2016

[1p] Polio-Impfstoffe verursachen weltweiten Anstieg von Lähmungen im Kindesalter, http://www.pravda-tv.com/2015/09/polio-impfstoffe-verursachen-weltweiten-anstieg-von-laehmungen-im-kindesalter/, abgerufen am 11.06.2016

[2] Hugelshofer, N. und Suter, P.: Impfungen gegen Kinderkrankheiten und deren Auswirkung auf die Gesundheit des Kindes. Diplomarbeit zum Bildungsgang Dipl. Naturheilpraktiker/in TEN hfnh. Traditionelle Europäische Naturheilkunde an der Paramed Akademie AG. Bildungszentrum für Ganzheitsmedizin, Baar, 2012

[3] Impfungen – Sinn oder Unsinn? Aus dem Vortrag AZK Anita Petek-Dimmer 2008, https://symboleigenschoepfung.files.wordpress.com/2014/01/impfungen-sinn-oder-unsinn.pdf, abgerufen am 07.06.2016

[4] Aluminium in Impfstoffen bedroht unser Gehirn, http://www.zentrum-der-gesundheit.de/aluminium-in-impfstoffen-ia.html, abgerufen am 07.06.2016:

„Aluminium in Impfstoffen gilt nach neuester wissenschaftlicher Studienlage nicht mehr als harmlos. Das Metall wird eindeutig mit Autismus und der Alzheimer-Krankheit in Verbindung gebracht. Mehr noch, inzwischen gibt es gar eine ganz neue Bezeichnung für Autoimmunerkrankungen (´ASIA´), die u. a. durch Impfstoffadjuvantien wie z. B. Aluminium ausgelöst werden können."

[5] Die 200-Jahre Impf-Lüge. Wer hat das Impfen erfunden? Http://www.torindiegalaxien.de/erde11/Die%20Impfluege.pdf, abgerufen am 06.06.2016

[6] Rabe, S.: Anerkennung von Impfnebenwirkungen, http://www.impf-info.de/unerw%C3%BCnschtes/anerkennung/79-anerkennung-von-impfnebenwirkungen.html, abgerufen am 05.06.2016

[7] Rabe, S.: Impfstoffe, Inhalt. Http://www.impf-info.de/pdfs/Impfstoffe%20Inhalt%202016.pdf, abgerufen am 07.06.2016

[8] Zahlreiche Todesfälle nach 6fach-Impfung. Impfkritik.de. Portal für unabhängige Impfaufklärung, http://www.impfkritik.de/6fach-impfstoffe/index.html, abgerufen am 06.06.2016:

„Todesfälle bei deutschen Behörden seit langem bekannt [:]

Der deutschen Zulassungsbehörde für Impfstoffe, dem Paul-Ehrlich-Institut (PEI) in Langen sind mindestens 16 Todesfälle im zeitlichen Zusammenhang mit einer vorausgegangenen 6fach-Impfung bekannt, für die keine anderen Todesursachen gefunden werden konnten (Stand Frühjahr 2003). Selbst vehemente Impfbefürworter [sind] beunruhigt.

Dies führte dazu, dass sich Prof. Windorfer, Leiter des Niedersächsischen Landesgesundheitsamtes und als vehementer Impfbefürworter bekannt, bei Prof. Löwer, dem Leiter des PEI darüber beklagte, die Landesgesundheitsämter seien von den Vorgängen offensichtlich nicht informiert worden, und die Einsetzung eines unabhängigen Expertengremiums forderte. Er befürchte ansonsten ´einen erheblichen Schaden für den Impfgedanken insgesamt´."

[9] Impfen? Nein, Danke! Impfstoffe, http://www.impfen-nein-danke.de/impfstoffe/, abgerufen am 07.06.2016

[10] Epoch Times vom Freitag, den 8. Januar 2016, http://www.epochtimes.de/gesundheit/quecksilber-in-grippeimpfstoff-a1297508.html?neuste=1, abgerufen am 07.06.2016:
Vorsicht vor Grippeimpfung: Extreme Quecksilber-Mengen in Grippeimpfstoff Flulaval entdeckt!

[11] Wells, S. D.: Gürtelrose-Impfstoff wird mit Schweine-Gelatine, MSG und Rückständen von abgetriebenen Föten hergestellt. Http://info.kopp-verlag.de/medizin-und-gesundheit/was-aerzte-ihnen-nicht-erzaehlen/s-d-wells/guertelrose-impfstoff-wird-mit-schweine-gelatine-msg-und-rueckstaenden-von-abgetriebenen-foeten-her.html. Veröffentlicht am 02.08.2015, abgerufen am 07.06.2016:

„Der Gürtelrose-Impfstoff Zostavax (oder Zoster) lindert angeblich das Risiko einer Gürtelrose, die bei älteren Menschen oft mit heftigen Schmerzen einhergeht. Laut einer Empfehlung des Advisory Committee on Immunization Practices (ACIP – ein Gremium, das Impfempfehlungen erstellt) sollte der krebsauslösende Stoff Über-60-Jährigen injiziert werden, auch dann, wenn der Betreffende bereits zuvor an einer Gürtelrose gelitten habe, um ein ´erneutes Auftreten´ zu verhindern.“

[12] Edwards, J.: Die Erweiterung des Impfplans und die Zunahme von Autismus. Veröffentlicht am 04.09.2015 und abgerufen am 07. 06. 2016:

„Uns Impfgegnern wird nur allzu oft das einfältige, abgestandene Argument entgegengehalten: ´Ich bin als Kind geimpft worden und mir geht's gut.´ Den Erwachsenen, die so daherreden, ist offenbar nicht bewusst, dass sie viel weniger Impfungen erhielten, als heute auf dem Impfplan stehen. Und nur wenige halten sich an die Impfempfehlungen für Erwachsene.“

[13] Goodrich, A.: Quecksilber in Impfstoffen: Die Mitochondrien, „Kraftwerke" der Zellen, sterben ab, http://info.kopp-verlag.de/hintergruende/enthuellungen/amy-goodrich/quecksilber-in-impfstoffen-die-mitochondrien-kraftwerke-der-zellen-sterben-ab.html, veröffentlicht am 19.01.2016 und abgerufen am 07.06.2016:

„Seit Langem ist die zentrale Rolle von Schädigungen der Mitochondrien bei einer großen Bandbreite schwerwiegender Erkrankungen bekannt. Dazu zählen etwa Schizophrenie, Diabetes, die Parkinsonkrankheit, Epilepsie, Migräne, Schlaganfälle, das chronische Erschöpfungssyndrom und Autismus. Erst vor kurzem wurde nun entdeckt, dass der Großteil der Schädigung der Mitochondrien tatsächlich durch Ärzte und konventionelle Behandlungsmethoden erfolgt. ´Viele dieser Erkrankungen … werden … durch verschreibungspflichtige Medikamente, Impfstoffe und/oder andere giftige Substanzen verursacht, die die Mitochondrien in unserem Gehirn, das Nervensystem, die Muskeln und andere Organe vergiften. Auf diese Weise erkranken wir an vermeidbaren, durch ärztliche Maßnahmen oder die Gesundheitsindustrie verursachten Krankheiten …´"

[14] Sharpe, M. A., et al.: Research Article: B-Lymphocytes from a Population of Children with Autism Spectrum Disorder and Their Unaffected Siblings Exhibit Hypersensitivity to Thimerosal.
Journal of Toxicology, Volume 2013 (2013), Article ID 801517, 11 pages
http://dx.doi.org/10.1155/2013/801517:

"The role of thimerosal containing vaccines in the development of autism spectrum disorder (ASD) has been an area of intense debate, as has the presence of mercury dental amalgams and fish ingestion by pregnant mothers. We studied the effects of thimerosal on cell proliferation and mitochondrial function from B-lymphocytes taken from individuals with autism, their nonautistic twins, and their nontwin siblings … This suggests certain individuals with a mild mitochondrial defect may be highly susceptible to mitochondrial specific toxins like the vaccine preservative thimerosal."

[15] Bernard, S.: Autism: A novel form of mercury poisoning. Medical Hypotheses, Volume 56, Issue 4, 2001, Pages 462-471:

"Autism is a syndrome characterized by impairments in social relatedness and communication, repetitive behaviors, abnormal movements, and sensory dysfunction. Recent epidemiological studies suggest that autism may affect 1 in 150 US children [e. U.]. Exposure to mercury can cause immune, sensory, neurological, motor, and behavioral dysfunctions similar to traits defining or associated with autism, and the similarities extend to neuroanatomy, neurotransmitters, and biochemistry. Thimerosal, a preservative added to many vaccines [e. U.], has become a major source of mercury in children [e. U.] who, within their first two years, may have received a quantity of mercury that exceeds safety guidelines. A review of medical literature and US government data suggests that: (i) many cases of idiopathic autism are induced by early mercury exposure from thimerosal [e. U.]; (ii) this type of autism represents an unrecognized mercurial syndrome [e. U.]; and (iii) genetic and non-genetic factors establish a predisposition whereby thimerosal's adverse effects occur only in some children."

[16] Stajich, G.V.: Iatrogenic exposure to mercury after hepatitis B vaccination in preterm infants. Journal of Pediatrics. Volume 136, Issue 5, 2000, Pages 679-681:

"Thimerosal, a derivative of mercury, is used as a preservative in hepatitis B vaccines. We measured total mercury levels before and after the administration of this vaccine in 15 preterm and 5 term infants. Comparison of pre- and post-vaccination mercury levels showed a significant increase in both preterm and term infants after vaccination. Additionally, post- vaccination mercury levels were significantly higher in preterm infants as compared with term infants. Because mercury is known to be a potential neurotoxin to infants, further study of its pharmacodynamics is warranted."

[17] Clements, C.J.: When science is not enough – A risk/benefit profile of thiomersal-containing vaccines (Review). Expert Opinion on Drug Safety, Volume 5, Issue 1, 2006, Pages 17-29:

"Without a preservative, such as thiomersal (known as thimerosal in the US), multi-dose liquid presentations of vaccine are vulnerable to bacteriological contamination that can result in death or serious illness of the recipient. Concerns about levels of mercury exposure from thiomersal-containing vaccines were first raised in the US during 1999 in the context of Hepatitis B vaccine for newborns."

[18] C. Gallagher and M. Goodman: Hepatitis B triple series vaccine and developmental disability in US children aged 1-9 years. Toxicological & Environmental Chemistry, vol. 90, no. 5, pp. 997–1008, 2008

[19] Geier, M.R.: A case series of children with apparent mercury toxic encephalopathies manifesting with clinical symptoms of regressive autistic disorders. Journal of Toxicology and Environmental Health - Part A: Current Issues. Volume 70, Issue 10, January 2007, Pages 837-851:

"Impairments in social relatedness and communication, repetitive behaviors, and stereotypic abnormal movement patterns characterize autism spectrum disorders (ASDs). <u>It is clear that while genetic factors are important to the pathogenesis of ASDs, mercury exposure can induce immune, sensory, neurological, motor, and behavioral dysfunctions</u> [e. U.] ..."

[20] Wells, S. D.: http://info.kopp-verlag.de/hintergruende/enthuellungen/s-d-wells/die-sieben-heftigsten-kindheitsallergien-ueberschneiden-sich-direkt-mit-bestandteilen-von-impfstoffe.html, veröffentlicht am 28.01.2016 und abgerufen am 07.06.2016:

Die sieben heftigsten Kindheitsallergien überschneiden sich direkt mit Bestandteilen von Impfstoffen [:]

„In ihrem ersten Lebensjahr werden Kindern bekanntermaßen krebserzeugende Substanzen und Neurotoxine injiziert. Später entwickeln die Kinder dann oft ungewöhnliche Nahrungsmittelallergien, von denen einige so heftig ausfallen können, dass es den betroffenen Personen nicht möglich ist, sich auch nur im gleichen Raum mit anderen Menschen aufzuhalten, die diese Nahrungsmittel wie etwa Erdnüsse verzehren.

Betrachten wir einmal Impfstoffe wie MMR (gegen Masern, Mumps und Röteln), DTaP (gegen Diphtherie, Tetanus und Keuchhusten) und HPV (gegen Humane Papillomviren) etwas genauer, um zu verstehen, worauf diese extremen Allergien zurückzuführen sind. Der gesamte Körper wird bei einer Impfung sozusagen in einen Panikzustand versetzt, weil er den Eindruck hat, Allergene, die bei ihm eine heftige Immunreaktion auslösen, würden direkt in das Muskelgewebe injiziert werden.

Die Immunreaktion fällt entsprechend massiv aus. Es kommt zu einer ´Flucht-nach-vorne-Reaktion´. Und wenn über einen Zeitraum von sieben Jahren 50-mal industriell hergestellte Emulgatoren, genetisch veränderte Bakterien, menschliches Eiklar, Mononatriumglutamat, Eiprotein, reduzierte Tierhaut und Gelatine oder giftige Schwermetalle [und viele andere Schadstoffe mehr - e. A.] in[s] … Muskelgewebe injiziert werden, stellt sich dann tatsächlich noch die Frage, warum man selbst oder das Kind extreme Allergien gegen genau dieselben Bestandteile

<u>entwickelt hat</u>, die sich in der überwiegenden Mehrheit der heutigen Impfstoffe befinden."

[21] Huff, E. A.: Der hochgiftige Wirkverstärker Squalen MF59, der bei US-Soldaten das Golfkriegssyndrom verursachte, wird jetzt zivilen Grippeimpfstoffen zugesetzt,
http://info.kopp-verlag.de/medizin-und-gesundheit/gesundes-leben/ethan-a-huff/der-hochgiftige-wirkverstaerker-squalen-mf59-der-bei-us-soldaten-das-golfkriegssyndrom-verursachte-.html, veröffentlicht am 01.10.2013 und abgerufen am 07.06.2013:

„Eine Impfung ist als Voraussetzung für den Dienst in den US-Streitkräften schon lange vorgeschrieben. Dabei ist gut dokumentiert, dass viele der Impfstoffe, die im Laufe der Jahre Soldaten verabreicht wurden, experimenteller Natur waren. Das heißt, sie enthielten nicht getestete Wirkverstärker und andere fragwürdige Zusatzstoffe. Aber erst kürzlich wurden wir darauf aufmerksam, <u>dass der hochgiftige Impfstoff-Wirkverstärker Squalen MF59, der im ersten Golfkrieg Soldaten injiziert ... und später mit dem Golfkriegssyndrom in Verbindung gebracht wurde, heute einigen zivilen Grippeimpfstoffen zugesetzt wird</u> [e. U.]."

Sog. Golfkriegs-Symptome, die bei Soldaten auftauchten, die aus dem (ersten und zweiten) Golfkrieg zurückkehrten, sind beispielsweise:

Müdigkeit und Erschöpfungszustände, Gelenk- und Muskelschmerzen, Störungen kognitiver und emotionaler Funktionen, Depressionen, Erinnerungs- und Merkfähigkeitsstörungen, Sehstörungen, Haar- und Zahnausfall, Erbrechen und Diarrhöe, Lähmungen und Schwindel, auch Missbildungen jeweils nach dem Krieg gezeugter Kinder.

Das Mainstream-Medium Wikipedia – ich selbst habe dessen Verleumdungen erfahren müssen; es kann nur davor gewarnt werden, das zu glauben, was der Meinungsmacher in gesellschaftlich relevanten Bereichen als objektiv zu verkaufen versucht –, Wikipedia also entblödet sich nicht, „insbesondere auch Rentenbegehren sowie psychische und psychosomatische Erklärungsmuster für diese Erkrankungen" anzuführen (https://de.wikipedia.org/wiki/Golfkriegssyndrom, abgerufen am 07.06.2016).

Der Leser möge selbst entscheiden, ob er sich Impfstoffe applizieren lässt, welche die Nebenwirkungen verursachen (können), die in hiesigem Kapitel beschrieben werden, und dann, ggf., „Rentenbegehren sowie psychische und psychosomatische Erklärungsmuster" für seine Beschwerden verantwortlich macht.

[22] Rote Liste, http://online.rote-liste.de/

[23] Gelbe Liste, https://www.gelbe-liste.de/

[24] Mercury in Childhood Vaccines: What Did the Government Know? Http://www.prisonplanet.com/articles/october2004/201004mercuryin-childhood.htm, abgerufen am 11.06.2016

[25] Autismus durch Quecksilber – es zerstört das Hirn, http://www.ge-sundheit-natuerlich.at/index.php/impfen#Impfkritik_Loibner,   abgerufen am 11.06.2016

[26] Impfungen: Sinn oder Unsinn (Anita Petek-Dimmer), https://www.youtube.com/watch?v=7mXwTXZCMr4, hochgeladen am 14.12.2010, abgerufen am 11.06.2016

[27] Impfen: das Geschäft mit der Unwissenheit – ein Vortrag von Dr. Johann Loibner, https://www.youtube.com/watch?v=hLKURZjmkXM, abgerufen am 11.06.2016

[28] Nutzlosigkeit &.Schaden am Beispiel der Tetanus-Impfung, https://www.youtube.com/watch?v=6ZF2p1p28Z0, abgerufen am 11.06. 2016

[29]   Epoch Times, Freitag, 8. Januar 2016, 13:15, http://www.epochtimes.de/gesundheit/quecksilber-in-grippeimpfstoff-a1297508.html?neuste=1, abgerufen am 11.06. 2016: Vorsicht vor Grippeimpfung: Extreme Quecksilber-Mengen in Grippeimpfstoff Flulaval entdeckt!

„Die Quecksilberkonzentration, die in dieser GSK-Grippe-Impfung ge-funden wurde, war <u>100-mal höher als</u> die höchste Stufe von Quecksil-ber, die sie <u>je in kontaminierten Fisch getestet</u> [e. u.] hatten … Heute wird Quecksilber nur noch ausnahmsweise als Konservierungsmittel bei Impfstoffen eingesetzt, zuletzt bei der Impfkampagne gegen die so genannte ´Schweinegrippe´. Eigentlich ... Denn offiziell sind zwar laut PEI (Paul Ehrlich Institut) und Fachinformation der Hersteller alle in Deutschland für die Grundimmunisierung von Kindern verwendeten Impfstoffe mittlerweile quecksilberfrei – eine australische Arbeits-gruppe konnte jedoch in dem einzigen auch in Deutschland verfügba-ren 6-fach-Impfstoff Infanrix hexa® nennenswerte, nicht deklarierte Mengen von Quecksilber nachweisen."

[30] Pravda TV vom 16. April 2016, http://www.pravda-tv.com/2016/04/robert-de-niro-ueber-impfungen-lassen-sie-uns-die-wahrheit-herausfinden-videos/, abgerufen am 11. 06. 2016: Robert de Niro über Impfungen: „Lassen Sie uns die Wahr-heit herausfinden!"

[31] Spiegel Online Gesundheit vom 27. März 2016, http://www.spie-gel.de/gesundheit/diagnose/vaxxed-beim-tribeca-filmfest-de-niro-streicht-film-aus-programm-a-1084432.html, abgerufen am 11.06. 2016:

„Vaxxed": Robert De Niro streicht umstrittene Impfdoku von Filmfest-Programm

[32] Huthmacher, Richard A.: Dein Tod war nicht umsonst: Ein Tatsachen- und Enthüllungs-Roman. BoD, Norderstedt bei Hamburg, 2014

[33] Huthmacher, Richard A.: Die Schulmedizin – Segen oder Fluch? Betrachtungen eines Abtrünnigen, Teil 1. BoD, Norderstedt bei Hamburg, 2016

[34] Huthmacher, Richard A: Die Schulmedizin – Segen oder Fluch? Betrachtungen eines Abtrünnigen, Teil 2. BoD, Norderstedt bei Hamburg, 2016

[35] Dusheck, J.: Immune response to a flu protein yields new insights into narcolepsy. Stanford Medicine News Center, July 2015, https://med.stanford.edu/news/all-news/2015/07/side-effect-of-flu-vaccine-yields-new-insights-into-narcolepsy.html, abgerufen am 11.06. 2016

[36] 53 Verdachtsfälle: Schlafkrankheit als Folge der Schweinegrippe-Impfung, http://www.pravda-tv.com/2015/09/53-verdachtsfaelle-schlafkrankheit-als-folge-der-schweinegrippe-impfung/, veröffentlicht am 10.09.2015, abgerufen am 11.06. 2016

[37] Neue Studie errechnet 145.000 tödliche Impfkomplikationen in 20 Jahren, http://www.pravda-tv.com/2013/02/neue-studie-errechnet-145-000-todliche-impfkomplikationen-in-20-jahren/, veröffentlicht am 4.2.2013, abgerufen am 11.06. 2016

[38] Poutasi, K.: Immunisation and diabetes, N Z Med J, 1996, 109(1026): 283

[39] Classen, J. B.: Childhood immunisation and diabetes mellitus. N Z Med J, 1996, 109(1022): 195

[40] Classen, J. B.: The Timing of Immunization Affects. The Development of Diabetes in Rodents. Autoimmunity, 1996, 24:137-145

[41] Patan, A.: Postvaccinal Severe Diabetes Mellitus. Ter Arkh, 1968, 40: 117-18

[42] Classen, J. B.: The diabetes epidemic and the hepatitis B vaccines. N Z Med J, 1996, 109(1030):366

[43] Sinaniotis, et al. : Diabetes Mellitus after Mumps Vaccination. Arc Dis Child, 1975, 50:749-66

[44] „Der Diabetes insipidus ist eine relativ selten vorkommende Hormonmangelerkrankung, die durch eine extrem hohe Harnausscheidung (Polyurie) von 5 bis 25 Litern pro Tag und durch ein damit entstehendes Durstgefühl (Polydipsie) charakterisiert ist" (DocCheck Flexiokon, http://flexikon.doccheck.com/de/Diabetes_insipidus, abgerufen am 12.06.2016)

[45] Polster, H.: Diabetes insipidus after Smallpox vaccination, Z Aerztl Fortbild (Jena), 1966, 60: 429-432

[46] Ärzte Zeitung online vom 29.07.2009, http://www.aerztezeitung.de/suchen/default.aspx?query=Nanopartikel&sid=560252, abgerufen am 12.06. 2016: Nanopartikel beeinflussen Hirnentwicklung

[47] Song, Y., Li, X., and Du, X.: Exposure to nanoparticles is related to pleural effusion, pulmonary fibrosis and granuloma. Eur Respir J (European Respiratory Journal) 2009; 34: 559–567. DOI: 10. 1183/ 09031936.00178308:

"Pathological examinations of patients' lung tissue displayed nonspecific pulmonary inflammation, pulmonary fibrosis and foreign-body granulomas of pleura. Using transmission electron microscopy, nanoparticles were observed to lodge in the cytoplasm and caryoplasm of pulmonary epithelial and mesothelial cells, but are also located in the chest fluid. These cases arouse concern that long-term exposure to some nanoparticles without protective measures may be related to serious damage to human lungs."

[48] Ärzte Zeitung online vom 21.08.2009, http://www.aerztezeitung.de/suchen/default.aspx?query=Nanopartikel&sid=562224, abgerufen am 12.06. 2016: Studie: Nanopartikel können Menschen lungenkrank machen

[49] „Was ist DocCheck News?
DocCheck News ist das Online-Magazin von DocCheck und der reichweitenstärkste Newsletter für medizinische Fachkreise in Deutschland. Themenschwerpunkte sind medizinische Innovationen, neue Therapien und gesundheitspolitische Ereignisse.
Die Arztausgabe der DocCheck News erscheint wochentäglich"
(https://www.doccheck.com/de/help/showitem/area_id//id/264).

[50] DocCheck News vom 19. August 2009, http://news.doccheck.com/de/2376/nanopartikel-niedliche-kleine-killer/, abgerufen am 12.06. 2016:
Nanopartikel: Niedliche, kleine Killer.
Zum ersten Mal gelang Klinikern der Nachweis, dass eingeatmete Nanopartikel beim Menschen schwere Schäden in der Lunge auslösen und zum Tod der Patienten führen können.

[51] Die Wahrheit hinter den Pandemie-Impfstoffen. Newsletter, kleinklein verlag, 16.10.2009,
http://wakenews.net/Microsoft_Word__Die_Wahrheit_hinter_den_Pandemie.pdf, abgerufen am 12.06. 2016

[52] Kopp Online vom 10.12.2010, http://info.kopp-verlag.de/hintergruende/geostrategie/f-william-engdahl/teuflischer-geheimplan-impfungen-mit-unsichtbaren-nano-impfstoffen.html, abgerufen am 12.06.2016:

Teuflischer Geheimplan: Impfungen mit unsichtbaren Nano-Impfstoffen.
Der amerikanische Milliardär Bill Gates ist ein Vorkämpfer der Bevölkerungsreduktion. Nun finanziert er die Entwicklung neuer „versteckter" Impfstoffe, die ohne Wissen der Menschen durch den Körperschweiß aktiviert werden sollen

[53] Huthmacher, Richard A.: Offensichtliches, Allzuoffensichtliches. Zweier Menschen Zeit, Teil 3: Von der Nachkriegszeit bis zur Gegenwart. BoD, Norderstedt bei Hamburg, 2015.
Dort: S. 62 ff., 91 ff., 101 ff., 117 ff., 235 ff.

VII. Gebärmutter-Krebszellen und Krebszellen der Grünen Meerkatze – wie Impfstoffe produziert werden

Zu Zeiten Jenners (s. Kapitel 1) wurde der Pockenimpfstoff auf der Haut von Waisenkindern gezüchtet, was zur Verbreitung verschiedenster auf dem Blutweg übertragbarer Krankheiten führte [1]. (Rhetorische Frage: Warum wohl hat man nicht die Kinder der Bourgeoisie zu Impfzwecken herangezogen?) In Folge ging man dazu über, Impflymphe auf (der Haut von) Kälbern zu züchten [2].

Dazu machte man auf deren Bauch Hunderte von Schnitten, in die man die Vakzine einbrachte; die Kälber produzierten literweise Eiter, aus dem man dann die Impflymphe als Impfstoff-Grundlage gewann [ibd.].

Zur „Wirksamkeit" der Pockenimpfung wurde bereits in Kapitel 1 ausgeführt; die Impfung selbst sowie die Gewinnung des Pockenimpfstoffs (und Sinn oder Unsinn der damit verbundenen Tierquälerei) kommentierte man, zutreffend, schon vor 150 Jahren wie folgt [3]:

„Mehr denn lächerlich, gerade unvernünftig ist es, zu sagen, irgendein verdorbener Stoff, der aus den Eiterbeulen und Bläschen eines organischen Wesens kommt, könne anders, als den menschlichen Körper verunreinigen, und nicht schaden; nenne man den Stoff nun Lymphe, oder gebe man ihm einen anderen dummen Namen, es ist und bleibt ein Verderbnis und ein Abstoß, der weggeworfen werden soll."

Und weiter: „… daß die früher angeblich einmal aufgetretenen ´Kuh-pocken´ überhaupt mit den Blattern nichts gemein hatten, vielmehr sehr verschiedenen Tierkrankheiten entstammten, und daß schon aus diesem Grunde der fälschlich als ´Kuhpocken´ bezeichnete Giftstoff nicht gegen Ansteckung durch die Blattern schützen konnte."

Heute sind die Herstellungsverfahren von Impfstoffen nicht weniger abstrus; hierzu im Folgenden mehr.

Grundsätzlich ist zwischen (abgeschwächten) Lebend-Impfstoffen, Tot-Impfstoffen und Toxoid-Impfstoffen zu unterscheiden.

Die Lebend-impfstoffe (Beispiel: Impfungen gegen Masern, Mumps Röteln oder Windpocken) enthalten attenuierte (abgeschwächte) Bakterien oder Viren; diese können sich im Allgemeinen noch vermehren und sollen, so die „offizielle Version", eine Immunisierung bewirken, indes keine Erkrankung auslösen [4]. Die Attenuierung erfolgt durch mehrmalige Passage von Zellkulturen, Hühnerembryonen oder Wirtstieren [5]; Lebendimpfstoffe [6] [7] sollen in der Regel wirksamer sein als

Tot-Impfstoffe (Beispiel: Impfungen gegen Influenza oder Keuchhusten), die abgetötete Bakterien oder Viren bzw. Bestandteile derselben enthalten [8]. Art und Weise der Abtötung resp. Inaktivierung und die einzelnen Gruppen von Tot-Impfstoffen zu beschreiben würde sowohl den Rahmen als auch Sinn und Zweck vorliegender Abhandlung übersteigen.

Manche Autoren benennen schließlich noch Toxoid-Impfstoffe als eigene Impfstoffgruppe; andere subsumieren sie unter die Tot-Impfstoffe.

Toxoid-Impfstoffe (Beispiele: Impfungen gegen Diphtherie und Tetanus) enthalten Toxoide als wirksamen Bestandteil, also fixierte Toxine, die, letztere, durch die Fixierung ihre Toxizität verlieren, aber immer noch eine Immun-Reaktion auslösen (sollen) [9].

Die Impfstoff-Produktion und die Bestandteile von Impfstoffen [10]-[21] sind – auch heute noch – nichts für zarte Gemüter; die Herstellung der Impfstoffe erfolgt z. B. auf (z.T. verkrebsten) Tierorganen (wie Haut, Hoden, Nieren, Gehirn oder Blut) oder in Tierprodukten (z.B. Hühnereiern; ein Ei reicht im Allgemeinen für eine Impfdosis). Zudem werden viele Impfstoffe mittlerweile gentechnisch erzeugt – mit all den sich daraus ergebenden und hinlänglich bekannten Gefahren bei Einbringung in den menschlichen Organismus.

„Das National Vaccine Information Center (NVIC), eine nicht profitorientierte US-Organisation zur Impfsicherheit, führte vor kurzem ein unabhängiges Review (Überprüfung bisheriger wissenschaftlicher Ergebnisse) zu den Inhaltsstoffen von Kinderimpfstoffen durch.

Man untersuchte dabei insbesondere jene Impfstoffe, die im Rahmen der offiziellen Impfpläne regelmäßig an Millionen Kinder verabreicht werden. Dabei fanden die Wissenschaftler heraus, dass viele Impfpräparate mit Substanzen versetzt sind, die bei den allermeisten Eltern einen regelrechten Schock auslösen würden – wenn sie davon wüssten …

So geht aus den Beipackzetteln dieser Impfstoffe hervor, dass darin fragwürdige Substanzen enthalten sein können wie zum Beispiel menschliches Blut, Proteine aus Zellen, die von abgetriebenen Föten abstammen und sogar gentechnisch verändertes Albumin (eine Eiweißart) menschlichen Ursprungs …

Bereits im Jahre 1966 extrahierten Wissenschaftler Lungengewebe eines nach 14 Schwangerschaftswochen abgetriebenen Babys und entwickelten aus dieser Gewebeprobe eine Zelllinie, die als MRC-5 bekannt ist.

MRC-5 wird noch heute bei der Produktion vieler Impfstoffe verwendet und ist beispielsweise in einem weit verbreiteten Windpockenimpfstoff enthalten oder auch in zwei Hepatitis-A-Impfstoffen, die für Kinder und Säuglinge zugelassen sind.

Genauso wurde diese Zelllinie bei der Produktion zweier Kombinationsimpfstoffe verwendet. Einer davon wird gegen Windpocken, Masern, Mumps und Röteln eingesetzt, der andere nur gegen Masern, Mumps und Röteln.

MRC-5 erscheint außerdem im Beipackzettel von manchen Impfstoffen gegen DTaP (Diphtherie, Tetanus, Keuchhusten), Grippe, Polio und Tollwut.

Zwei Jahre zuvor hatte man die Zelllinie RA 27/3 entwickelt. Sie stammt ebenfalls aus den Zellen eines abgetriebenen Kindes und ist heute noch bei der Herstellung von drei besonders häufig eingesetzten Impfstoffen im Einsatz …

In den letzten Jahren war es – besonders in den USA – zu einem ungewöhnlich hohen Anstieg bei impfstoffinduzierten neurologischen Schäden bei Kleinkindern gekommen. Man brachte diese Impffolgen hauptsächlich mit einem bestimmten Mehrfachimpfstoff der Firma Merck in Verbindung.

Dieser kontrovers diskutierte Impfstoff enthält laut einiger Untersuchungen gentechnisch hergestelltes menschliches Protein, das als Recombumin bekannt ist (rekombinantes humanes Albumin). Gentechnik- und Impfkritiker befürchten nun, dass die beschriebenen Impffolgen möglicherweise aufgrund dieses gentechnisch veränderten Proteins eingetreten sein könnten …

Nach Angaben von NVIC gibt es drei mögliche Quellen für menschliches Protein in Impfstoffen:

- Aus menschlichen Föten extrahierte Zelllinien
- Aus menschlichem Blut gewonnenes Albumin, wobei NVIC den Beipackzetteln der Impfstoffe keine Hinweise auf die Quelle dieses Blutes entnehmen konnte
- Menschliches Albumin, das mit Hilfe gentechnisch manipulierter Hefepilzkulturen hergestellt wird.

Für welches menschliche Protein würden Sie sich nun entscheiden? Das Protein aus abgetriebenen Kindern fällt sicher weg. Protein aus menschlichem Blut, über dessen Ursprung man nichts weiß, klingt ebenfalls wenig überzeugend. Dann also das Protein von gentechnisch manipulierten Pilzen?" [17]

Wofür also würden Sie sich entscheiden? Wenn Sie denn wüssten, was man Ihren Kindern spritzt. Zu deren Wohl. Auf dass <u>Sie</u> beruhigt leben können.

Weil Aluminium als Impfstoff-Zusatz in höchstem Maße umstritten ist (s. hierzu im Folgenden), stand die Impfstoffstoff-Industrie unter Druck, aluminium-freie Impfstoffe zu entwickeln. Nun steht ein erster aluminiumfreier Impfstoff zur Verfügung – der gegen Ebola.

Indes: Statt Aluminium sollen jetzt gentechnisch veränderte Affen-Viren injiziert werden (bei der Ebola-Impfstoff-Herstellung werden DNA-haltige Adeno-Viren, die von Schimpansen stammen, gentechnisch manipuliert, indem man Teile des Ebola-Virus´ in die Adeno-Virus-DNA einfügt) [18].

Treibt man derart nicht den Teufel mit Beelzebub aus? Soll mit der Ebola-Panikmache etwa die beschleunigte Zulassung für genetische Impfstoffe befördert werden, was der Pharma-Industrie Multi-Millionen, möglicherweise gar Milliarden für langwierige Zulassungsverfahren ersparen könnte? [19]

„Alle Jahre wieder pushen US-Gesundheitsbehörden mit Hilfe der WHO ein neues ´Killervirus´ in die Massenmedien. Vogelgrippe, Schweinegrippe und jetzt Ebola. Der Trick dabei: Die Viren existieren gar nicht, es werden lediglich neue Tests auf den Markt gebracht, die auf eine ganze Reihe [von] Krankheitszustände[n] reagieren. So wird aus dem Elend in afrikanischen Slums ein neues ´Killervirus´ gemacht …

Die Spur führt ins Pentagon, das die Ebola-Medikamente finanziert hat und zur CDC, die zusammen mit dem Pharma-Multi GSK eine gentechnische Impfung vorbereitet" [20].

Indes: Sicher nur eine Verschwörungstheorie. Denn (s. Bundeszentrale für gesundheitliche Aufklärung, Anmerkung [4]): „Heutige Impfstoffe sind gut verträglich und nebenwirkungsarm. Ihre Herstellung unterliegt einer ständigen und sorgfältigen Kontrolle. Die Wirksamkeit und Sicherheit der Impfstoffe wird vom Paul-Ehrlich-Institut (PEI), dem Bundesinstitut für Impfstoffe und biomedizinische Arzneimittel, sorgfältig kontrolliert und überwacht. Sie werden umfassend geprüft und erst zugelassen, wenn eine größtmögliche Sicherheit gewährleistet werden kann."

Jedenfalls werden, bis heute, viele Impfstoffe schnell und günstig hergestellt, weil schnell wachsende Epithelzellen eines Gebärmutterhals-Krebses (Zervix-Karzinoms) zur Impfstoff-Produktion verwendet werden; alle diese Zellen stammen, samt und sonders, von einer einzigen Zell-Linie, der Hela-Linie, auch Hela-Stamm genannt; sie wurden, 1951, im Johns Hopkins Hospital in Baltimore, der afro-amerikanischen Patientin Henrietta Lacks (anonymisiert: Helen Lane) (vom Muttermund) entnommen (um sie, die Zellen, auf maligne Entartung zu untersuchen) [22] [23].

Die Züchtung dieser ersten „unsterblichen" menschlichen Zell-Linie erfolgte im Übrigen ohne Wissen der Patientin; damals wie heute zählt das Selbstbestimmungsrecht von Patientin offensichtlich wenig. Insbesondere, wenn man, wie Henrietta Lacks, der Nachfahre von Sklaven ist.

Bis heute wurden schätzungsweise 50 Millionen (?) Tonnen (!) Hela-Zellen gezüchtet („Scientists have grown some 50 million metric tons of her cells" [24] – selbst wenn es „nur" 50 Tonnen wären, handelt es sich um kaum vorstellbare Mengen, die aus einigen wenigen Zellen in mittlerweile mehr als 6 Dekaden entstanden sind).

„Der Erlös aus dem weltweiten Verkauf von HeLa-Zellen legt nahe, dass Henrietta Lacks wahrscheinlich das ´wertvollste´ menschliche Individuum war, das bisher gelebt hat. Allerdings hat weder sie noch ihre Familie von dieser Nutzung profitiert … Als ihre durch die Krankheitskosten verarmte Familie erstmals von … [der] Nutzung erfuhr, waren die Taten, die zur mutmaßlichen Verletzung von Rechten von Frau Lacks geführt hatten, längst verjährt" [25].

Festzuhalten gilt: Auch heutzutage sind diese Krebszellen – auf Grund des Herstellungsverfahrens und trotz aller Filtrierung und sonstigen Reinigung – in den einschlägigen Impfstoffen zu finden [21] [25] [26]; das indes verschweigen die Impfstoffhersteller.

Neben den Hela- dienen insbesondere auch die <u>Vero-Zell-Linien</u> zur Impfstoff-Produktion; die Vero-Zell-Linien werden auf tierischen Krebszellen gezüchtet, die von der grünen Meerkatze (einer Affenart) stammen; selbst-verständlich erfährt der Impfling auch hier nichts darüber, wie der Impfstoff gezüchtet wird [27] [28].

Mittlerweile produziert man zunehmend „saubere" Impfstoffe; beispielsweise werden Impfstoffe gegen Hepatitis B, Tollwut oder HPV gentechnisch hergestellt. Die Anfänge gentechnischer Produktion gehen auf die Achtzigerjahre zurück; seit Mitte der ersten Dekade des neuen Jahrtausends werden neu hergestellte Impfstoffe überwiegend (und Tierimpfstoffe fast ausschließlich) gentechnisch produziert:

„Eine jener Methoden, die die Impfstoffforschung seit einigen Jahren beflügeln, ist die Gentechnik. Der Hepatitis-B-Impfstoff gilt als einer der ersten großen Erfolge auf diesem Gebiet; er ist schon seit 1986 verfügbar … Um den Impfstoff herzustellen, isolierten Arzneimittelforscher aus dem Virus zunächst die Erbanlage für eines seiner Oberflächeneiweiße und schleusten sie in Zellen der Bäckerhefe. Diese Hefezellen und alle ihre Nachfahren produzieren … seither das Eiweiß, das dann zum Impfstoff verarbeitet wird", so der Verband forschender Arzneimittel-hersteller (vfa) [29].

Was für eine schöne neue Welt! Indes ohne ein Wort darüber, was die Virus-DNA via Bäckerhefe und via Impfstoff-Eiweiß in DNA und Genom des Empfängers, also des Impflings zumindest anrichten kann.

Oder braucht man gar solche Vektoren, um das Erbgut der Menschen zu manipulieren?

„Wie vorhergesagt, wollen Impfstoffhersteller als Reaktion auf die Ebola-Epidemie in Westafrika, die Berichten zufolge noch immer nicht eingedämmt ist, schon bald einen Impfstoff präsentieren. Ein genmanipulierter (GV-)Ebola-Impfstoff, der zurzeit in einer Humanstudie getestet wird, soll nicht injiziert, sondern inhaliert werden. Nach Auskunft eines Virologen muss er ´nicht von qualifiziertem medizinischem Personal´ verabreicht werden.

Der neuartige Impfstoff wird durch einen Vernebler, ein ´Atemgerät´ appliziert, das jeder ohne ärztliche Hilfe bedienen kann. Das Virus basiert auf dem bekannten Atemwegsvirus humanes Parainfluenzavirus Typ 3 (HPIV3), das Wissenschaftler gentechnisch mit Genen aus dem Ebola-Virus ausstatteten. Diese Gene kodieren angeblich die Proteine des Ebola-Virus an der Außenfläche des HPIV3 und lösen eine Immunantwort aus …

Wie bei jedem inhalativen Impfstoff besteht die Möglichkeit, dass sich das Virus über denjenigen, dem es verabreicht wird, hinaus ausbreitet. Wie bei Lebendviren-Grippeimpfstoffen ist die Virus-´Freisetzung´ ein ernstes Problem, genauso wie die Gefahr, dass sich ein GV-Virus wie ein Buschfeuer in einer Bevölkerung verbreitet und möglicherweise einen Krankheitsausbruch verursacht.

´Mit anderen Worten, es wird der Vektor geschaffen, den Ebola bisher nicht hatte – die Luftübertragung …´" [30]

Warum solche Risiken. Aus Dummheit? Wohl kaum. Oder sollen hier die Grundlagen für „Säuberungen" geschaffen werden. Keine ethnischer Art in Form eines Genozids. Das hatten wir ja schon. Wiederholt. Eher in Form einer „Menschheitsbereinigung". Das wäre neu. Indes: Alles nur Verschwörungstheorien – Lieber Gott, mach mich dumm, dass ich in den Himmel kumm. Oder auch in die Hölle. Im wahrsten Sinn des Wortes.

Und dasselbe „Verschwörungsblatt" wie zuvor [30] führt wie folgt aus [31; jeweils e. U.]:

„Seit 1. August überschwemmen uns die Mainstream-Medien mit der Nachricht, in Westafrika sei der experimentelle Ebola-Impfstoff ´rVSV-ZEBOV´ erfolgreich getestet worden. Die Erfolgsrate liege bei sagenhaften 100 Prozent! Doch bei näherem Hinschauen entpuppt sich diese Behauptung als ein gigantischer Wissenschaftsbetrug der Weltgesundheitsbehörde WHO.

Um herauszufinden, ob ein Impfstoff [tatsächlich] einen … gesundheitlichen Vorteil für Geimpfte bietet, muss man natürlich Geimpfte und Ungeimpfte miteinander vergleichen. Damit das Ergebnis nicht durch

… Voreingenommenheit (bereits der … [bloße] Glaube an ein Medikament kann …. [bekanntlich] schon heilen) und Interessenkonflikte verfälscht wird, bekommt die eine Hälfte der Testpersonen einen Scheinimpfstoff (Placebo).

Erst nach Abschluss der Studie wird aufgedeckt, wer den echten Wirkstoff bekommen hat und wer das Placebo. Dieses Vorgehen ist weltweit anerkannter wissenschaftlicher Standard, also ein sogenannter ´Goldstandard´.

Seit Jahren versuchen die Hersteller diesen Standard zu verwässern, indem keine echten Placebos, sondern Scheinplacebos eingesetzt werden. Dafür wurde von der deutschen Zulassungsbehörde, dem Paul-Ehrlich-Institut (PEI), eigens eine neue und völlig abstruse Definition von ´Placebo´ eingeführt. <u>Demnach darf ein ´Placebo´ auch nervengiftige Impfstoffbestandteile enthalten oder aus einem anderen, bereits zugelassenen Impfstoff bestehen</u>. Wie man bei einem solchen Studiendesign aussagekräftige Daten über Wirksamkeit und Sicherheit erzielen will, bleibt wohl das Geheimnis der Experten vom PEI …

Vom Goldstandard für Zulassungsstudien hat sich die Weltgesundheitsbehörde WHO bei Ebola nun endgültig verabschiedet. Um dieses angebliche Ethik-Problem von Placebos zu umgehen, wurde bei der rVSV-ZEBOV-Studie die Hälfte der erfassten Kontaktpersonen von akuten Ebola-Fällen sofort und die andere Hälfte – anstelle einer Placebo-Gruppe – erst nach Ablauf der Inkubationszeit, also nach 21 Tagen, geimpft.

Angenommen, der experimentelle Impfstoff wäre tatsächlich wirksam und sicher: Was ist ethisch …, bei [der] eine[n] Hälfte der Kontaktpersonen erst einmal 21 Tage abzuwarten, ob sie an Ebola erkranken und daran sterben, bevor man sie [dann] impft?

… Die in den Medien behauptete 100 prozentige Wirksamkeit des Impfstoffs kommt nun dadurch zustande, dass in der Gruppe der vorerst nicht Geimpften 16 Ebola-Fälle aufgetreten sein sollen, gegenüber null Fällen in der sofort geimpften Gruppe. Das klingt zunächst einmal beeindruckend, ist allerdings die Folge einer <u>Änderung des Studiendesigns während der Studie</u>! Und dies ist in der Wissenschaft absolut verboten, auf Neu-Deutsch <u>ein 'No-Go'</u> …

Am 11. Mai 2015, also etwa sechs Wochen nach dem Beginn der Studie, wurde das Studiendesign dergestalt geändert, dass man <u>alle Ebola-Fälle</u>, die in beiden Gruppen <u>innerhalb der ersten zehn Tage</u> auftraten, <u>einfach wegzensiert</u> hat …

Die nächste Frage wäre nun, wie denn das Ergebnis ohne Ausschluss der ersten zehn Beobachtungstage ausgesehen hätte. Leider geht dies aus den freiwillig und unfreiwillig veröffentlichten Daten nicht hervor. Überhaupt ist die Dokumentation der Studie völlig wirr …

<u>Warum also propagiert die WHO völlig fragwürdige Menschenversuche</u> mit neuen Impfstoffen der 3. Generation, über deren Wirksamkeit und Sicherheit man auch nach Beendigung der Studien nicht wirklich mehr weiß als vorher?

… <u>Bei der Zulassungsstudie</u> zu dem rVSV-ZEBOV-Impfstoff <u>handelt es sich eindeutig um Wissenschaftsbetrug</u>."

Die brillante Analyse [31] des Impfkritikers Hans Tolzin zeigt: Wir werden belogen und betrogen. Systematisch. Von entsprechend interessierten Kreisen. Wie den Impfstoff-Herstellern. Und ihren Helfern und Helfershelfern, beispielsweise der WHO. Die von der Pharma-Industrie bezahlt wird [32].

Und diese Profiteure, Helfer und Helfershelfer nützen ihren Wissensvorsprung (und die Willfährigkeit der Massen-Medien, die ihr eigenes

Interesse am Verbreiten von falschen Glaubenslehren haben, denn die Medien gehören z. T. denselben Eignern wie die Pharma-Konzerne; außerdem beißen sie nicht die Hand, die sie über Werbe-Anzeigen und dergleichen füttert), sie alle also nutzen ihren Wissensvorsprung, um der breiten Masse, dem Impf-Volk, „vom Pferd zu erzählen".

Und selbst Ärzte sind meist willfährig, weil unwissend. Ggf. profitieren sie auch von den Zuwendungen der Pharma-Industrie, die ihnen, ersteren, gleichsam wie Brosamen letzterer zufallen [32].

So also läuft das Geschäft. Wie geschmiert. Auf dem Rücken von Millionen und Aber-Millionen von Menschen. Namentlich auf dem Rücken unserer Kinder. Und der kommenden Generation. Die zukünftig das ausbaden muss, was ihr bereits jetzt angetan wird. Mit Impfungen und durch Impf-Nebenwirkungen. Und mit deren kurz- wie langfristigen Folgen. Die allenfalls zu erahnen, aber (noch) nicht genau zu definieren sind.

Und diejenigen, welche allzu deutlich warnen, werden – auf neudeutsch – gemobbt. Oder es widerfährt ihnen Schlimmeres.

Deshalb: Informieren Sie sich. Abseits des Main-Streams. Der die Meinung einer (nur am eigenen, namentlich finanziellen Wohl interessierten) Minderheit repräsentiert. Aber die (finanzielle, politische) Macht hat, seine Interessen als die der Allgemeinheit zu verkaufen.

Um zu solchen Schlüssen zu kommen, braucht es keine „Verschwörungs-Theorien". Allenfalls (einen gesunden Menschen-)Verstand. Bevor man auch diesen noch weg-impft. Oder sonst wie austreibt [32] [33].

Und man sich dann, nur beispielsweise, den Gürtelrose-Impfstoff Zostavax® spritzen lässt. Den – pars pro toto – das Deutsche Ärzteblatt völlig unkritisch seinen Lesern, also vornehmlich Ärzten, vorstellt [34].

Ohne auch nur mit einem Wort zu erwähnen (was dann der Laienpresse und „Verschwörungstheoretikern" vorbehalten bleibt),

-   dass der Impfstoff <u>Krebs</u> auslösen kann [35]

-   dass der Impfstoff „Mononatriumglutamat (MSG) [enthält], ein bekanntes <u>Nervengift</u>, das bei einer Injektion schwere Störungen des Zentralnervensystems und eine Schädigung des Gehirns verursachen kann [a.a.O.; e.U.]

-   dass der Impfstoff Gelatine [enthält], die aus dem Kollagen … [von] Haut und Knochen von Schweinen gewonnen wird, und

-   dass die Injektion das <u>Risiko einer Infektion durch synthetische Wachstumshormone</u> [birgt]" [a.a.O.; e.U.]

-   dass der Impfstoff folgende Inhaltsstoffe hat: „Sucrose, hydrolisierte (d.h. mithilfe von Chemikalien reduzierte) porzine (Schweine-) Gelatine, Mononatrium-L-Glutamat, zweibasisches Natriumphosphat, basisches Kaliumphosphat, Neomycin, Kaliumchlorid, Rückstände von MRC-5-Zellen einschließlich DNS und Eiweiß und bovines Kälberserum" [ebd.].

„… Bovines Kälberserum wird aus Kuhhaut extrahiert. Wird es Menschen injiziert, führt es zu <u>Störungen des Bindegewebes, Arthritis, Lupus, Kurzatmigkeit, Brustschmerzen und … Hautreaktionen</u> …

Schauen wir uns auch MRC-5 genauer an …[:]

Schockierende Gefahren einer Injektion von MRC-5-Zellen – <u>aus dem Lungengewebe abgetriebener menschlicher Föten</u>

Das amerikanische National Vaccine Information Center (NVIC), eine gemeinnützige Organisation, die sich um die Sicherheit von Impfstoffen bemüht, hat kürzlich eine unabhängige Prüfung der Inhaltsstoffe von Impfstoffen für Kinder durchgeführt und dabei festgestellt, dass viele mit seltsamen Zusätzen wie <u>fötalem Eiweiß abgetriebener Kinder, verändertem DNS-Material und sogar gentechnisch verändertem Humanalbumin</u> hergestellt werden.

Anlass der Studie war die ständige Zunahme von Autismus mit einhergehenden neurologischen Schäden und Gehirnschäden bei geimpften Kindern. <u>Diese Impfstoffe für Kinder enthalten viele Inhaltsstoffe, die sich auch im Gürtelrose-Impfstoff finden</u>.

Impfstoffe, die gentechnisch verändertes menschliches Eiweiß oder rekombinantes Humanalbumin enthalten, entgehen noch immer der Aufmerksamkeit vieler Amerikaner, die keine Ahnung davon haben, dass ihnen die Schulmedizin <u>Anteile menschlichen Bluts</u> injiziert, und zwar solches, <u>das sich nicht zurückverfolgen lässt</u>, sodass die Öffentlichkeit keine Ahnung hat, woher diese menschlichen Zellen stammen.

Aber alle fragen sich, warum sie an Allergien, Asthma, … Autismus und vielen anderen chronischen Krankheiten und Beschwerden leiden …" [Ibd.; sämtliche Unterstreichungen durch den Autor hiesigen Buches.]

Und solche Risiken soll man eingehen, um das (erneute) Auftreten einer Gürtelrose (welches ohnehin unwahrscheinlich ist) zu vermeiden?

Erhebt sich in der Zusammenschau (vorangehender wie noch folgender) Ausführungen die Frage: Welcher vernünftige, voll umfänglich informierte Mensch würde sich und seine Kinder überhaupt noch impfen lassen? Die Antwort kann ich Ihnen nicht abnehmen.

Weitere Ausführungen, Fußnoten und Quellen zu Kapitel VII

[1] Buchwald, G.: Impfen: Das Geschäft mit der Angst. emu-Verlag, Lahnstein, 7. Auflage 2010

[2] Hugelshofer, N. und Suter Pascal: Impfungen gegen Kinderkrankheiten und deren Auswirkung auf die Gesundheit des Kindes. Diplomarbeit zum Bildungsgang Dipl. Naturheilpraktiker/in TEN hfnh. Traditionelle Europäische Naturheilkunde an der Paramed Akademie AG, Bildungszentrum für Ganzheitsmedizin. Baar, 2012

[3] Impfzwanggegnerverein zu Dresden (Hrsg.): Impfspiegel. 300 Aussprüche ärztlicher Autoritäten über die Impffrage und zwar vorwiegend aus neuerer Zeit. Komissions=Verlag von T. Winter, Dresden, 1890, S. 9

[4] Bundeszentrale für gesundheitliche Aufklärung, http://www.kindergesundheit-info.de/index.php?id=8581, abgerufen am 13.06.2013: Impfstoffe – wirksam und gut verträglich:

„Heutige Impfstoffe sind gut verträglich und nebenwirkungsarm. Ihre Herstellung unterliegt einer ständigen und sorgfältigen Kontrolle. Die Wirksamkeit und Sicherheit der Impfstoffe wird vom Paul-Ehrlich-Institut (PEI), dem Bundesinstitut für Impfstoffe und biomedizinische Arzneimittel, sorgfältig kontrolliert und überwacht. Sie werden umfassend geprüft und erst zugelassen, wenn eine größtmögliche Sicherheit gewährleistet werden kann."

Angesichts vorangegangener wie folgender Ausführungen weiß man nicht, ob man – ob solcher Verdummung – lachen oder doch eher weinen soll.

[5] Theiler, M., Smith, H. H.: The effect of prolonged cultivation in vitro upon the pathogenicity of yellow fever virus. The Journal of experimental medicine, 1937, 65(6): 767-786:

"1. Experimental evidence is presented to show that prolonged cultivation of yellow fever virus in vitro results in a change in its pathogenicity, and that this change varies with the type of tissues used for the cultivation. 2. In the tissue cultures used for the propagation of the virus, three different types of tissues were used. They included whole mouse embryo, chick embryo from which the head and spinal cord had been removed, and testicular tissues of mice and guinea pigs" [jeweils e. U.].

[6] „In seltenen Fällen kann es nach der Anwendung eines solchen [Lebend-] Impfstoffes bei der möglichen Vermehrung der Erreger zu einer Mutation (Reversion) in Richtung der nicht abgeschwächten Ausgangsform kommen, durch die dann doch die Erkrankung eintreten kann. Beispiele hierfür sind die in Europa aufgegebene Polio-Schluckimpfung, welche sehr selten die Impfpoliomyelitis ausgelöst hat, der MMR-Impfstoff, der Pockenimpfstoff, der Bacillus Calmette-Guérin sowie Impfstoffe gegen Gelbfieber."

Derart – mit solcher Geistes-Akrobatik und in immer gleichem Ungeist – versucht das Mainstream-Desinformations-Medium Wikipedia (https://de.wikipedia.org/wiki/Impfstoff, abgerufen am 13.06.2013), das Paradoxon zu erklären, dass es – trotz angeblich so wirkungsvoller Impfungen – immer wieder zu Epidemien durch eben die Erreger kommt, gegen die geimpft wurde [7] – der Gedanke, Impfungen könnten wirkungslos (indes mit katastrophalen Nebenwirkungen behaftet) sein, soll beim unbedarften Leser erst gar nicht aufkommen.

[7] S. hierzu:

- „ … warum <u>97 Prozent der Kinder</u>, die sich mit Masern oder Mumps anstecken, schon gegen Masern und Mumps geimpft waren" (S. 41).

- Mutationen von Masern-Wild-Viren (also von Masern-Viren, die in der Natur vorkommen) können zu einer Resistenz der mutierten Stamme gegen Masern-Antikörper fuhren – unabhängig davon, ob letztere durch Masern-Impf-Viren oder durch eine (durchgemachte) Masern-Infektion entstanden sind. Derart führen mutierte Stamme dazu, dass sich die Masern trotz aller Impfbemühungen nicht ausrotten lassen:

  „Obwohl in den USA die Masern seit Jahren als ausgerottet gelten, gibt es immer wieder rätselhafte Erkrankungswellen. Erst kürzlich wurden 51 laborbestätigte … Masernfalle bekannt" (S. 98).

- „ … dass bisher kein einziger Impfstoff mit Masernkomponente seine tatsachliche Wirksamkeit anhand placebokontrollierter Doppelblindstudien beweisen musste. Alles, was man vorweisen kann, ist ein fragwürdiger Laborwert [erhöhter Antikörper-Titer]. Die Wirksamkeit der Masernimpfung ist also nur ein Mythos …" (S. 98)

- Eine große Durchimpfungsrate führt nicht zum Verschwinden der Masern, indes zu einer deutlich gestiegenen Komplikationsrate; „da als unmittelbare Folge der Masernimpfpolitik zunehmend mehr junge Mütter nicht mehr selbst Masern durchlebten, sondern nur mehr geimpft sind, geben diese an ihre Neugeborenen einen wesentlich schlechteren Nestschutz gegen Masern weiter ... Zusätzlich fehlt sowohl den im Kindesalter Erkrankten als auch den Geimpften die natürliche ´Auffrischung´ ihrer Immunität durch Kontakt mit Wildmasern ... Die daraus resultierende höhere Empfänglichkeit von Säuglingen gegen Masern wäre mithin eine unmittelbare Folge der Impfstrategie zur ´Ausrottung´ der Erkrankung" (S. 100).

[8] Janeway Jr., C. A., Travers, P., Walport, M., and Shlomchik, M. J.: Immunobiology. The Immune System in Health and Disease. Garland Science, New York, 5. Auflage 2001

[9] Plotkin, S. A., Orenstein, W. A., and Offit, P. A.: Vaccines. Elsevier Health Sciences, 6. Auflage 2012

[10] Impfkritik.de. Portal für unabhängige Impfaufklärung, http://www.impfkritik.de/, abgerufen am 13.06.2016

[11] Die 200-Jahre Impf-Lüge. Wer hat das Impfen erfunden? Http://www.torindiegalaxien.de/erde11/Die%20Impfluege.pdf, abgerufen am 13.06.2016

[12] Wie ein Impfstoff hergestellt wird, http://www.zentrum-der-gesundheit.de/impfstoff-herstellung-ia.html, abgerufen am 13.06.2016

[13] Focus Online vom 30.11.2011, http://www.zentrum-der-gesundheit.de/pdf/impfstoff-herstellung-ia_01.pdf, abgerufen am 13.06.2016: Grippeimpfstoff „Preflucel" vom Markt genommen. „´Preflucel´ gilt als modernster Grippeimpfstoff, da er ohne Hühnereiweiß hergestellt wird. Nachdem es bei Patienten zu schwerwiegenden Nebenwirkungen kam, hat der Hersteller ihn nun vom Markt genommen."

[14] Shaw, A.: Alternative Methods of Making Influenza Vaccines. National Academy Of Engineering: The Bridge, 2006, 36(3): 31-38

[15] Gale, R. and Null, G.: Vaccines' Dark Inferno. What is not on insert labels? Global Research, September 29, 2009, http://www.globalrese-arch.ca/vaccines-dark-inferno/15452, abgerufen am 13.06.2013:

"The vast majority of scientists, physicians, nurses and public health educators' trust that the ingredients in a vaccine have been individually and synergistically proven safe and effective. The public believes these vaccines, aside from their specified virus(es), are sterile solutions, free from undesirable contaminants not listed on the manufacturer's package inserts. When the pediatrician injects a vaccine into the muscle of a child, the public has unquestioning faith that this is the case. In other words, we want to believe that vaccines have been generated under perfect conditions for the safety of children and ourselves.

Our investigation shows that most people do not know what is actually in a vaccine: the active ingredients listed on product labels, inert ingredients, and, most important, the hidden ingredients. Even more remote is taking the time to actually study the subject matter, review the scientific literature and discover the truth for oneself. To our amazement, that truth was easy to find. But it is a truth that will scare the hell out of you."

[16] McRearden, B.: What Is Coming Through That Needle? The Problem of Pathogenic Vaccine Contamination, http://www.whale.to/a/nee-dle.html, abgerufen am 13.06.2016:

"In the production of viral vaccines on a commercial scale, the virus of concern must be reproduced in large quantities. Viruses cannot survive or reproduce without being introduced into cells that nourish them, which enables the viral reproductive activity. In that sense all viruses can be considered parasitic on other cells. Living cell types commonly used to reproduce viruses in the lab include monkey kidney cells, chicken embryos, as well as other animal and human cells. These cells must also be nourished with food, and are most often fed with a nutrient mix containing in large part, <u>bovine (cow) calf serum (usually, serum extracted from fetal calf blood). This product can carry many types of bovine blood-borne viruses, and is one of the primary sources of vaccine contaminants.</u> A journal article states, "a potential risk associated with the production and use of biological products is viral contamination. This contamination may be present in the source material, e.g. human blood, human or animal tissues, cell banks, or introduced in the manufacturing process through the use of animal sera ... [jeweils e.U.)]

The decision you make in accepting or refusing a vaccination can be a very personal one, but whatever you decide, do try to be informed of the true benefits and risks. Nobody should be forced to submit to any medical procedure, especially one of questionable value."

[17] Kinderimpfstoffe aus Frankensteins Küche, http://www.zentrum-der-gesundheit.de/kinder-impfstoffe-ia.html, abgerufen am 14.06. 2016

[18] Gen-Impfung gegen Ebola, http://www.zentrum-der-gesundheit.de/gen-impfung-gegen-ebola-ia.html, abgerufen am 14.06.2016

[19] Ebola: False-Flag-Operation mit genetischen Impfungen? Https://www.youtube.com/watch?v=pyKTIWU7Ppw, veröffentlicht am 27. 10.2014 und abgerufen am 14.06.2016:

„Die Ebola-Panik erfasst den gesamten Planeten. Dabei gibt es keine virologisch validen Beweise für die Existenz einer infektiösen Ursache von Ebola. Es werden, wie immer im ´Pandemie-Fall´, bestehende Erkrankungen mittels dubioser Tests einfach umdefiniert.

Da GlaxoSmithKline zusammen mit der US-Behörde CDC unter Hochdruck an einer gentechnischen Impfung gegen Ebola arbeitet, scheint es auf der Hand zu liegen, dass Ebola konstruiert wurde, um die Akzeptanz für genetische Massenimpfungen zu schaffen. Ebola ist also ´Schweinegrippe Reloaded´. Nur, dass es diesmal nicht nur ums Geld, sondern auch noch um unsere DNA geht!"

[20] Ebola – Gentechnischer Feldversuch des Pentagon? Https://www.youtube.com/watch?v=rdsCque3-ml, veröffentlicht am 13.08.2014 und abgerufen am 14.06.2016

[21] Impfungen – Sinn oder Unsinn? Aus dem Vortrag AZK Anita Petek-Dimmer 2008, https://symboleigenschoepfung.files.wordpress.com/2014/01/impfungen-sinn-oder-unsinn.pdf, abgerufen am 14.06.2016

[22] Skloot, R.: Die Unsterblichkeit der Henrietta Lacks. Goldmann, München, 2013

[23] The Virginian Pilot vom 10.05.2010: Cancer cells killed Henrietta Lacks – then made her immortal, http://pilotonline.com/news/local/health/cancer-cells-killed-henrietta-lacks---then-made-her/article_17bd351a-f606-54fb-a499-b6a84cb3a286.html, abgerufen am 14. 06.2016:

"Her cells are still multiplying ferociously nearly six decades after her death. They have led to medical miracles such as the vaccine for polio and have produced millions of dollars in revenue for others" – ob die Polio-Impfung ein medizinisches Wunder ist, möge der Leser selbst beurteilen; reich geworden an den Zellen der Henrietta Lacks sind in der Tat etliche, jedoch nicht ihre Nachfahren.

[24] Margonelli, L.: Eternal Life. In: The New York Times vom 05.02.2010. Sunday Book Review:

„From the very beginning there was something uncanny about the cancer cells on Henrietta Lacks's cervix. Even before killing Lacks herself in 1951, they took on a life of their own. Removed during a biopsy and cultured without her permission, the HeLa cells (named from the first two letters of her first and last names) reproduced boisterously in a lab at Johns Hopkins – the first human cells ever to do so. HeLa became an instant biological celebrity, traveling to research labs all over the world."

[25] Impfstoffe – Herstellung – Studien – Nutzen, http://www.gesundheit-natuerlich.at/index.php/impfen#Impfkritik_Loibner, abgerufen am 14.06.2016

[26] Impfungen: Sinn oder Unsinn (Anita Petek-Dimmer, Vortrag AZK [Anti-Zensur-Konferenz]),
https://www.youtube.com/watch?v=7mXwTXZCMr4, abgerufen am 15.06.2016

[27] Vero-Zellen, https://de.wikipedia.org/wiki/Vero-Zellen, abgerufen am 15.06.2016:

„Bei Vero-Zellen handelt es sich um eine etablierte Zelllinie, die aus normalen Nierenzellen von Grünen Meerkatzen (African Green Monkey …) gewonnen wurde. Sie … werden typischerweise in [u.a.] … fetale[-m] Kälberserum kultiviert. Vero-Zellen sind mit einer Reihe von Viren infizierbar, z. B. Influenzaviren, Poliovirus, Rötelnvirus, Alphaviren und Reoviren."

[28] Max-Planck-Gesellschaft, https://www.mpg.de/580253/pressemitteilung200907281, abgerufen am 15.06.2016, eigene Unterstreichungen:
Grippeimpfstoffe ganz ohne Hühnereier. Zwei neue Designer-Zelllinien eignen sich dazu, Vakzine gegen Influenza herzustellen:

„Bislang werden Grippeimpfstoffe primär aus bebrüteten Hühnereiern gewonnen. Max-Planck-Wissenschaftler haben jetzt Wachstum, Stoffwechsel und Virusvermehrung zweier neuer Designer-Zelllinien untersucht und deren Eignung als Wirtszellen für die Herstellung von Impfstoffen in Bioreaktoren getestet. Die Vogelzelllinien … eignen sich … sehr gut, um Impfstoffe gegen ein breites Spektrum von Viren zu entwickeln. Das Ziel der Wissenschaftler ist es, den Weg für eine optimierte Produktion von Grippeimpfstoffen in Zellkulturen zu bahnen …

Impfstoffe in ausreichender Menge zu produzieren, stellt eine der größten Herausforderungen der Biotechnologie dar … Die Mehrzahl aller zugelassenen Impfstoffe gegen Influenza wird gegenwärtig in Hühnereiern hergestellt. Im Fall einer Pandemie, so befürchten Experten, könnten allerdings die Impfstoffe weder in den benötigten Mengen noch schnell genug zur Verfügung stehen … Gegenwärtig werden als Alternative zu bebrüteten Hühnereiern MDCK-Zellen aus Hunden (Madin Darby Canine Kidney Cells), Verozellen aus der Meerkatze und PER.C6-Zellen aus humanen Zellen genutzt, um neue Verfahren zur Produktion von Grippeimpfstoffen zu etablieren.“

[29] Vfa. Die forschenden Pharmaunternehmen vom 25. April 2006: Neue Impfstoffe durch Gentechnik. Http://www.vfa-bio.de/vb-de/aktuelle-themen/vb-patienten/impfen-biotech.html, abgerufen am 15.06.2016

[30] Huff, E. A.: US-Regierung startet Humanstudie mit genmanipuliertem Ebola-Impfstoff, http://info.kopp-verlag.de/hintergruende/enthuellungen/ethan-a-huff/us-regierung-startet-humanstudie-mit-genmanipuliertem-ebola-impfstoff.html, veröffentlicht am 04.08.2015 und abgerufen am 15.06.2016

[31] Müller, A. und Tolzin, H. U. P.: Wissenschaftsbetrug bei Ebola-Impfstoff: Ist die WHO eine kriminelle Vereinigung?

Http://info.kopp-verlag.de/medizin-und-gesundheit/was-aerzte-ihnen-nicht-erzaehlen/angelika-mueller-und-hans-u-p-tolzin/wissenschafts-betrug-bei-ebola-impfstoff-ist-die-who-eine-kriminelle-vereinigung-.html, veröffentlicht am 08.08.2015 und abgerufen am 15.06.2016

[32] Huthmacher, Richard A.: Die Schulmedizin – Segen oder Fluch? Betrachtungen eines Abtrünnigen. Teil 2. BoD, Norderstedt bei Hamburg, 2016

[33] Huthmacher, Richard A.: Die Schulmedizin – Segen oder Fluch? Betrachtungen eines Abtrünnigen. Teil 1. BoD, Norderstedt bei Hamburg, 2016

[34] Zostavax: Erster Impfstoff gegen Gürtelrose. Dtsch Arztebl 2007; 104(14): A-972 / C-824

[35] Wells, S. D.: Gürtelrose-Impfstoff wird mit Schweine-Gelatine, MSG und Rückständen von abgetriebenen Föten hergestellt, http://info.kopp-verlag.de/medizin-und-gesundheit/was-aerzte-ihnen-nicht-erzaehlen/s-d-wells/guertelrose-impfstoff-wird-mit-schweine-gelatine-msg-und-rueckstaenden-von-abgetriebenen-foeten-her.html, veröffentlicht am 02.08.2015 und abgerufen am 15.06.2016:

„Der Gürtelrose-Impfstoff Zostavax … lindert angeblich das Risiko einer Gürtelrose, die bei älteren Menschen oft mit heftigen Schmerzen einhergeht. Laut einer Empfehlung des Advisory Committee on Immunization Practices (ACIP – ein Gremium, das Impfempfehlungen erstellt) sollte der krebsauslösende Stoff Über-60-Jährigen injiziert werden, auch dann, wenn der Betreffende bereits zuvor an einer Gürtelrose gelitten habe, um ein ´erneutes Auftreten´ zu verhindern“ [was sehr unwahrscheinlich, wenn auch nicht unmöglich ist – e. A.].

VIII. Impfzusatz-Stoffe –
die Büchse der Pandora

„Das Paul-Ehrlich-Institut ist für die Zulassung von Impfstoffen zuständig. Frau Anita Petek-Dimmer hat beim Paul-Ehrlich-Institut telefonisch über die Inhaltsstoffe des Hepatitis-B-Impfstoffes nachgefragt. Der freundliche Herr am Telefon sagte, sie solle doch auf dem Beipackzettel nachschauen. Sie entgegnete, das bringe sie nicht weiter, weil hier nicht viel deklariert sei. Demzufolge würden nur ein paar Viren in einer Kochsalzlösung schwimmen. Darauf begann dieser Herr zu lachen und sagte: ´Frau Petek, wenn Sie wüssten, was da alles drinnen ist.´ Sie antwortete, deswegen rufe sie ja bei ihm an. Der Herr sagte, das wisse er nicht, es mache auch keinen Sinn, die Unterlagen hervorzuholen. Er habe auch nur jene Informationen, die auf dem Beipackzettel stehen.

Auf den Vorhalt, dass das PEI diesen Impfstoff zugelassen habe und er somit wissen müsse, was für Substanzen in diesem Impfstoff seien, er müsse doch für die Zulassung Studien, Wissenschaftsberichte von der herstellenden Pharmafirma bekommen haben, antwortete er, er habe nur einen kleinen dünnen Ordner und darüber stehe nichts in diesen Akten. <u>Auf die Frage, wie denn dieser Impfstoff zugelassen werden könne, wenn das PEI nicht wisse, was drinnen sei, sagte [er] …, das verberge sich alles hinter dem Betriebsgeheimnis. Der Impfstoffhersteller sei nicht verpflichtet, der Zulassungsbehörde mitzuteilen, welche Substanzen im Impfstoff enthalten seien</u> [e. U.]. Auf den Vorhalt, dass man … [derart] keinen Impfstoff zulassen könne, weil ja nicht bekannt sei, ob er womöglich gesundheitsschädlich sei, antwortete der Herr [vom Paul-Ehrlich-Institut, man] müsse … eben Vertrauen haben" [1]. Zur Zulassungs-Praxis s. auch [2].

- In der Tat: „In jedem Impfstoff sind … 80 bis100 Inhaltsstoffe enthalten, die nicht im Beipackzettel erwähnt sind, denn laut Gesetz sind nur jene Inhaltsstoffe deklarationspflichtig, die zwischen der Herstellung und der Abfüllung nachträglich zugefügt [e.U.] worden sind. [Erhebt sich die Frage: Wer macht die Gesetze? Der Gesetzgeber oder die Pharma-Industrie? S. hierzu [3].]

- Die Hersteller sind nicht verpflichtet, der Zulassungsbehörde mitzuteilen, was alles im Impfstoff enthalten ist (Betriebsgeheimnis, das den Hersteller schützt)!

- Die ersten 5 Jahre ab Zulassung eines Impfstoffes gelten als klinische Studie – d.h. jeder, der mit einem neuen Impfstoff geimpft wird, ist Versuchskaninchen für die Pharmaindustrie [e. U.]. Und wir reden hier von wenigen Wochen alten Kindern, denen diese … [Impfstoffe] verabreicht … [werden]" [4a]. S. hierzu auch [4b] [5] [6] [7].

„Alles was [bei Impfstoffen] wichtig ist (vielleicht auch verboten?), fällt unter das Betriebsgeheimnis und muss nicht deklariert werden. Das heißt, dass die Zulassungsbehörden keine Chance haben, einen Impfstoff vor einer Zulassung zu prüfen [e. U.]. Er wird einfach zugelassen, … auf Vertrauensbasis! …

Es wird alles den Pharmafirmen überlassen, denen zumindest in der Werbung die Gesundheit der Menschen am Herzen liegt …

Es existiert weltweit keine einzige Studie, welche eine Wirksamkeit der Impfung direkt beweisen könnte [e. U.]" [1].

<u>Anmerkung:</u> Auch hier wieder gestatte ich mir zu zitieren – s. Exkurs: Über den Umgang mit impfkritischen Ärzten (S. 44 ff.).

Jedenfalls sind in Impfstoffen, nur beispielsweise, die im Folgenden angeführten <u>Adjuvantien (Hilfsstoffe und Zusätze)</u> vorhanden.

Notabene: Durch die Zugabe dieser Adjuvantien wird die Antikörper-Bildung im Blut des Impflings verstärkt resp. überhaupt erst hervorgerufen – ohne Zugabe der Adjuvantien wäre ein „Impferfolg", der unter schulmedizinischen Kriterien einzig und allein an Vorhanden-Sein resp. Anstieg des Antikörper-Titers festgemacht wird, weder mess- noch nachweisbar!

„Obwohl die Antikörperproduktion erst durch diese – giftigen – Substanzen angeregt wird, sind die Experten der Ansicht, dass die vom geimpften Organismus als Abwehrmittel erzeugten Antikörper nicht spezifisch für das Adjuvans, sondern für die daran hängenden Antigenpartikel (also Erreger) sind. Für diese Hypothese, die schon viele Jahrzehnte alt ist, scheint es jedoch keinen wissenschaftlichen Beweis zu geben.

Es ist deshalb die Frage, wie spezifisch die Antikörper überhaupt für bestimmte Krankheiten bzw. Erreger sind. Möglicherweise reicht es aus, Aluminiumhydroxid oder squalenhaltige [s. Anm. 21, S. 143 f.] Emulsionen [oder sonstige Adjuvantien] zu impfen, um alle möglichen Antikörper-Meßwerte zu erhalten ..." [31] S. auch [32].

Noch einfacher formuliert: Ohne den im Folgenden angeführten „Dreck" [1] [2] [4] [5] [6] [7] [8] [9] [10] [11] [12] [13] [14] [15] (und dies ist eine noch euphemistische Bezeichnung) gäbe es – durch die applizierten Bakterien oder Viren allein – keinerlei „Impfschutz":

- <u>Aluminium:</u> In Folge seiner Affinität zu Sauerstoff und Eisen entfaltet Aluminium eine hoch-toxische Wirkung; es be- resp.

verhindert Wachstumsprozesse – namentlich auch die von Nervenzellen – und wird mit Autismus und Morbus Alzheimer in Verbindung gebracht [49].

Insbesondere besteht auch ein ursächlicher Zusammenhang mit dem „ASIA: Autoimmune Syndrome induced by Additiva", einer neuen Art von Autoimmunerkrankungen (s. z.B. Anmerkung 4, Seite 136, Anmerkung 21, Seite 143 f., Anmerkung 16, S. 205, Anm. 17, S. 205 f., Anm. 18, S. 206, Anm. 19, S. 206 sowie die Ausführungen im Folgenden, namentlich S. 199 [einschl. zugehöriger, bereits zuvor genannter Anmerkungen [16] [17] [18] und [19], S. 205-206]).

„Unabhängige Untersuchungen … kamen … zu dem Schluss, dass direkt in den Körper injizierte Schwermetalle sehr wohl gefährlich sein können [entgegen den Behauptungen pharmafinanzierter Studien]. Protestaktionen von Interessengruppen und Elternverbänden sorgten letztlich dafür, dass Quecksilber aus Impfstoffen beseitigt wurde. Jetzt aber verwendet man Aluminium, so dass hier lediglich ein Gift das andere ersetzte" [49].

„We have examined the neurotoxicity of aluminum in humans and animals under various conditions, following different routes of administration, and provide an overview of the various associated disease states. The literature demonstrates clearly negative impacts of aluminum on the nervous system across the age span. In adults, aluminum exposure can lead to apparently age-related neurological deficits resembling Alzheimer's and has been linked to this disease and to the Guamanian variant, ALS-PDC [parkinsonism-dementia complex] [51] [52]. Similar outcomes have been found in animal models. In addition, injection of aluminum adjuvants in an attempt to model Gulf War syndrome and associated neurological deficits leads to an ALS phenotype in young male mice. In young children, a highly significant correlation exists between the number of pediatric aluminum-adjuvanted vaccines administered and the rate of <u>autism spectrum disorders</u>. Many of the features of aluminum-induced neurotoxicity may arise, in part, from autoimmune reactions, as part of the <u>ASIA syndrome</u>" [50; jeweils eigene Unterstreichungen].

„Was Aluminiumhydroxid verursachen kann, wenn es unter Umgehung aller natürlichen Abwehrbarrieren direkt in den Muskel gespritzt wird, weiß man nicht: Entsprechende Sicherheitsstudien, doppelblind und placebokontrolliert (Aluminiumhydroxid gegen echtes Placebo), mit einer ausreichenden Anzahl von Testpersonen und mindestens einem Jahr Laufzeit, liegen dem Paul-Ehrlich-Institut (PEI), der deutschen Zulassungsbehörde für Impfstoffe, nicht vor.

Sanofi Pasteur MSD, Hersteller bzw. Vertreiber des Krebsimpfstoffs GARDASIL teilte … auf Anfrage mit, dass <u>Sicherheitsdaten zu Aluminiumhydroxid</u> [e.U.] vorhanden, jedoch als Teil der Zulassungsunterlagen <u>vertraulich</u> [e.U.] seien.

Da jedoch in der Zulassungsstudie von GARDASIL die 'Placebos' Aluminiumhydroxid enthielten, in einer Substudie jedoch echtes Placebo verwendet wurde (physiologische Kochsalzlösung), liegen ein paar Daten vor [:] … 'Während sich die Aluminium-Placebo Gruppe kaum von der Impfstoffgruppe unterscheidet, sind die Unterschiede zwischen den beiden Placebos hoch signifikant' …

Hersteller und Behörde verschleiern die Risiken des Stoffes gegenüber der Öffentlichkeit" [53].

<u>Anmerkung:</u> Ausführliche Zitate verhindern den „Loibner-Effekt" (s.: Exkurs: Über den Umgang mit impfkritischen Ärzten, S. 44-47).

Bekannte Nebenwirkungen von Aluminium(-Phosphat) – außer den zuvor genannten – sind beispielsweise auch Reizungen des Magen-Darm-Trakts (Übelkeit, Erbrechen, Durchfall), Reizungen des Atemtrakts, Einlagerungen in das Knochengewebe, Phosphat-Mangel u.v.a.m. (Siehe beispielsweise Gelbe und Rote Liste.)

In den USA korreliert der Anstieg von Autismus-Fällen statistisch signifikant mit der zunehmenden Belastung durch die als Impfstoff-Adjuvans verabreichte Aluminium-Menge; ein ähnliches Ergebnis lässt sich auch – namentlich bei Kindern im Vorschulalter und insbesondere bei Säuglingen im Alter von 3-4 Monaten – in anderen westlichen Ländern nachweisen:

„Our results show that: (i) children from countries with the <u>highest ASD</u> [**A**utism **s**pectrum **d**isorders] <u>prevalence</u> appear to have the <u>highest exposure to Al from vaccines</u>; (ii) the <u>increase in exposure to Al</u> adjuvants significantly <u>correlates with the increase in ASD prevalence</u> in the United States <u>observed over the last two decades</u> …; and (iii) a <u>significant correlation</u> exists between the amounts of Al administered to <u>preschool children</u> and the current prevalence of ASD in seven Western countries, <u>particularly at 3-4 months of age</u> …

[T]he <u>correlation between Al in vaccines and ASD</u> may be <u>causal</u> … children represent a fraction of the population most at risk for complications following exposure to Al …" [54]

Zu ähnlichen Ergebnissen kommen auch andere Autoren in ihrer Übersichts-Arbeit (und weisen, nebenbei bemerkt, auf die verhängnisvolle Rolle hin, die Acetaminophen [Paracetamol, Benuron®] – kritiklos zur Senkung von Fieber verabreicht, früher machte man schlichtweg kalte Wadenwickel – bei der Autismus-Entstehung spielt) [55].

Auch die sog. <u>Makrophagische Myofasciitis</u>, eine (lokalisierte) Entzündung des Bindegewebes innerhalb von Muskeln, steht in ursächlichem Zusammenhang mit Aluminium-, v.a. Aluminium-Hydroxid-haltigen Impfstoffen; sie tritt in der Nähe der Impf-Einstichstelle auf und wurde vor einigen Jahren erstmals beobachtet. Es wird vermutet, dass Makrophagen (Fresszellen) sich die körperfremden Aluminium-Partikel „einverleiben"; der immunologische Vorgang ist mit einer entzündlichen immunologischen Reaktion verbunden [56] [57].

Bereits in den Siebziger- und Achtziger-Jahren des vergangenen Jahrhunderts galt Aluminium als einer der wichtigsten Risikofaktoren für die Entstehung von Morbus Alzheimer [58].

Einige der „Großkopferten" der Alzheimer-Forschung (wessen Interessen die wohl vertraten?) vermochten die Rolle des Aluminiums in der Pathogenese der Alzheimer-Erkrankung so herunterzuspielen, dass Aluminium als ätiologischer Faktor um die Jahrtausendwende keine Rolle mehr spielte [59].

Nun bekommt die alte These vom kausalen Zusammenhang zwischen Aluminium und M. Alzheimer einen neuen Aufschwung: „In zahlreichen wissenschaftlichen Arbeiten wird beschrieben, dass im Zentrum zerstörter Alzheimergehirne ein überraschend hoher Gehalt an Ferritinmolekülen gefunden wird. Das legte den Schluss nahe, dass Eisen toxisch wirken kann. Andererseits war die Anwesenheit von Ferritin im Gehirn auch wieder keine Überraschung, erfüllt Eisen doch im Gehirnstoffwechsel vorwiegend sinnvolle Aufgaben. Für De Sole und seine Kollegen eröffnete sich nun aber eine neue spannende These: Was wäre, wenn diese Aluminiumionen gleichsam als blinde Passagiere im ´Bauch´ des Ferritins ins Gehirn gelangen?"

Und genau dieser Pathomechanismus scheint zu greifen [60]:

„The specific <u>aluminum content of ferritin</u> seems to be <u>related to different disease stages of Alzheimer's disease</u>. This result confirms the hypothesis of <u>aluminum as a possible factor inducing the Alzheimer's disease</u> …"

Alle angeführten Belege (die nur einen Bruchteil der einschlägigen Studien reflektieren, die, letztere, in ihrer Gesamtheit aufzuzählen nicht Sinn und Zweck hiesiger Ausführungen sein kann), sämtliche Belege also, die jedem des Denkens Fähigen den Zusammenhang zwischen Aluminium (als Adjuvans in Impfstoffen) und der Vielzahl von Risiken, Nebenwirkungen und Komplikationen einer Aluminium-Verabreichung vor Augen führen, glaubt – nur pars pro toto – ein gewisser Silvio Duwe, Spiegel-online-Journalist, ad absurdum führen zu können, indem er titelt: „Impfstoffe: Das Geschäft mit der Aluminium-Angst" [61].

So also sieht Qualitätsjournalismus aus.

- <u>AsO4:</u> Das AsO4-Ion ist Hauptbestandteil der Arsenate; das Adjuvans erzeugt eine besonders starke Immunantwort; dadurch können Impf-Antigene (also die attenuierten oder abgetöteten Mikroben-Bestandteile des Impfstoffs) eingespart werden [22].

Mit Arsen vergiftet man bekanntlich Ratten – ergo ist eine starke Immunantwort nachvollziehbar. Auch bei unseren Kindern. Und sonstigen Impflingen.

- <u>Dextrane (Polysaccharide)</u> werden als Trägerstoffe und/oder Stabilisatoren (für die Impfstoff-Antigene) verwendet; Sicherheitsstudien sind nicht bekannt [23]

- <u>DMEM</u> (**D**ulbecco′s **M**odified **E**agle **M**edium): standardisiertes Nährmedium für Zellkulturen; Mischung aus Salzen, Glucose, Vitaminen und Aminosäuren

- <u>Formaldehyd:</u> s. im Folgenden

- <u>Gelatine:</u> Gemisch aus tierischem Eiweiß bzw. hydrolysiertem, also denaturiertem Kollagen (Bindegewebe, vor allem von Rindern und Schweinen). Gelatine wird auch aus Knochen, aus Haut und aus Fischen gewonnen. Verwendung als Stabilisator. Kann allergische Reaktionen bis hin zum lebensbedrohlichen anaphylaktischen Schock auslösen [25]

- <u>Gentamycin:</u> Antibiotikum mit folgenden Nebenwirkungen laut Roter Liste [14]:

  - „Nervensystem und Psyche: Neuromuskuläre Blockade, Parästhesien
  - Ohren: Vestibularisschäden, Hörschäden …
  - Atemwege: Atemdepression (selten), Atemstillstand (Einzelfälle) als Folge der neuromuskulären Blockade
  - Blut: Toxische u. allergische Blutbildveränderungen (z. B. Granulozytopenie, Thrombopenie, Leukopenie, Anämie, Eosinophilie) (selten)
  - Urogenitaltrakt: Nierenschäden
  - Immunsystem: Überempfindlichkeitsreaktionen (z. B. Exanthem, Pruritus, Urtikaria, Arzneimittelfieber) (gelegentlich bis selten). Exfoliative Dermatitis, anaphylaktischer Schock (Einzelfälle)

- Polyneuropathien, selten: Syndrom m. Hypokaliämie, Hypokalzämie, Hypomagnesiämie"

- <u>Glutamat</u>: Salz der Glutaminsäure. „Weitere Namen [der Gluta-minsäure]: 2-Aminopentandisäure, Aminoglutarsäure, E620, Glu, E.

Im Impfstoff ist Glutaminsäure vermutlich als Rest aus den Zell-kulturen enthalten" [26].

Glutaminsäure spielt eine bedeutende Rolle im Zellstoffwechsel und ist ein wichtiger Neurotransmitter. Was injizierte Glutamin-säure resp. deren Salze an Unheil anrichten können, wenn sie – unter Umgehung des Magen-Darm-Trakts – intramuskulär in-jiziert werden, ist nicht bekannt. Hat indes auch keiner ein Inte-resse, dies herauszufinden. Der Körper des Impflings wird´s schon schlucken. Und wenn nicht? Weiß ja eher keiner (des dummen Impfvolks), was in Impfstoffen so alles enthalten ist!

- <u>Glutaraldehyd</u> wird u.a. als Konservierungsmittel und zur Des-infektion (z.B. von medizinischen Gerätschaften) benutzt; es ist giftig, wirkt ätzend und verursacht schwerwiegende Reizungen der Augen und der Atemwege, Kopfschmerzen, Benommenheit und Schwindel [27] [28]

- <u>Histidin</u>: „Eine soeben veröffentlichte Studie hat ans Licht ge-bracht, dass Merck & Co., das Unternehmen hinter dem be-rüchtigten Impfstoff <u>Gardasil</u> gegen das humane Papillomavirus (HPV), vielsagenderweise vergessen hat, die Wirkung dieses tödlichen Impfstoffs auf die weiblichen Reproduktionsorgane zu untersuchen. Mindestens eine junge Frau, in diesem Fall aus Australien, ist die Leidtragende dieses unentschuldbaren Ver-säumnisses: Es wurde festgestellt, dass ihre Eierstöcke infolge der Impfung völlig zerstört sind …

Wie die investigative Journalistin Heidi Stevenson berichtet, gibt es in Gardasil mindestens <u>zwei Zusatzstoffe</u>, die für die Schädigung der weiblichen Eierstöcke verantwortlich sein könnten. Das sind das <u>Polysorbat 80</u>, ein emulgierender Konservierungsstoff, und das <u>L-Histidin</u>, eine natürliche Aminosäure. Beide Zusatzstoffe werden auch in industriell verarbeiteten Lebensmitteln verwendet, die Millionen von Menschen täglich konsumieren. Sie jedoch in den Körper zu injizieren, hat eine völlig andere biologische Wirkung, als sie nur zu essen …

Wie sich herausstellt, hat sich Polysorbat 80, das auch unter den Namen ´Tween 80´, ´Alkest´ und ´Carnacel´ im Gebrauch ist, bei Studien als schädlich für die weibliche Reproduktion erwiesen. Dieser chemische Zusatzstoff beschleunigt nicht nur die sexuelle Reifung bei Frauen, sondern mindert in der Regel auch Gewicht und Funktion von Eierstöcken und Gebärmutter. Ähnliches gilt für das <u>L-Histidin</u>, das bei intramuskulärer Injektion im Körper eine <u>Autoimmunreaktion</u> gegen die natürliche Substanz auslösen kann, welche zu den <u>schweren Nebenwirkungen</u> führen kann, die bei vielen Mädchen nach einer Gardasil-Impfung beobachtet wurden" [29]

- <u>Hühnereiweiß</u>: Selbst das Mainstream-Medium Focus kann nicht umhin zu konzedieren [30]: „Kinder mit einer schweren Allergie gegen Hühnereiweiß sollten mit größter Vorsicht gegen Grippe sowie gegen Masern, Mumps und Röteln geimpft werden. Sie müssen anschließend für längere Zeit beobachtet werden … Denn in manchen Impfstoffen stecken aus dem Produktionsverfahren noch Hühnereiweiß-Reste. Diese könnten zu einer heftigen allergischen Reaktion führen. Manchmal ist es … womöglich sogar besser, auf eine Gelbfieber-Impfung zu verzichten. In dem Impfstoff könne noch etwas mehr Hühnereiweiß stecken als in denen gegen Grippe oder Masern-Mumps-Röteln."

Stellt sich sinnigerweise die Frage: Was war zuerst da? Das Ei oder das Huhn? Spaß beiseite. Ergo: Was war zuerst da? Die Allergie gegen Hühnereiweiß? Oder die Impfung mit artfremdem Eiweiß, die zu einer Allergie führt? Und bei der nächsten Impfung mit Hühnerweiß dann womöglich zur allergischen Katastrophe bis hin zum absolut lebensbedrohlichen anaphylaktischen Schock.

Indes: „Heutige Impfstoffe sind gut verträglich und nebenwirkungsarm. Ihre Herstellung unterliegt einer ständigen und sorgfältigen Kontrolle. Die Wirksamkeit und Sicherheit der Impfstoffe wird vom Paul-Ehrlich-Institut (PEI), dem Bundesinstitut für Impfstoffe und biomedizinische Arzneimittel, sorgfältig kontrolliert und überwacht. Sie werden umfassend geprüft und erst zugelassen, wenn eine größtmögliche Sicherheit gewährleistet werden kann." So die Bundeszentrale für gesundheitliche Aufklärung (s. S. 156).

Lieber Gott, mach mich dumm, dass ich nicht nach Dachau kumm!

- Humanalbumin: „Fall 3. Ein 8-jähriges Mädchen …bekommt Humanalbumin substituiert und reagiert mit einem schweren allergischen Schock …

Humanalbumin bildet herstellungsbedingt durch die 10-stündige Erhitzung auf 60 °C Aggregate, die allergische Reaktionen auslösen können, die Aggregatbildung wird durch zugesetzte Hilfsstoffe – in diesem Fall N-Acetyltryptophan und Caprylsäure – vermindert [e. A.: man braucht zusätzliche Adjuvantien, um zu verhindern, dass Adjuvantien noch mehr Unheil anrichten] …

Humanalbumin als Stabilisator ist (noch) in MMR-Impfstoffen und (wieder) in einem FSME-Impfstoff enthalten. Humanalbumin als Stabilisator soll nach einer Empfehlung der Europäischen Arzneimittelagentur aus allen Arzneispezialitäten entfernt werden [e.U.] [33].

- Kaliumthiocyanat: HBVAXPRO® 5 Mikrogramm Injektionssuspension. Hinweise: „Mögl. Rückstände aus der Herstell.: Spuren von Formaldehyd u. Kaliumthiocyanat. Diese können Überempfindlichkeitsreakt. [e.U.] hervorrufen" [14]

- Medium 199 ist ein spezielles Nährmedium, das Zellkulturen und Gewebe zu einer besonders langen Lebensdauer verhelfen soll. Es enthält namentlich Aminosäuren, Vitamine, Mineralsalze und Polysorbat 80 (andere Namen: E433, Tween 80) – s. dort).

- Neomycin: Das Breitband-Antibiotikum beeinträchtigt die Darmflora; es vermindert dadurch wohl die Ausscheidung von Quecksilber (sowohl aus Impfstoffen als auch aus anderen Quellen), wodurch sich dessen Konzentration und damit Toxizität erhöht.

Derart ließe sich auch erklären, dass ein zeitlicher Zusammenhang zwischen Autismus und MMR-Impfungen nachweisbar ist, obwohl der Impfstoff selbst kein Quecksilber, sehr wohl aber Neomycin enthält [41].

- Polymyxin B: Antibiotikum. Neuro- und nephrotoxisch. Kann Asthmaanfälle verursachen

- Polysorbat 80 (auch E433 und Tween 80 genannt): Kann schwere allergische Reaktionen hervorrufen. Es existieren Impfstoffe mit Polysorbat 80 und Squalen [s. Anm. 21, S. 143

f.] zur Sterilisierung von Hunden. Bei Ratten wurde eine beschleunigte Reifung der Sexualorgane bei gleichzeitiger Funktionsbeeinträchtigung, bei Mäusen Unfruchtbarkeit nachgewiesen [34].

„Der HPV Impfstoff Gardasil enthält Polysorbat-80 – ein Tensid, welches in der Pharmakologie verwendet wird, um bestimmte Medikamente oder chemische Kampfstoffe durch die Blut-Hirn-Schranke zu bringen –, es wurde [damit] in Verbindung gebracht, bei Mäusen Unfruchtbarkeit zu verursachen …

Die Forscher Gajdova et. al. fanden heraus, dass die Verabreichung von Polysorbat-80 das Gewicht der Gebärmutter und der Eierstöcke vermindert und chronische östrogene Stimulation verursacht. Die Eierstöcke … hatten degenerative Follikel …

Was könnte die … Wirkung von Polysorbat-80 auf vorpubertäre Mädchen und schwangere Frauen sein?" [35; jeweils e. U.] S. auch [36] [37] [38] [39] [40].

- Quecksilber: Thiomersal, das Natriumsalz einer organischen Quecksilber-Verbindung (Synonyme: Thimerosal, Natriumtimerfonat, Merfamin, 2-[Ethylmercurithio]benzoesäure, Quecksilberethyl-natriumthiosalicylat), besteht (etwa) zur Hälfte aus Quecksilber, dem giftigsten nichtradioaktiven Stoff überhaupt.

Quecksilber ruft die unterschiedlichsten Vergiftungen hervor, namentlich solche des Nervensystems; „Studien weisen darauf hin, dass die Giftwirkung von Quecksilber durch Aluminiumhydroxid … verstärkt werden kann" [62]; Studien weisen weiterhin darauf hin, dass auch Neomycin imstande ist, die Giftwirkung von Quecksilber zu erhöhen.

„So wäre auch ein Zusammenhang denkbar zwischen der MMR-Impfung und im zeitlichen Zusammenhang auftretendem Autismus. Zwar enthält die MMR-[Masern-Mumps-Röteln-]Impfung selbst kein Quecksilber, dafür aber Neomycin, das die Darmflora und damit Ausscheidungsfähigkeit von Quecksilber, das aus anderen Quellen stammt, empfindlich stören kann" [63].

Mögliche Symptome einer akuten Quecksilbervergiftung sind [64]:

- Gedächtnisstörungen
- Koordinationsstörungen (des Bewegungsablaufs)
- Artikulationsstörungen
- Schluckbeschwerden
- Konzentrationsstörungen und Interesselosigkeit
- Wechsel zwischen aggressiven und depressiven Verstimmungen
- Symptome einer manisch-depressiven Erkrankung
- Schwerhörigkeit
- Einengung des Gesichtsfelds
- Parästhesien, namentlich an Händen und Füßen, an Mund und Lippen
- extreme Müdigkeit, Schwäche, Apathie

Chronische Quecksilbervergiftungen [65] manifestieren sich u.a. in folgenden Symptomen und Syndromen (Symptomen-Komplexen):

- Dermatitis mercurialis (entzündliche Hauterkrankung)
- schwere Durchfälle
- Gingivitis (Entzündung des Zahnfleischs) mit bläulichem „Quecksilbersaum", Stomatitis mercurialis (Entzündung

der Mundschleimhaut), „Quecksilberrachen" (Rötung des Rachenrings)

- Glieder- und Muskelschmerzen
- Hör- und Sehstörungen
- Sprachstörungen (Psellismus mercurialis – Quecksilber-induziertes Stottern)
- Schlafstörungen
- Kopfschmerzen und Konzentrationsstörungen
- Lähmungen
- sog. Tremor mercurialis, der in unwillkürlichem Zittern zum Ausdruck kommt
- Extreme Müdigkeit
- Kachexie
- ZNS-Symptome, so z. B.

  - Ataxie (Gangstörungen)
  - Erethismus mercurialis: gesteigerte Erregbarkeit, starker Bewegungsdrang, einhergehend mit Ängstlichkeit und Stimmungslabilität
  - Gedächtnisstörungen
  - Verfall der Persönlichkeit
  - Tremor mercurialis (Zittern)
  - Lähmungen
  - stotternde, verwaschene Sprache mit Zischlauten
  - Sensibilitätsstörungen

[66]: „Heute wird Quecksilber nur noch ausnahmsweise als Konservierungsmittel bei Impfstoffen eingesetzt, zuletzt bei der Impfkampagne gegen die so genannte ´Schweinegrippe´. Eigentlich ...

Denn offiziell sind zwar laut PEI [Paul-Ehrlich-Institut] und Fachinformation der Hersteller alle in Deutschland für die

Grundimmunisierung von Kindern verwendeten Impfstoffe mittlerweile quecksilberfrei – eine australische Arbeitsgruppe konnte jedoch in dem einzigen auch in Deutschland verfügbaren 6-fach-Impfstoff Infanrix hexa® nennenswerte, nicht deklarierte Mengen von Quecksilber nachweisen [s. 66a] …

Eine Studie auf der Grundlage des hervorragenden amerikanischen Erfassungssystems für Impfstoff-UAWs … kommt zu erschreckenden Ergebnissen: demnach wäre das Risiko für entwicklungsneurologische Schädigungen nach einer quecksilberhaltigen DTaP-Impfung wesentlich höher als nach der thiomersalfreien Variante: im Einzelnen ist das Relative Risiko (RR) für Autismus 6-fach, für allgemeine geistige Entwicklungsverzögerungen sogar mehr als 6-fach und für Sprachentwicklungsverzögerungen mehr als 2-fach erhöht [s. 66 b] …

Hinweise auf ein erhöhtes Autismusrisiko fanden sich … schon in den Untersuchungen von Bernard [s. 66c] … und wurden auch in neueren epidemiologischen Untersuchungen nochmals bestätigt [s. 66d] …

Den aktuellsten diesbezüglichen Arbeiten zufolge erhöht die Exposition mit Quecksilber in thiomersalhaltigen Impfstoffen signifikant das Risiko, an Autismus [s. 66e und 66f] … und Autismus-ähnlichen Syndromen, Tics, Verhaltensstörungen und emotionalen Störungen [s. 66e] … und Entwicklungsverzögerungen [s. 66g, 66h und 66i] … zu erkranken …

Darüber hinaus zeigen aktuelle Untersuchungen, dass Thiomersal auch in den an der Impfstelle auftretenden Konzentrationen bereits erbsubstanzschädigende Effekte haben kann [s. 66j] …

Als möglicher Mechanismus der Schädigung durch Thiomersal wird nach neueren molekularbiologischen Untersuchungen vor allem eine Hemmung der für das Wachstum und die Differenzierung auch gerade von Nervenzellen entscheidenden Methioninsynthetase und damit der entsprechenden Wachstumsfaktoren diskutiert – es konnte nachgewiesen werden, dass Quecksilber die Funktion dieser entscheidenden Enzyme signifikant hemmt und zwar bereits in Mengen, die deutlich unterhalb derer liegen, die mit thiomersalhaltigen Impfstoffen verabreicht werden [s. 66k] …"

- <u>Rinderserum</u>: „Bei Geschäften mit fötalem Kälberserum ist es deutschen und französischen Ermittlern zufolge zu Panschereien, Manipulationen und Fälschungen im großen Stil gekommen …

Blutserum aus ungeborenen Kälbern ist der heimliche Treibstoff der Branche. Jedes Jahr wird zwei Millionen Rinderföten in Schlachthöfen weltweit Blut abgezapft. Das Serum, das daraus gewonnen wird, ist ein essentieller Zusatz für Nährlösungen, wie sie in modernen Laboren tagtäglich verwendet werden. Das Serum hält Zellen, Stammzellen, Organe und Gewebe am Leben. Mit dem Blut der ungeborenen Kälbchen werden auch Impfstoffe etwa gegen Kinderlähmung, Masern oder Mumps … hergestellt" [42].

Und der SPIEGEL schreibt in bemerkenswerter Deutlichkeit [43]:

„´Total grausames Geschehen´. Jedes Jahr wird das Blut von zwei Millionen Rinderföten abgezapft, um Nährmedien für die Gentechnik und Pharmaindustrie herzustellen. Die Serumbeschaffung wird weithin von Schiebern und einer Schlachthof-

Mafia kontrolliert. ´Blutbroker´ betreiben einen Schwarzhandel mit seuchengefährdeter Rohware aus Südamerika ...

Die Männer schneiden die Gebärmütter von trächtigen Schlachtkühen auf, nehmen die Föten heraus, stechen ihnen Nadeln ins Herz und pumpen sie leer ...

Weil die riesigen Herden in der Bretagne und der Normandie auf den Weiden frei kopulieren können, ist die Fötenausbeute dort in den Abdeckereien hoch: Etwa jede achte Kuh trabt trächtig vors Bolzenschußgerät ...

Zwischen 20 und 120 Zentimeter groß sind die aus der Fruchtblase geschnittenen Kälber. Der Aderlaß erbringt pro Ungeborenem durchschnittlich 500 Milliliter Blut. Über einen Schlauch wird das Fötenblut in Zentrifugen geleitet ...

Etwa zwei Millionen Föten jährlich müssen ausgesaugt werden, um Forschungslabors und Medizinbetriebe zu beliefern. Ob in Namibia, Korea oder Belorußland – weltweit rotieren in den Schlachthäusern die Blutzentrifugen. <u>Wichtige Bedingung beim Blutabzapfen: ´Das Herz der Tiere muß noch schlagen´</u> [e.U.], wie es ein Hamburger Serumanbieter formuliert, ´sonst kriegen Sie nicht genug Blut raus´ ...

Mit teilweise bestialischen Methoden gewinnen Schlachthöfe in Ländern der Dritten Welt das Fötenblut.

Glücksritter und Geschäftemacher mischen beim weltumspannenden Beschaffungshandel für FKS kräftig mit. Zwischenhändler verschieben seuchenverdächtige Rohware ...

Die unlauteren Usancen der Fötenblut-Mafia bergen für die Verbraucher unabsehbare Risiken: Bösartige Viehviren und andere Krankheitserreger können auf diese Weise direkten Zugang zu den Brutstätten des medizinischen Fortschritts erhalten.

Einmal in den Produktionskreislauf eingedrungen, wären Seuchenmikroben schwer zu stoppen. Universitätslabors schütten Serumreste einfach in den Ausguß, von wo sie über Klärschlämme auf die Felder gelangen. Ein besserer Verteiler für die Erreger der Maul- und Klauenseuche oder des Rinderwahnsinns´ ist nach Ansicht von Experten kaum denkbar."

Wollen wir auf solch ethischer Grundlage unsere Kinder impfen lassen? Auf der Basis verseuchter Stoffe? Für Produkte, d.h. Impfstoffe, die bestenfalls nichts nützen und schlimmstenfalls schaden. Quod esset et demonstandum est.

- <u>Streptomycin:</u> Aminoglycosid-Antibiotikum mit breitem Wirkungsspektrum gegen gram-negative Erreger. Die Rote Liste [44] führt folgende Anwendungsbeschränkungen, Kontraindikationen, Nebenwirkungen und Risiken auf

  - „Anwendungsbeschränkungen: Früh- u. Neugeborene (erhöhte Gefahr nephrotoxischer u. ototoxischer Nebenwirk.)
  - Schwangerschaft: Kontraindiziert. Es besteht ein embryotoxisches/teratogenes Risiko beim Menschen (1. Trimenon). Es besteht ein fetotoxisches Risiko beim Menschen (2. u. 3. Trimenon). In Abhängigkeit von der Substanz in unterschiedlichem Ausmaß toxische Schäden am Gehör in der gesamten Schwangerschaft möglich
  - Stillzeit: Kontraindiziert. Bei Säuglingen evtl. Diarrhöen, Pilzbesiedlung der Schleimhäute

- Nebenwirkungen: Muskelschmerzen. Neuromuskuläre Blockade. Parästhesien. Augenmuskellähmung, Skotome (selten). Vestibularisschäden. Hörschäden. Leichte vorübergehende Erhöhung der SGOT, SGPT u. AP. Atemdepression (selten), Atemstillstand (Einzelfälle) als Folge der neuromuskulären Blockade. Toxische u. allergische Blutbildveränderungen (z. B. Granulozytopenie, Thrombopenie, Leukopenie, Anämie, Eosinophilie) (selten). Nierenschäden. Überempfindlichkeitsreaktionen (z. B. Exanthem, Pruritus, Urtikaria, Arzneimittelfieber) (gelegentlich bis selten). Exfoliative Dermatitis, anaphylaktischer Schock (Einzelfälle). Superinfektion durch Bakterien bzw. Sprosspilze, z. B. Mundsoor, Vulvovaginitis (bei langfristiger od. wiederholter Anwendung)
- Bei Kumulation (Nierenfunktion?) kann es zur Schädigung des N. statoacusticus kommen, wobei der Ausfall der vestibulären Funktion im Vordergrund steht (bei Amikacin u. Dihydrostreptomycin jedoch ein Ausfall der cochleären Funktion). Reversible Nephrotoxizität
- [Therapie:] Absetzen der Medikation. In schweren Fällen mit gleichz. exkretorischer Niereninsuffizienz u. U. Hämodialyse. Bei neuromuskulärer Blockade (meist durch Wechselwirk. verursacht) Calcium- u. Neostigmininjektionen, ggf. künstl. Beatmung."

Indes: Säuglingen/Kleinkindern kann man solche Hochrisiko-Stoffe impfen! Wollen uns jedenfalls unsere „Oberen" weismachen. Pecunia non olet.

- <u>Tetracyclin:</u> Ebenfalls ein Antibiotikum; wirkt bakteriostatisch gegen grampositive wie gramnegative Keime.

„Mäster, die ihre Schweine über das Schlachtunterneh-
men Tönnies vermarkten, müssen seit einigen Wochen
eine Erklärung unterschreiben, in der sie garantieren, bei
den Schlachttieren in den letzten 42 Tagen keine Tetracycline eingesetzt zu haben. Hintergrund dieser Maßnahme ist, dass die russischen Behörden für importiertes
Fleisch die Einhaltung extrem niedriger Grenzwerte verlangen"
[45].

Ergo: Was den russischen Behörden recht ist, muss für unsere
Kinder offensichtlich nicht billig sein.

- <u>Diphtherietoxoid:</u> Toxoide sind entgiftete Toxine; durch spezielle Verfahren werden die giftigen Eigenschaften eliminiert, antigene Eigenschaften indes bleiben erhalten (zur Provokation
und Produktion von Antikörpern – der Impfstoff selbst ist nicht
einmal imstande, so viel [wenn schon nicht spezifische, dann
wenigstens unspezifische!] Antikörper zu bilden, dass die Impfbefürworter eine Wirkung der Impfung „nachweisen" oder zumindest [auf Grund laborchemischer Parameter] behaupten
könnten) [46].

Ergo muss man den ahnungslosen Impflingen auch noch Toxoide spritzen. Ut aliquid fieri videatur (auf gut deutsch: damit
es wenigstens so aussieht, als ob etwas – im Sinne eines Impferfolgs – geschähe)

- <u>Tetanustoxoid:</u> s. Ausführungen unmittelbar zuvor.

„Beim Tetanustoxoid ... handelt es sich um Tetanustoxin, das
durch Formalin inaktiviert wurde. Es gehört zu den so genannten Toxoidimpfstoffen und wird ... meist als Bestandteil von
Kombinationsimpfstoffen verwendet. Tetanustoxoid wird in der

Regel an Aluminiumhydroxid adsorbiert, um seine antigenen Eigenschaften zu verstärken" [47].

Hier wird also ein Toxoid (aus einen hochgiftigen Toxin durch Formalin-Inaktivierung gewonnen), das selbst als Impfstoff fungiert, einem ebenfalls hochgiftigen Adjuvans zugesetzt (Aluminiumhydroxid), das seinerseits einzig und allein als Wirkstoffverstärker dient – „Aluminiumhydroxid ist in der Schweiz nicht mehr als Impfstoffzusatz zugelassen, jedoch in Deutschland nach wie vor im Umlauf. Anders als Quecksilberverbindungen und Formaldehyd wird Aluminiumhydroxid nicht als Konservierungsmittel, sondern als Wirkverstärker in Totimpfstoffen eingesetzt" [48] –, um die Wirkung des eigentlichen Impfstoffs derart zu verstärken, dass überhaupt ein (laborchemischer) „Impferfolg" (in Form eines erhöhten Titers unspezifischer Antikörper) nachweisbar ist!

Derartig perverser Logik zufolge muss man dem Teufel einen Beelzebub nach dem andern auf den Buckel setzen, um den (vermeintlichen, selbst geschaffenen) Dämon zu vertreiben.

Auch und namentlich im Bereich der Autoimmunerkrankungen rücken diese so genannten Adjuvantien/Additiva zunehmend in den Fokus des Interesses. Mittlerweile spricht man von „ASIA: Autoimmune Syndrome induced by Additiva", also einem Syndrom autoimmunologischer Erkrankungen, welches durch Additiva ausgelöst wird und das so unterschiedliche Erkrankungen wie das sogenannte Golfkriegssyndrom (s. Anmerkung 21, Seite 143 f.), das chronische Erschöpfungssyndrom, die chronisch rheumatische Arthritis u.a. umfasst [16] [17] [18] [19].

Adjuvantien sind also Hilfsstoffe wie „z.B. Lösungsmittel, Puffer (Phosphate, Karbonate), Stabilisatoren (Medium 199, Polysorbat 80, hydrolisierte Gelatine; lösen Allergien aus), Humanalbumin (man weiß, dass Kinder einen anaphylaktischen Schock beim Impfen erleiden können, denn der Impfstoff ist Fremdeiweiß, der auf unnatürlichem Weg in den Körper gelangt; um dem vorzubeugen wird Humanalbumin beigefügt)" [20; je e.U.] und ähnliche Substanzen mehr wie die nicht deklarationspflichtigen Konservierungsmittel Thiomersal (fast 50 Prozent reines Quecksilber), Natriumtimerfonat (mehr als 40 Prozent reines Quecksilber), Phenoxyethanol (nerven- und nierenschädigend) (Näheres s. zuvor).

Emulgatoren verhindern, dass der Impfstoff gerinnt, und sorgen für ein ansprechendes Äußeres der Flüssigkeit.

Antibiotika werden zugesetzt, um zu verhindern, dass Bakterien, die bei der Züchtigung des Impfstoffs (auf menschlichen oder tierischen Zellen) vorhanden oder entstanden sind, auf den Impfling übertragen werden.

Das in höchstem Maße krebserregende Formaldehyd (das zur Konservierung von Leichen benutzt wird und dessen unverwechselbaren Geruch jeder Mediziner durch den Anatomie-Kurs kennt) ist neuro-toxisch und kann zu epileptiformen Anfällen, Blindheit und Hirnschäden führen: „Die Möbelhersteller dürfen es … nicht mehr verwenden, weil die Giftdämpfe, wenn sie eingeatmet werden, krebserregend wirken. Formaldehyd darf aber direkt in den menschlichen Körper gespritzt werden – auch ein paar Monate alten Kindern" [21].

Formaldehyd ist ein farbloser und stechend riechender Stoff; bei Zimmertemperatur liegt er gasförmig vor; er wirkt keimabtötend.

Formaldehyd kann Allergien sowie Reizungen der Haut- und Atemwege (bis zum Bronchialasthma), Lungenentzündungen bis zum Lungenödem, Reizungen der Augen (bis zur Erblindung), Kopfschmerzen, Konzentrationsstörungen u.a.m. hervorrufen. Bei bestehender Allergie gegen Amalgam ist die Allergiegefahr potenziert [24].

Als kurzes Fazit vorangehender Ausführungen lässt sich somit festhalten:

„Die Pharmaindustrie gibt zu: ohne Inhaltsstoffe im Impfstoff bilden sich bei uns im Organismus keine Antikörper! Eine Impfung gelangt anders in den Körper als eine Krankheit an sich. Daher kann eine Impfung nicht schützen! … Und weil man das weiß, muss man die ganzen Inhaltsstoffe in den Impfstoff packen, damit sich Antikörper bilden …

Dieser Giftcocktail gelangt in wenigen Minuten über den durchbluteten Muskel in die Blutbahn des Kindes und von dort in den ganzen Körper, in alle Organe. Infolge der Durchlässigkeit der Blut-Hirn-Schranke bei kleinen Kindern unter drei Jahren gelangen diese Nervengifte auch in das Gehirn. Dort deponieren sich die Schwermetalle wie z.B. Quecksilber, Aluminium etc.“ [20].

Weitere Ausführungen, Fußnoten und Quellen zu Kapitel VIII

[1] Inhaltsstoffe – niemand außer dem Hersteller weiß wirklich Bescheid, http://www.gesundheit-natuerlich.at/index.php/impfen#Impfkritik_Loibner, abgerufen am 16.06.2016

[2] Impfungen: Sinn oder Unsinn (Anita Petek-Dimmer, Vortrag AZK [Anti-Zensur-Konferenz]),
https://www.youtube.com/watch?v=7mXwTXZCMr4, abgerufen am 15.06.2016

[3] Huthmacher, Richard A.: Die Schulmedizin – Segen oder Fluch? Betrachtungen eines Abtrünnigen. Teil 2. BoD, Norderstedt bei Hamburg, 2016

[4a] Impfungen – Sinn oder Unsinn? Inhaltsstoffe von Impfungen, https://symboleigenschoepfung.files.wordpress.com/2014/01/impfungen-sinn-oder-unsinn.pdf, abgerufen am 16.06.2016: „HPV wird … in den USA [auch] an Buben geimpft, um Peniskrebs vorzubeugen falls er [der Bub] sich bei einem Mädchen mit Gebärmutterhalskrebs ansteckt." Jeglicher Kommentar erübrigt sich – für wie blöd hält uns eigentlich der Medizinisch-Industrielle-Komplex?

[4b] Spiegel Online (vom 29.08.2012, http://www.spiegel.de/gesundheit/diagnose/impfung-experten-fordern-hpv-infektionsschutz-auch-fuer-jungen-a-852781.html, abgerufen am 16.06.2016: Impfung: Experten fordern HPV-Schutz auch für Jungen) schreibt diesbezüglich:

„Die Impfung gegen das humane Papillomavirus (HPV) soll Frauen vor Gebärmutterhalskrebs schützen. Allerdings ist die Immunisierung seit der Empfehlung für Mädchen zwischen 12 und 17 Jahren durch die Ständige Impfkommission (Stiko) des Robert Koch-Insituts (RKI) im März 2007 unter Ärzten umstritten …

Jetzt legen die Befürworter der HPV-Impfung nach: Im renommierten Wissenschaftsmagazin ´Nature´ hat die Pathologin Margaret Stanley von der britischen Cambridge University gefordert, nicht mehr nur Mädchen gegen humane Papillomaviren zu impfen, sondern auch Jungen. Auch Männer seien durch die Erreger gefährdet, so Stanley.

Der deutsche Medizin-Nobelpreisträger Harald zur Hausen vom Deutschen Krebsforschungszentrum (DKFZ) in Heidelberg, der sich im Streit um die Stiko-Empfehlung bereits für die Impfung eingesetzt hatte, pflichtet der britischen Forscherin bei …"

Wes´ Brot ich ess´, des´ Lied ich sind. So viel zur Wissenschaftlichkeit von Wissenschaft. Und zu deren Freiheit. Zu Harald zur Hausen wurde bereits ausgeführt („Auch das Nobelpreiskomitee kann den Medizinnobelpreis für Montagnier und zur Hausen wissenschaftlich nicht begründen. Dies erhärtet den Verdacht, dass mit der Vergabe des Nobelpreises … abermals aus unbelegten Hypothesen Dogmen gezimmert werden sollen", s. Seite 59):

Παράδοξον

**Oder: Epimenides, der Kreter: „Kreter sind immer Lügner, wilde Tiere, faule Bäuche."
Oder auch: „In meiner Bestürzung sagte ich: Die Menschen lügen alle" (Psalm 116,11).**

Eurer Moral zu Spott und Hohn: Weh dem, der nicht lügt. Weh dem, der nicht betrügt. Weh dem, der nie gelogen und gestohlen. Unverhohlen. Er wird nie kommen, hier auf dieser Welt, zu Ehre, Ruhm und Geld" (Huthmacher, Richard A.: Nur Worte. Über ein Leben. In

Deutschland: Hörspiel – Szenische Lesung, BoD, Norderstedt bei Hamburg, 2015).

[5] Petek-Dimmer, A.: Kritische Analyse der Impfproblematik – Band 1: Ein Kompendium über die wahre Natur der Impfungen, ihre Pathogenität und Wirkungslosigkeit. Narayana Verlag, Kandern, 2006 [Erstausgabe: Aegis-Verlag, CH]

[6] Petek-Dimmer, A.: Kritische Analyse der Impfproblematik – Band 2: Ein Kompendium über die wahre Natur der Impfungen, ihre Pathogenität und Wirkungslosigkeit. Narayana Verlag, Kandern, 2012 [Erstausgabe: Aegis-Verlag, CH]

[7] Trappitsch, D. (2010). Impfen – Eine kritische Darstellung aus ganzheitlicher Sicht – Auswirkungen auf die körperliche und seelische Entwicklung des Menschen. Hans-Nietsch-Verlag, Freiburg, 2010

[8] In Deutschland zugelassene Impfstoffe (Auswahl), http://www.impf-info.de/pdfs/Impfstoffe%20Inhalt%202016.pdf, abgerufen am 16.06. 2016

[9] Impfstoffe, http://www.impfen-nein-danke.de/impfstoffe/, abgerufen am 16.06.2016

[10] Impfkritik.de, http://www.impfkritik.de/adjuvans/index.html, abgerufen am 16.06.2016

[11] Impf-info.de. Beiträge zu einer differenzierten Impfentscheidung, http://www.impf-info.de/inhaltsstoffe/additiva.html, abgerufen am 15. 06.2016

[12] Die 200-Jahre Impf-Lüge, http://www.torindiegalaxien.de/erde11/Die%20Impfluege.pdf, abgerufen am 15. 06.2016

[13] Tolzin, H.: Macht Impfen Sinn? Band 1, Tolzin-Verlag, Herrenberg, 2013

[14] http://online.rote-liste.de/

[15] https://www.gelbe-liste.de/

[16] Shoenfeld, Y., Agmon-Levin, N.: 'ASIA' - autoimmune/inflammatory syndrome induced by adjuvants.
J Autoimmun. 2011 Feb;36(1):4-8. doi: 10.1016/j.jaut.2010.07.003. Epub 2010 Aug 13. Review. PMID: 20708902
[Anmerkung: Im analogen Zeitalter gab es eine Zeitschrift, einen Band, ein Heft und die Seitenzahl zum Nachweis eines Artikels; heute koexistieren, nur beispielsweise, PMCID, PMID, Manuscript ID, DOI Converter (nähere Ausführungen erspare ich dem Leser). Und das alles, damit wir uns möglichst dumm fühlen. Selbst wenn wir promoviert oder habilitiert sind. Und das glauben, was man uns weismachen möchte. Auch wenn der gesunde Menschenverstand schreit: Glaubt nicht ihren Lügen!]:
„The role of various environmental factors in the pathogenesis of immune mediated diseases is well established … In recent years … postvaccination phenomena were linked with previous exposure to an adjuvant … We review … the current data regarding the role of adjuvants in the pathogenesis of immune mediated diseases … Relating to the current knowledge we would like to suggest to include these … conditions under a common syndrome entitled ASIA, ´Autoimmune (Autoinflammatory) Syndrome Induced by Adjuvants´."

[17] Israeli, E.: Gulf War syndrome as a part of the autoimmune (autoinflammatory) syndrome induced by adjuvant (ASIA).
Lupus. 2012 Feb;21(2):190-4. doi: 10.1177/0961203311429552. Review. PMID: 22235052:

„Gulf War syndrome (GWS) is a multi-symptom condition comprising a variety of signs and symptoms described in the literature, which not been fully resolved. The various symptoms of the condition include muscle fatigue and tiredness, malaise, myalgia, impaired cognition, ataxia, diarrhoea, bladder dysfunction, sweating disturbances, headaches, fever, arthralgia, skin rashes, and gastrointestinal and sleep disturbances. In addition, excessive chemical sensitivity and odour intolerance is reported. The aetiology of the condition is unclear, but many reviews and epidemiological analyses suggest association with pyridostigmine bromide (PB), certain vaccination regimes, a variety of possible chemical exposures, including smoke from oil-well fires or depleted uranium from shells …"

[18] Zafrir, Y., et al.: Autoimmunity following hepatitis B vaccine as part of the spectrum of 'Autoimmune (Auto-inflammatory) Syndrome induced by Adjuvants' (ASIA): analysis of 93 cases.
Lupus. 2012 Feb;21(2):146-52. doi: 10.1177/0961203311429318:

"In this study we analyzed the clinical and demographic manifestations among patients diagnosed with immune/autoimmune-mediated diseases post-hepatitis B vaccination. We aimed to find common denominators for all patients, regardless of different diagnosed diseases, as well as the correlation to the criteria of Autoimmune (Auto-inflammatory) Syndrome induced by Adjuvants (ASIA) …

Manifestations that were commonly reported included <u>neuro-psychiatric (70%), fatigue (42%) mucocutaneous (30%), musculoskeletal (59%) and gastrointestinal (50%) complaints</u> [e. U.]. Elevated titers of autoantibodies were documented in 80% of sera tested. In this cohort 80/93 patients (86%), comprising 57/59 (96%) adults and 23/34 (68%) children, fulfilled the required criteria for ASIA."

[19] Agmon-Levin, N., Hughes, G. R., and Shoenfeld, Y.: The spectrum of ASIA: ´Autoimmune (Auto-inflammatory) Syndrome induced by Adjuvants´.
Lupus. 2012 Feb;21(2):118-20. doi: 10.1177/0961203311429316

[20] Impfungen – Sinn oder Unsinn? 4. Zusammensetzung der Impfstoffe,
https://symboleigenschoepfung.files.wordpress.com/2014/01/impfungen-sinn-oder-unsinn.pdf, abgerufen am 17.06.2016

[21] Zusätze sind das, was nachträglich zugesetzt wurde, http://www.gesundheit-natuerlich.at/index.php/impfen, abgerufen am 16.06.2016

[22] „AS04 ist ein Adjuvans, welches in der Arzneimittelherstellung als pharmazeutischer Hilfsstoff eingesetzt wird … Dadurch wird eine verstärkte Immunantwort ausgelöst, die hilft, Impf-Antigene einzusparen. Zurzeit wird AS04 im Hepatitis-B-Impfstoff Fendrix® (EU-Zulassung, in den Niederlanden im Handel) und im HPV-Impfstoff Cervarix® eingesetzt, der gegen die humanen Papillomviren 16 und 18 wirksam ist“, https://de.wikipedia.org/wiki/AS04, abgerufen am 17.06.2016

[23] Zusatzstoffe, Dextran 70, http://www.impfkritik.de/zusatzstoffe/dextran-70.html, abgerufen am 17.06.2016

[24] Zusatzstoffe, Formaldehyd, http://www.impfkritik.de/zusatzstoffe/formaldehyd.html, abgerufen am 17.06.2016

[25] Zusatzstoffe, Gelatine, http://www.impfkritik.de/zusatzstoffe/gelatine.html, abgerufen am 17.06.2016

[26] Zusatzstoffe, Glutaminsäure, http://www.impfkritik.de/zusatzstoffe/glutaminsaeure.html, abgerufen am 17.06.2016

[27] Glutaraldehyd, https://de.wikipedia.org/wiki/Glutaraldehyd, abgerufen am 17.06.2016

[28] Zusatzstoffe, Glutaraldehyd, http://www.impfkritik.de/zusatzstoffe/glutaraldehyd.html, abgerufen am 17.06.2016

[29] Benson, J.: Die Eierstöcke junger Frauen durch Gardasil zerstört: Merck „hat vergessen", die Wirkung des Impfstoffs auf die weibliche Reproduktion zu untersuchen, http://info.kopp-verlag.de/medizin-und-gesundheit/gesundes-leben/jonathan-benson/die-eierstoecke-junger-frauen-durch-gardasil-zerstoert-merck-hat-vergessen-die-wirkung-des-impfs.html, veröffentlicht am 10.08.2013, abgerufen am 17. 06.2016

[30] Focus Online vom 21.08.2013, http://www.focus.de/familie/erziehung/familie/familie-schwere-allergie-gegen-huehnereiweiss-kind-vorsichtig-impfen_id_2542115.html, abgerufen am 17.06.2016: Schwere Allergie gegen Hühnereiweiß: Kind vorsichtig impfen

[31] Adjuvans, http://www.impfkritik.de/adjuvans/index.html, abgerufen am 18.06.2016

[32] „Erst vor drei Jahren erstatteten zwei Merck-Wissenschaftler eine Anzeige nach dem False Claims Act, die jetzt freigegeben wurde. Bei dem False Claims Act handelt es sich um ein US-Gesetz, wonach einem Whistleblower, der Betrug durch Auftragnehmer der Regierung anzeigt, ein Anteil des verhängten Bußgelds zusteht.

Der Impfstoffhersteller <u>Merck fälschte wissentlich Testdaten über seinen Mumpsimpfstoff</u> [e. U.] und verkaufte einen Stoff, der tatsächlich Ausbrüche von Mumps und Masern förderte – es war Betrug an Regierung und Verbrauchern. In Gerichtsunterlagen wird ausführlich dargelegt, wie Merck jahrzehntelang Testergebnisse fälschte, um eine 95-prozentige Erfolgsrate vorzutäuschen.

Angewidert von dem, was sie auf der höchsten Ebene des Unternehmens beobachteten, erstatteten Merck-Wissenschaftler bei einem amerikanischen Bezirksgericht Anzeige gemäß dem False Claims Act, in der sie Merck beschuldigten, die US-Regierung zu betrügen. <u>Merck versetzte das Testblut mit tierischen Antikörpern, um die Zahl der Antikörper zu erhöhen, die angeblich vom Immunsystem gebildet werden</u>" [e. U.] (Wells, S. D.: US-Gesundheitsbehörde zensiert die Statistiken, http://info.kopp-verlag.de/medizin-und-gesundheit/was-aerzte-ihnen-nicht-erzaehlen/s-d-wells/us-gesundheitsbehoerde-zensiert-die-statistiken.html, abgerufen am 18.06.2016).

[33] Infektiologie & Hygiene. Impfungen und Allergien, http://paediatrie-neonatologie.universimed.com/artikel/impfungen-und-allergien, abgerufen am 18.06.2016

[34] Zusatzstoffe, Polysorbat 80, http://www.impfkritik.de/zusatzstoffe/polysorbat-80.html, abgerufen am 18.06.2016

[35] Gefahren einer HPV-Impfung. Biomedizin-Blog vom 07.12.2010, http://www.biomedizin-blog.de/de/gefahren-einer-hpv-impfung-wp261-97.html, abgerufen am 18.06.2016

[36] „Bösartige Verschwörungstheoretiker" führen in diesem Zusammenhang wie folgt aus [37]:

„Bill Gates lieferte einen merkwürdigen Kommentar … [:] ´[W]enn wir einen guten Job machen im Bereich Impfungen …, so können wir die (nämlich seine für 2050 prognostizierte Zahl von 9 Milliarden Menschen) wahrscheinlich um 10 – 15 % senken.´

Bill Gates versprach kürzlich, $10 Milliarden für ein globales Impfprogramm zu ´spenden´. Für die bedürftigen Kinder der Welt! Ja, freilich …

Interessanterweise hält die Bill-und-Melinda-Gates-Stiftung Aktien im Wert von 23 Mrd. Dollar von Monsanto [sicherlich alles nur zum guten Zweck] …

In einem sehr bekannten und bestens dokumentierten Fall stoppte der Oberste Gerichtshof auf den Philippinen eine Tetanus-Impfaktion, nachdem sich herausstellte, dass die Impfstoffe mit einem Hormon versetzt waren, welches die geimpften Frauen unfähig machte, eine Schwangerschaft … [auszutragen]. Die Impfaktion wurde nur an jungen Frauen im gebärfähigen Alter durchgeführt. [Merkwürdig?]

Ein Natural News-Artikel stellt fest [– [38]; s. hierzu auch [39] –]: ´In den 90iger Jahren hat die Weltgesundheitsorganisation (WHO) eine Kampagne in Gang gesetzt, um Millionen von Frauen in Nicaragua, Mexico und auf den Philippinen im Alter von 15 – 45 Jahren zu impfen. Der angebliche Zweck der Impfung wurde mit Schutz gegen Tetanus und Lockjaw (eine schmerzhafte und oft tödliche infektiöse Reaktion auf äußerlichen Wunden) deklariert. Die Impfung wurde jedoch nicht an Männer und Jungen verabreicht, die diesen Wunden mehr ausgesetzt sind.´ Dem Comite Pro Visa de Mexico (einer katholische Laienorganisation) fiel dieser sonderbare Umstand auf, und es ließ die Impfstoffe testen. Die Tests ergaben, dass Chorion Gonadotropin enthalten war. Chorion Gonadotropin oder auch h[humanes]CG ist ein natürliches Hormon, das im frühen Stadium der Schwangerschaft produziert wird. Wenn es aber mit einem Tetanus-Impfstoff kombiniert wird, entstehen Antikörper, welche einen Schwangerschaftsabbruch hervorrufen …

Der Oberste Gerichtshof fand heraus, dass dieses Programm der WHO schon bei 3 Millionen Frauen im Alter zwischen 12 und 45 Jahren auf den Philippinen angewendet wurde …"

Indes und wohlgemerkt: Es handelt sich hier nur um „Verschwörungstheorien". Die unseren „Oberen" unlautere, gar kriminelle Motive un-
terstellen wollen.

Deshalb: „Spiel nicht mit den Schmuddelkindern, sing nicht ihre Lie-
der. Geh doch in die Oberstadt, mach´s wie deine Brüder!"

Und wer die Oberstadt nicht mehr ertragen will und/oder kann, wird
abgestraft. Isoliert. Eliminiert. Vernichtet. S.: Huthmacher: Dein Tod
war nicht umsonst [40] – noch einer dieser „Verschwörungstheoretiker"?

[37] Bill Gates äußert offen das Ziel der Reduzierung der Weltbevöl-
kerung durch Impfung,
https://www.jochen-roemer.de/Gottes%20Warnung/Hintergrund/Ar-
chiv/Beitraege/Bill%20Gates%20%C3%A4u%C3%9Fert%20of-
fen%20das%20Ziel%20der%20Reduzierung%20der%20Welt-
bev%C3%B6lkerung%20durch%20Impfung.pdf,
abgerufen am 18. 06.2016

[38] Natural News vom 25.8.2009: Weaponized Food and Medicine is
Bad for Your Health (Opinion),
http://www.naturalnews.com/026907_food_vaccination_health.html,
abgerufen am 18.06.2016

[39] Maessen, J.: WHO koordinierte weltweite Verteilung Rockefeller-
finanzierter   Antifruchtbarkeitsimpfungen,   http://www.propaganda-
front.de/144520/who-koordinierte-weltweite-verteilung-rockefeller-fi-
nanzierter-antifruchtbarkeitsimpfungen.html, abgerufen am 18. 06.
2016:

„Zusätzlich zu dem jüngst veröffentlichten Artikel ´Rockefeller Stiftung
entwickelte fruchtbarkeitsreduzierende Impfungen für die Massen´, in

dem die Bemühungen der Rockefeller Stiftung in den 60er Jahren vorgestellt wurden, sogenannte ´Antifruchtbarkeitsimpfungen´ [e.U.] zu entwickeln, sind nun eine ganze Reihe weiterer Dokumente aufgetaucht, die ohne jeden Zweifel beweisen, dass der Bevölkerungsfonds der Vereinten Nationen, die Weltbank und die Weltgesundheitsorganisation [e.U.] diese Entwicklungen aufgriffen und sie unter Aufsicht einer ´Arbeitsgruppe für Impfungen zur Fruchtbarkeitsregulierung´ weiterentwickelten …

Die Aufgabe dieser Arbeitsgruppe besteht … in der Unterstützung von ´grundlegender und klinischer Forschung zur Entwicklung von Geburtenkontrollimpfungen, die gegen Keimzellen oder die Präimplantation von Embryonen gerichtet sind. Diese Untersuchungen beinhalten die Verwendung verbesserter Verfahren der Peptidchemie, Hybridom-Technik und Molekulargenetik sowie die Bewertung einer Reihe neuer Ansätze der Vakzinologie [Impflehre; e. U.] …´

´Wenn Impfungen entwickelt werden könnten, die sicher und wirksam die Fruchtbarkeit verhinderten, ohne dadurch unakzeptable Nebenwirkungen zu produzieren, wäre dies eine attraktive Ergänzung der gegenwärtigen Instrumentarien fruchtbarkeitsregulierender Methoden und … [hätte] bedeutenden Einfluss auf Familienplanungsprogramme …´

[40] Huthmacher, Richard A.: Dein Tod war nicht umsonst. Ein Tatsachen- und Enthüllungsroman. BoD, Norderstedt bei Hamburg, 2014

[41] Zusatzstoffe, Neomycin. http://www.impfkritik.de/zusatzstoffe/neomycin.html, abgerufen am 18.06.2016

[42] Balser, M., Berndt, C. und Ritzer, U.: Das schmutzige Geschäft mit dem Blut ungeborener Kälber. In: SZ.de vom 10.08.2015,

http://www.sueddeutsche.de/wissen/pharmaindustrie-das-schmut-zige-geschaeft-mit-dem-blut-ungeborener-kaelber-1.2602820, abge-rufen am 18.06.2016

[43] Der SPIEGEL 4/1993 vom 25.01.1993, S. 190-193: „Total grau-sames Geschehen"

[44] Rote Liste Online, http://online.rote-liste.de/suche/sign/A%2065, abgerufen am 20.06.2016

[45] top agrar. Ratgeber Tiergesundheit: Tetracycline nicht pauschal verdammen.
File:///C:/Users/User/Downloads/TS_024_025_08_10%20(1).pdf, ab-gerufen am 20.06.2016

[46] vaccines.gov. your best shot at good health. A federal government Website managed by the U.S. Department of Health and Human Ser-vices, http://www.vaccines.gov/more_info/types/#toxoid, abgerufen am 21.06.2016:

"Scientists have found that they can inactivate toxins by treating them with formalin, a solution of formaldehyde and sterilized water ... When the immune system receives a vaccine containing a harmless toxoid, ... [t]he immune system produces antibodies ..."

So also ist – schulmedizinischer Impflogik zufolge – das hochgiftige Formalin (s. dort) erforderlich, um ebenfalls hochgiftigen Toxine zu An-tigenen (Toxoiden) umzufunktionieren, die, letztere, dann (zusammen mit einer Unzahl weiterer, vom Laien unmöglich nachzuvollziehender und diesem Kapitel beschriebener „Taschenspieler-Tricks") die Bil-dung von (unspezifischen) Antikörpern hervorrufen, welche den Erfolg einer Impfung mit einem völlig anderen Impfstoff beweisen sollen.

Sich von hinten durch die Brust zu schießen wäre dagegen noch eine leichte Übung.

[47] DocCheck Flexikon: Tetanustoxoid, http://flexikon.doc-check.com/de/Tetanustoxoid, abgerufen am 21.06.2016

[48] Hugelshofer, N. und Suter, P.: Impfungen gegen Kinderkrankheiten und deren Auswirkung auf die Gesundheit des Kindes. Diplomarbeit zum Bildungsgang Dipl. Naturheilpraktiker/in TEN hfnh. Traditionelle Europäische Naturheilkunde an der Paramed Akademie AG. Bildungszentrum für Ganzheitsmedizin, Baar, 2012, S. 42

[49] Aluminium in Impfstoffen bedroht unser Gehirn. Zentrum der Gesundheit, http://www.zentrum-der-gesundheit.de/aluminium-in-impfstoffen-ia.html, abgerufen am 21.06.2016

[50] Shaw, C. A. und Tomljenovic, L.: Aluminum in the central nervous system (CNS): toxicity in humans and animals, vaccine adjuvants, and autoimmunity.
Immunol Res. 2013 Jul;56(2-3):304-16. doi: 10.1007/s12026-013-8403-1. PMID: 23609067

[51] "In a population-based survey of 1,984 Chamorro residents of Guam older than age 65, Galasko et al. (2007) found a 12.2% point prevalence of all forms of dementia. Subtypes included Guam dementia (8.8%), which is clinically equal to Alzheimer disease, parkinsonism-dementia complex (1.5%), pure vascular dementia (1.3%), and other (0.6%)" (AMYOTROPHIC LATERAL SCLEROSIS-PARKINSONISM/DEMENTIA COMPLEX OF GUAM. GUAM DISEASE, http://www.o-mim.org/entry/105500, abgerufen am 21.06.2016)

[52] Amyotrophe Lateralsklerose (englisch: amyotrophic lateral sclerosis; Abkürzungen: ALS)

Synonyme: myatrophe Lateralsklerose, amyotrophische Lateralsklerose, Lou-Gehrig-Syndrom oder auch Charcot-Syndrom.

Chronisch-degenerative Erkrankung des zentralen Nervensystems; geht mit einer Atrophie der Skelettmuskulatur und sog. Pyramidenbahnzeichen (neurologischen Symptomen aufgrund einer Pyramidenbahnschädigung) einher.

Die ALS manifestiert sich zunächst durch unkontrollierte Faszikulationen (Zuckungen), dann durch schlaffe Lähmungen. Sie schreitet von den Akren (Händen und Füßen) nach proximal fort, wo die Muskelgruppen von Armen und Beinen befallen werden und atrophieren. Viele Patienten haben außer schlaffen Lähmungen auch äußerst schmerzhafte Muskelkrämpfe.

Das Gesicht der Kranken wirkt – durch die Atrophie der Gesichtsmuskulatur – ausdruckslos und eingefallen.

Letztlich führen Lähmungen der Muskulatur von Zunge und Gaumen, von Rachen und Schlund (infolge einer Bulbärparalyse) zum Tod, und zwar durch Aspiration von Fremdkörpern oder durch Erstickung.

Während des gesamten Verlaufs der Erkrankung bleiben Sensibilität, Sensorik und vor allem auch das Bewusstsein erhalten – der Kranke nimmt seinen Niedergang mit klarem Verstand wahr.

S. beispielsweise: Mattle, H. und Mumenthaler, M.: Neurologie. Thieme, Stuttgart, 13. vollständig überarbeitete Auflage 2012

[53] Zusatzstoffe, Aluminiumhydroxid, http://www.impfkritik.de/zusatzstoffe/aluminiumhydroxid.html, abgerufen am 21.06.2016

[54] Tomljenovic, L., Shaw, C. A.: Do aluminum vaccine adjuvants contribute to the rising prevalence of autism?

J Inorg Biochem. 2011 Nov;105(11):1489-99. doi: 10.1016/j.jinorg-bio.2011.08.008. Epub 2011 Aug 23. PMID: 22099159

[55] Stephanie Seneff, Robert M. Davidson and Jingjing Liu: Empirical Data Confirm Autism Symptoms Related to Aluminum and Acetamino-phen Exposure. Review.
Entropy 2012, 14(11), 2227-2253; doi:10.3390/e14112227:

"This paper investigates word frequency patterns in the U.S. CDC Vaccine Adverse Events Reporting System (VAERS) database. Our results provide <u>strong evidence supporting a link between autism and the aluminum in vaccines</u> [e.U.]. A literature review showing toxicity of aluminum in human physiology offers further support …
[W]e identify several signs and symptoms that are significantly more prevalent in vaccine reports after 2000, including cellulitis, <u>seizure [Krampfanfall]</u>, depression, fatigue, pain and <u>death</u>, which are <u>also significantly associated with aluminum-containing vaccines</u> [e.U.] …
A <u>strong correlation between autism and the MMR</u> (Measles, Mumps, Rubella) <u>vaccine</u> is also observed, which may be partially explained <u>via an increased sensitivity to acetaminophen</u> [i.e. Paracetamol] administered to control fever" [e.U.].

[56] Siegrist, C. A.: Vaccine adjuvants and macrophagic myofasciitis. Bull Acad Natl Med. 2003;187(8):1511-8; discussion 1519-21. PMID: 15146582:

"… aluminium could <u>persist</u> for prolonged periods <u>at the injection site</u>, within macrophages gathered around the muscular fibers and forming a microscopic histological lesion called ´<u>macrophagic myofasciitis (MMF)</u>´ … This image has been observed in patients … of <u>various symptoms</u> essentially including <u>muscular pain and fatigue</u>, in association with a <u>large panel of various symptoms and diseases</u>, including those of an <u>autoimmune nature</u>" [jeweils eigene Unterstreichung].

[57] Gherardi RK, Coquet M, Cherin P, Belec L, Moretto P, Dreyfus PA, Pellissier JF, Chariot P, Authier FJ:
Macrophagic myofasciitis lesions assess long-term persistence of vaccine-derived aluminium hydroxide in muscle.
Brain. 2001 Sep;124(Pt 9):1821-31. PMID: 11522584:

"Microphages myofasciitis (MMF) is an emerging condition of unknown cause, detected in patients with diffuse arthromyalgias [Muskelschmerzen] and fatigue, and characterized by muscle infiltration … Intracytoplasmic inclusions have been observed in macrophages of some patients … electron microscopy was performed in 40 consecutive cases …Inclusions were constantly detected and corresponded to aluminium hydroxide, an immunostimulatory compound frequently used as a vaccine adjuvant … Serological tests were compatible with exposure to aluminium hydroxide-containing vaccines. History analysis revealed that 50 out of 50 patients [100 Prozent der Patienten!] had received vaccines against hepatitis B virus (86%), hepatitis A virus (19%) or tetanus toxoid (58%), 3-96 months (median 36 months) before biopsy … We conclude that the MMF lesion is secondary to intramuscular injection of aluminium hydroxide-containing vaccines, shows both long-term persistence of aluminium hydroxide and an ongoing local immune reaction" [je e. U.].

[58] Perl, D. P. und Brody, A. R.: Alzheimer's disease: X-ray spectrometric evidence of aluminum accumulation in neurofibrillary tangle-bearing neurons, Science, 1980(208): 297-9

[59] Ehgartner, B.: Morbus Alzheimer: Nach Jahren Auftrieb für die Aluminiumhypothese. Dtsch Arztebl 2013; 110(6): A-222 / B-208 / C-208

[60] De Sole P, Rossi C, Chiarpotto M, Ciasca G, Bocca B, Alimonti A, Bizzarro A, Rossi C, Masullo C.: Possible relationship between Al/ferritin complex and Alzheimer's disease.

Clin Biochem. 2013 Jan;46(1-2):89-93. doi: 10.1016/j.clinbiochem.2012.10.023. Epub 2012 Oct 24

[61] Duwe, S.: Impfstoffe: Das Geschäft mit der Aluminium-Angst. Spiegel Online vom 16.03.2015, http://www.spiegel.de/gesundheit/diagnose/aluminium-in-impfstoffen-das-geschaeft-mit-der-angst-a-1022792.html, abgerufen am 21.06.2016

[62] Zusatzstoffe, Thiomersal, http://www.impfkritik.de/zusatzstoffe/thiomersal.html, abgerufen am 22.06.2016

[63] Tolzin, H.: Das kleine ABC der Zusatzstoffe: Neomycin(sulfat). Impfreport Nr. 56/57vom Juli/August 2009, S. 33

[64] Impfschaden info: Impfstoffe/Zusatzstoffe, Quecksilber (Thiomersal), http://www.impfschaden.info/impfungen-allgemein/impfstoffe/zusatzstoffe.html, abgerufen am 22.06.2016

[65] DocMedicus Gesundheitslexikon (DocMedicus Verlag in Kooperation mit der Deutsche Gesellschaft für Nährstoffmedizin und Prävention [DGNP e. V.]): Quecksilber.
Http://www.gesundheits-lexikon.com/Labormedizin-Labordiagnostik/Schwermetalle/Quecksilber.html, abgerufen am 22.06.2016

[66] Rabe, S.: Thiomersal. In: impf-info.de. Beiträge zu einer differenzierten Impfentscheidung, http://www.impf-info.de/inhaltsstoffe/additiva/87-thiomersal.html, abgerufen am 20.06.2016

[66a] Austin DW, Shandley KA, Palombo EA: Mercury in vaccines from the Australian childhood immunization program schedule.
J Toxicol Environ Health A. 2010;73(10):637-40. doi: 10.1080/ 152 87 391003613994:

"Despite the removal of the mercury (Hg)-based preservative thimerosal from vaccines listed on the Australian Immunization Program Schedule for children, concerns remain among some researchers and parents for the safety of the present schedule, in part due to a fear of residual trace levels of Hg ... 1 vaccine (Infanrix hexa) tested positive for Hg at 10 ppb. The result was confirmed and validated by retesting the original sample ... the results of this study reveal that <u>inaccuracies exist in public health messages</u> [e.U.], professional communications, and official documentation regarding Hg content."

Ergo: Wir werden belogen und betrogen. Glaubt nicht an das, was euch die Pharma-Industrie erzählt. Glaubt nicht an das, was euch hochehrenwerte Professoren und Doktoren (in deren Auftrag) erzählen. Glaubt eurem gesunden Menschenverstand. Und eurem Bauchgefühl. Das ist klüger, zumindest ehrlicher.

S. auch: Huthmacher, R. A.: Die Schulmedizin - Segen oder Fluch?: Betrachtungen eines Abtrünnigen, Teil 2. BoD, Norderstedt bei Hamburg, 2016

[66b] Geier, M.R. und Geier, D.A.: Neurodevelopmental disorders after thimerosal-containing vaccines: a brief communication.
Exp Biol Med (Maywood). 2003 Jun;228(6):660-4. PMID: 12773696:

"We were initially highly skeptical that differences in the concentrations of thimerosal in vaccines would have any effect on the incidence rate of neurodevelopmental disorders after childhood immunization. This study presents the first epidemiologic evidence, <u>based upon tens of millions of doses of vaccine</u> administered in the United States, that associates increasing thimerosal from vaccines with neurodevelopmental disorders.
Specifically, an analysis of the Vaccine Adverse Events Reporting System (VAERS) database showed <u>statistical increases in the incidence rate of autism</u> (relative risk [RR] = 6.0), <u>mental retardation</u> (RR

= 6.1), <u>and speech disorders</u> (RR = 2.2) <u>after thimerosal-containing diphtheria, tetanus, and acellular pertussis (DTaP) vaccines</u> in comparison with thimerosal-free DTaP vaccines" [je eigene Unterstreichung].

[66c] Bernard, S., et al.: Autism: a novel form of mercury poisoning. Med Hypotheses. 2001 Apr;56(4):462-71. PMID: 11339848:

"Autism is a syndrome characterized by impairments in social relatedness and communication, repetitive behaviors, abnormal movements, and sensory dysfunction. Recent epidemiological studies suggest that <u>autism may affect 1 in 150 US children. Exposure to mercury can cause immune, sensory, neurological, motor, and behavioral dysfunctions similar to traits defining or associated with autism, and the similarities extend to neuroanatomy, neurotransmitters, and biochemistry. Thimerosal, a preservative added to many vaccines, has become a major source of mercury in children who, within their first two years, may have received a quantity of mercury that exceeds safety guidelines</u> [e.U.]. A review of medical literature and US government data suggests that: (i) many cases of idiopathic autism are induced by early mercury exposure from thimerosal; (ii) this type of autism represents an unrecognized mercurial syndrome; and (iii) genetic and non-genetic factors establish a predisposition whereby thimerosal's adverse effects occur only in some children."

[66d] Geier, D. A, Geier, M. R.: A comparative evaluation of the effects of MMR immunization and mercury doses from thimerosal-containing childhood vaccines on the population prevalence of autism.
Med Sci Monit. 2004 Mar;10(3):PI33-9. Epub 2004 Mar 1. PMID: 14976450:

"The results of this study <u>agree with a number of previously published studies</u>. These studies have shown that there is <u>biological plausibility and epidemiological evidence showing a direct relationship between</u>

<u>increasing doses of mercury from thimerosal-containing vaccines and neurodevelopmental disorders</u>, and measles-containing vaccines and serious neurological disorders. It is recommended that thimerosal be removed from all vaccines, and additional research be undertaken to produce a MMR vaccine with an improved safety profile" [je e.U.].

[66e] Young HA, Geier DA, Geier MR: Thimerosal exposure in infants and neurodevelopmental disorders: an assessment of computerized medical records in the Vaccine Safety Datalink.
J Neurol Sci. 2008 Aug 15;271(1-2):110-8. doi: 10.1016/j. jns. 2008. 04.002. Epub 2008 May 15:

"The study evaluated possible associations between neurodevelopmental disorders (NDs) and exposure to mercury (Hg) from Thimerosal-containing vaccines … <u>A total of 278,624 subjects</u> were identified … <u>efforts should be undertaken to remove Hg from vaccines</u>" [jeweils eigene Unterstreichung].

[66f] DeSoto, C., Hitlan, R. T.: Blood Levels of Mercury Are Related to Diagnosis of Autism: A Reanalysis of an Important Data Set.
J Child Neurol 2007; 22; 1308. DOI: 10.1177/0883073807307111

[66g] Geier, D. A., et al.: A case-control study evaluating the relationship between thimerosal-containing haemophilus influenzae type b vaccine administration and the risk for a pervasive developmental disorder diagnosis in the United States.
Biol Trace Elem Res. 2015 Feb;163(1-2):28-38. doi: 10.1007/s12011-014-0169-3. Epub 2014 Nov 11. PMID: 25382662:

"Thimerosal is an organic mercury (Hg)-containing compound (49.55 % Hg by weight) historically added to many multi-dose vials of vaccine as a preservative … [T]he present study provides new epidemiological evidence of a significant relationship between increasing organic Hg exposure from Thimerosal-containing vaccines and the <u>subsequent</u>

risk of PDD [pervasive developmental disorder – fortschreitende Entwicklungsstörungen] [e.U.] diagnosis in males and females."

[66h] Geier DA, Hooker BS, Kern JK, King PG, Sykes LK, Geier MR: A dose-response relationship between organic mercury exposure from thimerosal-containing vaccines and neurodevelopmental disorders.
Int J Environ Res Public Health. 2014 Sep 5;11(9):9156-70. doi: 10.3390/ijerph110909156. PMID: 25198681:

"… [T]he present study significantly associates organic-Hg exposure from T-HBV with an increased risk of an ND diagnosis" [ND: neurodevelopmental disorder – neurologische Entwicklungsstörung; jeweils e. U.].

[66i] Mrozek-Budzyn D, Majewska R, Kieltyka A, Augustyniak M.: Neonatal exposure to Thimerosal from vaccines and child development in the first 3 years of life.
Neurotoxicol Teratol. 2012 Nov-Dec;34(6):592-7. doi: 10.1016/j.ntt. 2012.10.001. Epub 2012 Oct 13. PMID: 23069197:

"An adverse effect of neonatal TCV [Thimerosal-containing vaccine] exposure was observed for the psychomotor development index (PDI) … The overall deficit in the PDI attributable to neonatal TCV exposure measured over the course of the three-year follow-up … was significantly higher in TCV group …" [E.U.]

[66j] Westphal GA, Asgari S, Schulz TG, Bünger J, Müller M, Hallier E.: Thimerosal induces micronuclei in the cytochalasin B block micronucleus test with human lymphocytes.
Arch Toxicol. 2003 Jan;77(1):50-5. Epub 2002 Nov 6. PMID: 12491041:

Thimerosal is a widely used preservative in health care products, especially in vaccines. Due to possible adverse health effects, investigations on its metabolism and toxicity are urgently needed ...
Thus, genotoxic effects were seen even at concentrations which can occur at the injection site ...
In conclusion, thimerosal is genotoxic in the ... test with human lymphocytes. These data raise some concern on the widespread use of thimerosal" [jeweils e.U.].

[66k] Waly, M., and (multi) al.: Activation of methionine synthase by insulin-like growth factor-1 and dopamine: a target for neurodevelopmental toxins and thimerosal.
Molecular Psychiatry (2004) 9, 358-370. doi:10.1038/sj.mp.4001476
Published online 27 January 2004:

Methylation events play a critical role in the ability of growth factors to promote normal development. Neurodevelopmental toxins, such as ethanol and heavy metals, interrupt growth factor signaling, raising the possibility that they might exert adverse effects on methylation ...
The potent inhibition by ... mercury, aluminum and thimerosal suggests that it may be an important target of neurodevelopmental toxins."

IX. Gentechnisch hergestellte Impfstoffe - die Impfung gegen Ebola als Beispiel

Obwohl gentechnische Verfahren bereits umfassend in der Impfstoff-Herstellung präsent sind [1] [2] [3] [4], liegen Langzeituntersuchungen zur Sicherheit gentechnisch veränderter (Impf-)Substanzen (noch) nicht vor.

Und werden wahrscheinlich auch in absehbarer Zeit nicht verfügbar sein. Denn selbst hinsichtlich „konventioneller" Impfungen gibt es keine Langzeit-Studien [5]. Weil daran weder die Pharma-Industrie noch der Medizinisch-Industrielle Komplex (MIK) ein Interesse haben. Aus nachvollziehbaren Gründen [6].

„Aluminium in Impfstoffen ist seit Jahren stark umstritten. Dank bester Verbindungen zu den Zulassungsbehörden ließ es sich über Jahrzehnte verhindern, dass die Alu-Salze aus den Impfstoffen herausgenommen werden mussten. Doch hinter den Kulissen wurde seit Jahren erforscht, wie man ohne Aluminium auskommen kann. Dieser Ersatz ist nun gefunden: genetische Impfungen mit gentechnisch veränderten Viren, die neueste Kreation der Impfstoffentwicklung!" [7]

Ende 2014 fanden in der Schweiz die ersten Test-Impfungen gegen Ebola statt; 180 „Freiwillige" [8] ließen sich den Impfstoff in Großbritannien injizieren. Dieser enthält ein genetisch manipuliertes Adeno-Virus vom Serotyp 3 (ChAd3) [9], „das als ´Fähre´ für ein Ebola-Glykoprotein dient. Die Vakzine wird von dem britischen Pharmahersteller GlaxoSmithKline (GSK) produziert, der die Lizenz daran hält" [10].

ChAd3, ein abgeschwächtes Schimpansen-Adeno-Virus, wurde also genetisch derart verändert, dass es ein Ebola-Glykoprotein exprimiert [11].

An diesem Verfahren halten sowohl europäischen Erfinder (die mittlerweile für GlaxoSmithKline arbeiten) als auch eine US-Amerikanerin (vom NIH [National Institutes of Health]) mehrere Patente (seit 2004) [12] [13].

GSK hatte die Lizenzinhaber-Firma „im Frühjahr 2013 durch den Zukauf des italienisch-schweizerischen Biotech-Startups Okairos in seine Pipeline übernommen. Die Impfstoff-Schmiede war [ihrerseits] 2007 als Spin-off aus der US-amerikanischen Merck & Co. hervorgegangen" [10].

Obiter Dictum: *Auch hier zeigt sich, wiederum, wie Pharma-Multis, nationale und internationale Behörden (Patentämter) und willfährige „Wissenschaftler" einträchtig zusammenarbeiten. Demjenigen indes, der in dieser unheiligen Allianz nicht mitspielt (wie der Autor vorliegenden Buches), wird, in ebensolcher Eintracht und wider jegliche Logik und Vernunft, die Patentierung von Medikamenten, die Menschen in der Tat helfen könnten, verweigert [s. 14]. Ohne dass er eine Chance hätte, sich dagegen zu wehren. Denn die Streitwerte in einer rechtlichen Auseinandersetzung wären so hoch (im Multi-Millionen-Bereich), dass kein „normaler Sterblicher" auch nur ernsthaft erwägen könnte, sich auf eine Auseinandersetzung mit den Patentbehörden und dem Medizinisch-Industriellen-Komplex einzulassen.*

Ergo: Nicht nur die herrschende Geschichtsschreibung ist – so bekanntlich Karl Marx – die Geschichtsschreibung der Herrschenden, sondern auch die herrschende Wissenschaft ist – einzig und allein – die Wissenschaft der Herrschenden.

Und Freiheit der Wissenschaft ist eine Mär. Von der – ersterer, der Freiheit, nicht nur derjenigen der Wissenschaft – die Herrschenden umso öfter und eindringlicher erzählen, je mehr sie zu verbergen haben.

„Der … Impfstoff-Kandidat … erhält kein Material aus Ebola-Viren, vielmehr einen Adenovirus-Vektorimpfstoff (aus Affen), in den zwei Ebola-Gene eingefügt wurden. Es handelt sich um einen nicht vermehrungsfähigen viralen Vektor; das bedeutet, dass er in eine Zelle eindringt und die eingefügten Gensequenzen abliefert … Die eingefügten Gene produzieren [dann] ein Eiweißmolekül, auf das der Körper mit einer Immunreaktion reagiert" [15].

„Mit anderen Worten: Adenoviren aus Affen wurden gentechnisch verändert, in ihr Erbgut (DNS) wurden Teile der DNS von Ebola-Viren integriert. Diese Adenoviren entern die Zellen des Impflings. Dort sorgt die Ebola-DNS dafür, dass ein Eiweiß aus der Hülle des angeblichen Ebola-Virus produziert wird, der gesamte Prozess sorgt dann für eine heftige Immunreaktion. Wie diese Ebola-Eiweiße genau produziert werden – da sind die derzeitigen Veröffentlichungen von GSK und NIH sehr ungenau.

Auch eine Recherche in wissenschaftlichen Fachmagazinen bringt keine einheitlichen Ergebnisse: Mal produzieren die Adenoviren selbst diese Ebola-Eiweiße, mal treten diese aus den Viren aus, dann wieder regen die Viren die Zelle an, die ´Ebola-Eiweiße´ selbst herzustellen. Unser Eindruck: Die wissen zwar nicht, was sie tun, aber das [tun sie] mit aller Kraft! …

Aus den o.g. und vielen anderen Gründen warnen wir eindringlich vor der genetischen Impfung. Sie ist kein Segen für die Menschheit, sondern bedeutet eine massive Gefahr für die Erbsubstanz des Menschen, welcher sich in vollem Umfang vielleicht erst in einer späteren Generation zeigen kann!" [7]

Möchten <u>Sie</u>, dass <u>Ihre</u> Zellen – oder die Ihrer Kinder – von Viren, die ihrerseits wiederum das Erbgut von anderen, höchst pathogenen Viren (wie beispielsweise Ebola u.ä.) enthalten, „geentert" werden? Und dort wer weiß was anrichten. Möglicherweise ihr Erbgut (das der Viren und der Viren in den Viren) in Ihr Erbgut integrieren. Mit völlig unvorhersehbaren Folgen. Nicht nur für Sie. Sondern auch für Ihre Nachkommen. Über Generationen hinweg. In alle Ewigkeit.

Wenn nein, sollten Sie sich keine gentechnisch hergestellten Impfstoffe spritzen lassen. Indes: Neue Impfstoffe werden fast nur noch gentechnisch hergestellt. Vielleicht also sollten Sie sich überhaupt nicht mehr impfen lassen. Diese Entscheidung bleibt selbstverständlich Ihnen überlassen – hoffentlich kann das vorliegende Buch ein wenig zu Ihrer Entscheidung beitragen.

Weitere Ausführungen, Fußnoten und Quellen zu Kapitel IX

[1] Als erstes Bundesland empfiehlt Sachsen die neu entwickelte Impfung gegen Meningokokken vom Typ B (ab 1. Januar 2014). Hierbei handelt es sich um einen Impfstoff, der – wie bereits die Impfstoffe gegen Hepatitis B und Gebärmutterhals-Krebs – gentechnisch hergestellt wird (http://www.impfschaden.info/news55/555-s%C3%A4chsische-impfkommission-empfiehlt-meningokokken-b-impfstoff-ab-1-januar-2014.html, abgerufen am 23.06.2016):

„Novartis hat die EU-Zulassung für einen neuen Meningokokken-B Impfstoff gegen Gehirnhautentzündung erhalten. Von dem Impfstoff mit dem Namen Bexsero wird ein <u>jährlicher Umsatz von über 1 000 000 000 Schweizer Franken (800 Mio. Euro)</u> [e.U.] erwartet.

In den nächsten Monaten … wird man sehen, wie der Impfstoff vermarktet werden wird. Es wird wahrscheinlich zu Meningokokken-B-Ausbrüchen kommen, die den Ruf nach einer – jetzt endlich erhältlichen – Impfung laut werden lassen.

In der Pressemitteilung von Novartis heißt es …: Novartis arbeitet eng mit den Gesundheitsbehörden zusammen, um den schnellstmöglichen Zugang zu Bexsero zu ermöglichen" (http://www.impfschaden.info/krankheiten-impfungen/meningokokken/neue-impfung-gegen-meningokokken-b.html, abgerufen am 23.06.2016)

[2] Twinrix Erwachsene Hepatitis-A- und -B-Impfstoff.
Zusammensetzung: 1 ml (1 Dosis) enthält: Hepatitis-A-Virus 720 ELISA-Einheiten inaktiviert, gezüchtet in HDC-Kulturen (MRC 5), He-

patitis-B-Oberflächenantigen 20 µg <u>gentechnisch hergestellt in Hefe-zellen</u> [e.U.] (http://www.impfschaden.info/krankheiten-impfungen/hepatitis-b/twinrix.html, abgerufen am 23.06.2016)

[3] Twinrix Kinder Hepatitis-A- und -B-Impfstoff.
Zusammensetzung.: 0,5 ml (1 Dosis) enthält: Hepatitis-A-Virus 360 ELISA-Einheiten inaktiviert, gezüchtet in HDC-Kulturen (MRC 5), Hepatitis-B-Oberflächenantigen 10 µg <u>gentechnisch hergestellt in Hefe-zellen</u> [e.U.] (http://www.impfschaden.info/krankheiten-impfungen/hepatitis-b/twinrix.html, abgerufen am 23.06.2016)

[4] „Rotateq®:
Der im Frühjahr 06 in den USA und seit Juni 06 in Europa zugelassene Impfstoff enthält lebendes abgeschwächtes Rotavirus, das menschlich-bovinen (vom Rind stammend) Ursprungs ist (WC3-Stamm). Der Impfstoff wird gentechnisch hergestellt …
Das gentechnisch veränderte Virus vermehrt sich im Darm nicht so gut wie das Konkurrenzprodukt und muss deshalb höher dosiert werden" (http://www.impfschaden.info/krankheiten-impfungen/rotavirus/impfung.html, abgerufen am 23.06.2016)

[5] Mehr Transparenz über Impfungen, Impfen und Impfschäden. Impfstoffe,
http://www.impfschaden.info/impfungen-allgemein/impfstoffe/zusatzstoffe.html, abgerufen am 23.06.2016

[6] Huthmacher, R. A.: Die Schulmedizin – Segen oder Fluch?: Betrachtungen eines Abtrünnigen, Teil 2. BoD, Norderstedt bei Hamburg, 2016

[7] Daniel Trappitsch und Michael Leitner: Genetische Impfung: Das Trojanische Pferd der Impfstoff-Produzenten, http://info.kopp-verlag.de/medizin-und-gesundheit/was-aerzte-ihnen-nicht-erzaehlen/da-

niel-trappitsch-und-michael-leitner/genetische-impfung-das-trojani-sche-pferd-der-impfstoff-produzenten.html, veröffentlicht am 04.11. 2014 und abgerufen am 23.06.2016

[8] Heyes, J. D.: Einkommensschwache Briten lassen sich für Ta-schengeld experimentellen Ebola-Impfstoff spritzen, http://info.kopp-verlag.de/hintergruende/enthuellungen/j-d-heyes/einkommensschwa-che-briten-lassen-sich-fuer-taschengeld-experimentellen-ebola-impf-stoff-spritzen.html, veröffentlicht am 18.11. 2015 und abgerufen am 23.06.2016:

„Ein medizinisches Forschungslabor in Großbritannien sucht Testper-sonen, die sich freiwillig Ebola-Viren spritzen lassen. Das berichtet die Daily Mail. Für Sie klingt das nach einem Todesurteil? Sie würden das für kein Geld der Welt mit sich anstellen lassen? Das sehen einige einkommensschwache Briten offenbar anders. Sie meinen, die Bezah-lung sei das Risiko wert …
In einer in der Zeitung The Evening Standard platzierten Anzeige heißt es: ʹInteresse daran, der Medizinforschung bei der Suche nach einem Impfstoff gegen das Ebolavirus zu helfen und dafür bezahlt zu wer-den? Sind Sie zwischen 18 und 65 Jahre[n] alt und bei guter Gesund-heit? Wenn die Antwort JA lautet, könnten Sie geeignet sein für eine Studie für einen Ebola-Impfstoffʹ …
ʹTeil der Studie werden bis zu zwölf kurze ambulante Termine sein, für die die Teilnehmer als Entschädigung bis zu 750 Pfund erhaltenʹ, so die Zeitung. 750 Pfund entsprechen umgerechnet etwa 1060 Euro.“

Wie groß muss in unserer „Wohlstandsgesellschaft“ die Not von Men-schen sein, damit sie für 1000 € Euro ihr Leben riskieren!

[9] Daniela Peruzzi et al.: A novel Chimpanzee serotype-based ade-noviral vector as delivery tool for cancer vaccines.
Vaccine. Volume 27, Issue 9, 25 February 2009, Pages 1293-1300. doi:10.1016/j.vaccine.2008.12.051

[10] Ärzte Zeitung online vom 29.08.2014, http://www.aerztezeitung.de/medizin/krankheiten/infektionskrankheiten/haemorrhagische-fieber/article/867855/ebola-briten-amerikaner-starten-vakzin-tests.html, abgerufen am 23.06.2016

[11] Gießen, H.: Ein optimierter Code als Trick.
In: PZ Pharmazeutische Zeitung, Ausgabe 03/2007:

„Bei DNA-Impfstoffen werden Teile des Viruserbguts als Vakzine verwendet. Nackte DNA, die mindestens ein Gen enthält, das für ein virales Protein (Antigen) kodiert, wird intramuskulär injiziert. Im Muskel gelangt die Erbinformation in die Zellen und wird dort in Protein übersetzt. Das Immunsystem erkennt dieses als fremd und bildet entsprechende Antikörper."

[12] Chimpanzee adenovirus vaccine carriers. US 8216834 B2 [Nationales amerikanisches Patent].
Http://www.google.com/patents/US8216834, abgerufen am 23.06. 2016:
„The present invention provides recombinant replication-defective adenoviral vectors derived from chimpanzee adenoviruses and methods for generating recombinant adenoviruses in human E1-expressing cell lines."

[13] Chimpanzee adenoviral vector-based filovirus vaccines. WO 2011130627 A3 [Internationales Patent].
Http://www.google.com/patents/WO2011130627A3?cl=en, abgerufen am 23.06. 2016:
"This invention provides vaccines for inducing an immune response and protection against filovirus infection for use as a preventative vaccine in humans. In particular, the invention provides chimpanzee adenoviral vectors expressing filovirus proteins from different strains of Ebolavirus (EBOV) or Marburg virus (MARV)."

[14] Richard A. Huthmacher: Dein Tod war nicht umsonst: Ein Tatsachen- und Enthüllungs-Roman. BoD, Norderstedt bei Hamburg, 2014

[15] U.S. Department of Health and Human Services. National Institute of Allergy and Infectious Diseases [NIAID]:
NIAID Role in Ebola and Marburg Research,
http://www.niaid.nih.gov/topics/ebolaMarburg/research/Pages/default.aspx, abgerufen am 23.06. 2016

X. Sinn oder Unsinn von Impfungen: „Aufklärung ist der Ausgang des Menschen aus seiner selbstverschuldeten Unmündigkeit"

Schon ein Zeitgenosse nannte **Edward Jenner**, den „Vater" der Pockenimpfung, „einen frechen Charlatan" [1]. Bezeichnenderweise verstarben in Österreich gegen Mitte des 19. Jahrhunderts 5 Prozent aller Pocken-Impflinge; weitere 10 Prozent wurden durch die Impfung blind, taub, waren verunstaltet oder schwer behindert [2].

Die Nebenwirkungen der Pocken-Impfung waren offensichtlich und offensichtlich gewaltig, deren Wirkung indes war mehr als fraglich. Retrospektiv gilt festzuhalten, dass gleichwohl eine weltweite Pocken-Impf-Industrie aufgebaut wurde – auf ganzen vier(!) Fällen eines (jedenfalls behaupteten) Impferfolgs [3]!

Und mehr noch: „Nach den Pockenimpfaktionen ab 1801 traten regelrechte Epidemien auf. Sie verschwanden erst, als in den 1970er Jahren die flächendeckenden Zwangsimpfungen eingestellt wurden" [4]. Lag die Verbreitung der Pocken zu Beginn des 19. Jahrhunderts bei lediglich 5 Prozent der Bevölkerung, so stieg sie bis Mitte des Jahrhunderts auf über 60 Prozent [5]. Offensichtlich führten die Impfungen nicht zu einer geringeren, vielmehr zu einer erhöhten Zahl von Inzidenzen (Neuerkrankungen).

Gleichwohl: Bereits 1807 wurde in Hessen, 1816 wurde in Bayern die (Pocken-)Impfpflicht eingeführt. Der Erfolg blieb aus. Im Gegenteil:

Auch die Geimpften erkrankten an Pocken. Und weil jeder dieser Geimpften ein Infektionsträger war, schnellten die Pockenerkrankungen in die Höhe – überall dort, wo man geimpft hatte. Allein in London starben 25.000 Menschen mehr an den Blattern als vor Einführung der Pocken-Impfung.

Was indes nicht daran hinderte, 1874 die Pocken-Impfpflicht für (das zwischenzeitlich zum 2. Reich „geeinte") Deutschland einzuführen; und, nur ein Jahr später, die gesetzliche Pflicht zu einer zweiten Impfung (im 12. Lebensjahr) [6] [7].

Nichtsdestoweniger traten auch in Deutschland immer wieder die Pocken auf, selbst (noch) nach dem 2. Weltkrieg: „Der Skandal bei diesen Pockenerkrankungen (1961-72) ist, dass die Schulmedizin die Öffentlichkeit nicht darüber in Kenntnis setzte, dass die meisten erkrankten Personen erst durch die Impfung während der Inkubationszeit (in der sie Kontakt zu den einschleppenden Patienten hatten) die Pocken bekamen!" [6]

Maßgeblich für die Zurückdrängung der Pocken und deren Verschwinden in den 1970-er und 1980-er Jahren war jedenfalls nicht die Pocken-Impfung. Vielmehr die drastische, weltweite Verbesserung der humanökologischen Bedingungen, d.h. der Lebensumstände der Menschen, namentlich der hygienischen Bedingungen, unter denen sie leben (müssen).

Übereinstimmend mit (dem zum Lebensende hin reuigen) Jenner ist deshalb fragend festzuhalten: „Ich weiß nicht …, ob ich nicht doch einen furchtbaren Fehler gemacht und etwas Ungeheuerliches geschaffen habe" [8].

In der Tat: etwas Ungeheuerliches – Impfungen; nicht nur die gegen Pocken.

Auch **Louis Pasteur** nahm es, ähnlich Jenner, nicht so genau mit der Wahrheit; wohlweislich wies er seine Familie an, seine Labor-Tagebücher posthum niemandem zugänglich zu machen [9].

Gleichwohl entlarvten ihn diese – knapp hundert Jahre nach seinem Ableben – als skrupellosen Betrüger: „Besonders negative Versuchsergebnisse hatte er [Pasteur] nur in seine Tagebücher eingetragen, die veröffentlichten Daten dagegen frisiert und manchmal – wie bei seinen spektakulären Impf-Experimenten – bewusst gelogen" [10].

Berühmt wurde Pasteur u.a. durch die Tollwut-„Impfung", (nach der Pocken-„Impfung) die zweite „Schutz"-Impfung überhaupt.

Indes: Einzig und allein mit dem Fall Meister konnte Pasteur die (angebliche) Wirksamkeit seiner Impfung gegen die Tollwut „belegen":

Ein neunjähriger Bub, eben jener Josef Meister, der achtundvierzig Stunden zuvor von einem – wie behauptet, jedoch nie bewiesen – tollwütigen Hund gebissen worden war, kam im Juli 1885 in Pasteurs Obhut; dieser (Chemiker, nicht Arzt) ließ den Bub mit einem Impfstoff impfen, den er aus dem getrockneten Rückenmark von Kaninchen entwickelt hatte.

„Der Junge", so Pasteur in seinem Tagebuch, „blieb gesund." Wohlgemerkt: Er *blieb* gesund. Ob er denn je (an Tollwut) erkrankt wäre, ob der Hund, der ihn gebissen hatte, überhaupt Tollwut hatte, ist bis heute ungeklärt [11] [12]. „Durch diesen einzigen und alleinigen Fall wurde Pasteur berühmt und die Tollwutimpfung wurde in das Repertoire der Impfungen aufgenommen und bis heute nicht hinterfragt" [13].

Merkwürdig indes, dass zwei Männer von demselben Hund wie der Bub gebissen, jedoch nicht geimpft wurden. Und dennoch nicht erkrankten. Obwohl – so die Lehrmeinung – jede unbehandelte Tollwut-Infektion, immer und ohne Ausnahme, zum Tod des Infizierten führt.

Robert Koch gehört – wie Jenner und Pasteur – ebenfalls zu den Impf-Pionieren; er stand den beiden, jedenfalls in Sachen Betrug, in Nichts nach.

Geheimnistuerisch verkündete er, Koch (1890), er habe ein Wundermittel gegen Tuberkulose entwickelt. Anfänglicher Euphorie folgte bald die Ernüchterung. Denn das „Wundermittel" Tuberkulin versagte „grandios", die mit ihm behandelten Patienten starben wie die Fliegen. Und das, was Koch als Wundermittel angepriesen hatte, waren lediglich durch Hitze abgetötete Bazillen:

„… Virchow wies nach, daß sich bei Leichen frische Tuberkel an der Injektionsstelle nachweisen ließen, was Kochs Geheimmittel nicht nur als unwirksam auswies, sondern sogar fürchten ließ, daß Tuberkulin den schwelenden Krankheitsprozeß anheizen konnte. Eine Woche nach diesem Donnerschlag sah sich Koch widerwillig genötigt, sein Geheimrezept offenzulegen. Er verstärkte damit die Enttäuschung, der innovative Zauber der Medizin verflog, weil es sich bei dem Kochschen Heilmittel lediglich um ein wenig definiertes Extrakt aus Tuberkeln handelte …

Böse Zungen behaupteten nun sogar, der Verdacht liege nahe, daß man insbesondere leichte Fälle, die sonst gar nicht als behandlungsbedürftig eingestuft worden wären, ´geheilt´ habe" [14].

Gleichwohl erhielt Koch 1905 den Nobelpreis für Medizin. Für seine Tuberkulose-Forschung. Koch hatte deshalb kein schlechtes Gewissen. Er sei vielmehr verstimmt gewesen, dass sein Schüler Emil von Behring noch vor ihm und als erster überhaupt mit diesem höchsten Forschungs-Preis (für Lügner und Betrüger: quod esset demonstrandum et demonstrandum est – sed alibi) ausgezeichnet worden war.

Bezüglich **Impfbetrug heute** seien zwei Zeitungsartikel angeführt, ersterer einem „Verschwörungsblatt" (Kopp Online), letzterer dem „seriösen" Mainstream-Medium „Neue Zürcher Zeitung" entnommen:

„Wissenschaftlicher Betrug ist in der Impfstoffindustrie so alltäglich, dass er beinahe das voreingestellte Geschäftsmodell darstellt. Die Wahrheit ist, dass die meisten Impfstoffe nicht wirken; um sie also wirksam erscheinen zu lassen, mischen Forscher regelmäßig Antikörper in Blutproben geimpfter Testpersonen, damit es so aussieht, als habe der Impfstoff dem Körper geholfen, diese Antikörper zu bilden.

Genau das macht Merck nach Aussagen von Virologen, die früher für das Unternehmen tätig waren, mit MMR[Masern, Mumps, Röteln]-Impfstoffen. Die Virologen haben bei der Regierung in Washington eine Beschwerde nach dem False Claims Act eingereicht. Das besagte Vorgehen erklärt auch, warum 97 Prozent der Kinder, die sich mit Masern oder Mumps anstecken, schon gegen Masern und Mumps geimpft waren" [15].

Und weiterhin die „Neue Zürcher Zeitung": „Man hat den Schutz durch das Impfen stets überbewertet … Die Kindersterblichkeit blieb nach den Impfungen insgesamt gleich. Und der Rückgang der Infektionskrankheiten zwischen 1840 und 1970 (in England und Wales) erfolgte die ganze Zeit stetig – Impfungen brachten keine Veränderung in diesen fast linearen Trend. Masern ihrerseits haben bei uns kaum je zu Sterbefällen geführt, anders als in Drittweltländern. Komplikationen sind somit nicht Folge des Virus´, sondern der geschwächten Widerstandskräfte des Wirts unter prekären Verhältnissen.

Die Spanische Grippe 1918 grassierte am Ende des Ersten Weltkriegs, der die Menschen geschwächt hatte; nur dadurch sieht dieses Virus bei oberflächlichem Blick besonders gefährlich aus und konnte als falsches Argument für die Schweinegrippe-Hysterie dienen …

Nur 10 Prozent der Impfstudien zeigen eine genügende methodische Qualität. Befürchtungstheorie, Angstmacherei und theoretische Hochrechnungen der erhofften medizinischen Segnungen statt Zurückhaltung bestimmen das heutige Bewusstsein.

Der naheliegende Schluss, dass der reale Immunschutz praktisch nur durch unspezifische Abwehrkräfte erfolgt, die sich nicht im Labor messen lassen wie Antikörper, überfordert heute das Instrumentarium einer etwas laborgläubigen Medizin noch – oder wie Kant gesagt hat: ´Aufklärung ist der Ausgang des Menschen aus seiner selbstverschuldeten Unmündigkeit´" [16].

Infolge vielfältiger, z. T. hochkomplexer Abhängigkeiten von den Big-Playern des MIK (Medizinisch-Industriellen Komplexes) ist es als geradezu sensationell zu werten, dass ein „Mainstream-Medium" wie die Süddeutsche Zeitung titelt:

„Die Pharmaindustrie ist schlimmer als die Mafia" [17]. Und weiter ausführt: „Wir brauchen eine Revolution im Gesundheitswesen: Unabhängige Medikamenten-Tests, für die die Industrie weiterhin zahlen könnte. Sonst sollte sie absolut nichts damit zu tun haben. Alle Studiendaten müssen offengelegt werden – auch negative Ergebnisse. Als Ärzte müssen wir beginnen, Nein zu sagen zum Geld und zu anderen Gefälligkeiten der Pharmaindustrie."

Deshalb ist zu fordern [18]:

„Bei einer Maßnahme wie dem Impfen, die ja 100 Prozent aller gesunden Kinder empfohlen wird, muss gesichert sein, dass diese nach dem Impftermin ebenso gesund sind wie zuvor. Und dafür ist es notwendig, auch seltenen Risiken nachzugehen und sie vorurteilsfrei zu prüfen.

Die gegenwärtige Tendenz, gar keine wissenschaftliche Diskussion zuzulassen, als wäre das Impfwesen die ´heilige Kuh´ der Wissenschaft", ist ebenso unwissenschaftlich wie verhängnisvoll."

Gleichwohl gilt – leider Gottes – festzuhalten [19]:

„Der Impf-Mythos ist der am meisten verbreitete Aberglauben, den die moderne Medizin … uns [aufzwingt] …, obwohl es nie den kleinsten wissenschaftlichen Beweis [für die Wirksamkeit von Impfungen] … gab … Die meisten Kinderärzte, die wir in Italien und Frankreich kennen, impfen ihre eigenen Kinder nicht, obwohl sie es nicht vermeiden können, ihre Patientenkinder zu impfen, wenn sie nicht ihre Arztzulassung verlieren wollen." (S. hierzu den Exkurs: Über den Umgang mit impfkritischen Ärzten [S. 44-47].)

Die US-Gesundheitsbehörde CDC (Center for Disease Control) wusste offensichtlich, dass MMR(Masen-Mumps-Röteln)-Impfungen (die gezielt schwarzen Babys verabreicht wurden) Autismus verursachen. Zwölf Jahre lang wurden die Fakten vertuscht, wurde die Impfgewalt gegen Schwarze verschleiert.

Diesen Umstand kann man nur als kriminelle Verschwörung mit staatlicher Beteiligung bezeichnen.

Erst durch Whistleblower, denen der Schutz öffentlicher Gesundheit und wissenschaftlicher Integrität wichtiger erschien als die Profite der Impfstoff-Hersteller, gelangten einschlägige Informationen an die Öffentlichkeit.

Für ihre Dienstbarkeit wurden die „Wissenschaftler", die konspirierten und bewusst die Öffentlichkeit über die Impfung und deren Folgen betrogen, mit lukrativen Jobs beim Impfstoffhersteller und mit der ebenso angesehenen wie begehrten Auszeichnung des „Autism Public Health

Response Teams" des US-Gesundheitsministeriums belohnt; die Whistleblower wurden gemaßregelt und bestraft.

„So laufen die Dinge bei der CDC: Man unterdrückt die Wissenschaft, bestraft jeden Wissenschaftler, der etwas sagt, begeht massiven Betrug und veranstaltet dann eine Preisverleihung für diejenigen, die den Mund halten" [20].

Zutreffend merkt … Peter Sloterdijk an [21]: „Was früher Hochstapelei hieß, nennt sich heute Expertentum … Ohne akademische Ausbildung kann man … nicht einmal mehr Schwindler werden."

Und Viktor Schauberger, genialer Erfinder „Freier-Energie"-Maschinen, führt aus: „Die … Wissenschaft und … ihre Anhängsel sind … ein Haufen Diebe, die … wie Marionetten an Fäden hängen und nach jeder Melodie tanzen …, die ihre … Sklavenmeister als notwendig erachten" [22].

Welche Rollen spielen Viren für das Auftreten von (vermeintlichen Infektions-)**Krankheiten**? Und: **Wie lassen sich Viren** (beispielsweise Pocken- oder Tollwut-Viren) **überhaupt nachweisen**?

1) Aus menschlichem Gewebe isolierte Viren müssen elektronenmikroskopischen Aufnahmen, die zuvor in Zellen, Zellkulturen und dergleichen gemacht wurden, exakt entsprechen; oftmals werden – namentlich in Krebsgewebe, aber auch spontan in Zellkulturen entstehende – Zell-Partikel mit Viren verwechselt.

2) Die Virus-Eiweiße, welche die Virus-Hülle bilden und das genetische Material des Virus´ umhüllen, müssen elektrophoretisch getrennt und fotographisch dokumentiert werden.

3) Die gleiche elektrophoretische Trennung und fotographische Dokumentation muss auch für die genetische Substanz der Viren (DNA oder RNA) erfolgen.

Nur dann, wenn vorgenannte Punkte 1) bis 3) erfüllt sind, kann ein Virus als zweifelsfrei nachgewiesen gelten. Und genau dieser Nachweis wurde für HIV-, Masern- und Mumps-Viren, für Pocken- und Influenza-Viren, für Ebola- und Herpes-Viren, auch für Polio-, Hepatitis-B- und viele, viele andere Viren – bis dato und nur beispielsweise – eben <u>nicht</u> geführt.

Hinzu kommt: Erst in den 1970er Jahren wurden die biochemischen Methoden entwickelt, mit denen man die Eiweiße der Virus-Hüllproteine (s. Pkt. 2 zuvor) und die Nukleinsäuren (DNA oder RNA) der Viren-Kernsubstanz (s. Pkt. 3 zuvor) nachweisen konnte. Insofern ist es schlichtweg als Betrug zu werten, dass die WHO zwar 1971 benannte Nachweis-Kriterien definierte, diese selbst anzuwenden jedoch außer Stande war. Aber gleichwohl die Existenz beispielsweise von Pocken-Viren behauptete. Allein auf Grund des Fleckig- und Blasig-Werdens sowie Absterbens der Chorioallantois-Membran (vermeintlich) mit Pocken-Viren infizierter und bebrüteter Hühnereier.

Man lasse sich auch nicht durch die bunten Bilder von (angeblichen) elektronenmikroskopischen Aufnahmen von Viren täuschen, wie diese, die bunten Bilder, in einschlägigen Publikationen und Lehrbüchern zu finden sind: Allein der Umstand, dass die Bildchen bunt sind, beweist, dass es sich nicht um Elektronen-Mikroskop-Aufnahmen handeln kann; denn letztere sind immer schwarz-weiß.

„Zusammenfassend muss gesagt werden, dass es sich bei diesen Fotos um gezielten Betrugsversuch der beteiligten Behörden, Forscher und Mediziner handelt, wenn diese behaupten, dass es sich … um

Viren, zudem um isolierte Viren handelt. Inwieweit die beteiligten Journalisten und Lehrbuchautoren absichtlich oder nur grob-fahrlässig an diesem Betrug mitarbeiten, entzieht sich meiner Kenntnis …

[Dadurch] wird verschleiert, dass aufgrund der betrügerischen Infektionsbehauptungen heute massenhaft geimpft, geschädigt, verletzt, getötet und gemordet wird …

Viren wurden von Anfang an als scheinschlüssige Erklärung für Impfschäden, aber auch für die Folgen von extremer Armut, [von] Hunger [und] Vertreibung, [von] Vergiftung und Totschlag herangezogen, wie dies z.B. im Lehrbuch von Luhmann (1995) über das erstmalige Auftauchen des Krankheitsbildes ´Hepatitis-B´ beschrieben ist. Welches [das Krankheitsbild] zuerst 1885 in Folge von Pockenimpfungen und erneut 1938, als es schon wieder vergessen war, in Folge von Masern-Impfungen beschrieben wurde" [23].

Simpel formuliert: Den Menschen geht es schlecht (auf Grund ihrer human-ökologischen Bedingungen, will heißen infolge Armut, Hunger, Krieg und Not), sie erkranken, weil ihr Immunsystem infolgedessen – und ggf. auch aufgrund von Massenimpfungen, s. die sog. Spanische Grippe [24] – darnieder liegt, es entstehen Endemien, Epidemien, Pandemien; Schuld indes sind „die Viren".

Man impft flächendeckend, um vor eben diesen „bösen" Viren zu schützen; die Menschen erkranken, namentlich infolge der für einen Impf-„Erfolg" maßgeblichen Adjuvantien (Hilfsstoffe), welche den Impfstoffen zugesetzten werden (müssen, damit überhaupt eine Impfreaktion in Form von Impf-Antikörpern nachweisbar ist). Schuld indes sind wiederum „die Viren", von denen man nicht einmal weiß, ob sie tatsächlich existieren oder ob es sich nicht nur um eine bloße Fiktion handelt.

Durch die flächendeckenden Impfungen wird das Immunsystem der Geimpften oft so schwer geschädigt, dass Erkrankungen wie beispielsweise Krebs, aber auch neue „Seuchen" (s. zuvor Luhmann) begünstigt, befördert, geradezu heraufbeschworen werden – Schuld indes (beispielsweise für das Auftreten von Krebserkrankungen) sind einzig und allein „die bösen Viren".

Derart schafft man sich ein Perpetuum mobile, das einerseits eine ganze „Wissenschaft" befeuert und die Interessen der Pharmakonzerne betreibt, andererseits ablenkt von den wahren Ursachen menschlicher Krankheiten, welche da sind die physische und psychische Not der Menschen.

Tatsächlich geht es hier nicht um „Verschwörungstheorien", sondern um eine hoch-komplexe Gemengelage und „eine Mischung aus vielen Einflussfaktoren, zu denen die Gewinninteressen der Pharmaindustrie zählen genau wie eine geistige Konditionierung auf eine Mikroben- und besonders auch Virus-Phobie, die nunmehr seit rund 150 Jahren andauert – und der man sich als heute lebender Mensch nur schwer entziehen kann.

Als Folge davon hat sich in den Köpfen die Vorstellung festgesetzt, Bakterien, Pilze und Viren seien die primären Ursachen von Krankheiten. Doch dabei wird allzu oft ausgeblendet, dass sich krankmachende Bakterien und Pilze erst dann vermehren, wenn Bedingungen gegeben sind, die durch Faktoren wie Drogen- und Medikamentenkonsum, Fehlernährung oder Gifte wie Pestizide geschaffen werden.

Bei Viren wie HPV oder HIV besteht … wiederum das grundsätzliche Problem, dass nicht nur das Nobelpreiskomitee keine Studie vorlegen kann, die belegt, dass das, was als HPV oder HIV bezeichnet wird, wirklich [auch] HPV bzw. HIV ist" [25].

Wohlgemerkt: In allen (wissenschaftlichen) Publikationen, welche (vermeintlich) pathogene (krankmachende) Viren zum Gegenstand haben, wird der Virus-Nachweis nicht direkt (s. Punkte 1 – 3 eines Virus-Nachweises zuvor), vielmehr in-direkt, durch Nachweis eines Proteins, eines DNA-Stücks und dergleichen mehr geführt [26] [27].

Wobei zu bedenken gilt [28]: „Erbgut – der Mensch ist zur Hälfte eine Banane … Wie viel Schimpanse steckt in uns allen? Oder wie viel Banane? Dass die Menschen 98,5 Prozent ihres Erbgutes mit den Schimpansen teilen", ist nicht unbedingt überraschend. „Dass es bei der Banane aber immerhin 50 Prozent sind, das schon."

Ergo: Was als vermeintliche Viren-DNA zum Nachweis eben dieser Viren isoliert wird, kann die (mit menschlicher, tierischer, sonstiger DNA in weiten Sequenzen übereinstimmende) DNA von Wer-weiß-Was sein; denn DNA besteht immer aus Adenin, Thymin, Cytosin und Guanin, ist nicht spezifisch. Spezifisch für einen Menschen, eine Pflanze, ein Tier, auch für Viren ist nur die exakte Abfolge der jeweiligen, einschlägigen Aminosäure-Sequenzen. (Jedenfalls zu einem definierten Zeitpunkt; über diesen Zeitpunkt hinaus ist der genetische Code durchaus nicht fix, vielmehr fließend – s. hierzu auch Seite 61 ff.)

Solch indirekte „Nachweise" von Viren beweisen mithin alles und nichts. Und es wird zu einem reinen Vabanque-Spiel, wann, wo und von wem welche Grenzwerte festgelegt wurden (unterhalb resp. oberhalb derer beispielsweise genügend DNA-Bruchstücke resp. -Sequenzen vorliegen [sollen], um das Vorhandensein bestimmter Viren zu beweisen).

Zu einem Vabanque-Spiel, ob ein Labor einen Probanden beispielsweise als HIV-infiziert oder ob ein anderes ihn als gesund bezeichnet. Mit allen sich daraus ergebenden Konsequenzen!

Weiterhin gilt zu bedenken [29]: Erbanlagen, der genetische Code, die DNA sind in ständigem Wechsel begriffen – nicht nur beim Menschen, sondern in allen lebenden Organismen. Insofern lassen sich – grosso modo – die Ausführungen über den genetischen Fluss (s. S. 61 ff.) auch auf den Nachweis von Viren, deren DNA-Sequenzen und -Variabilität, deren genetische Plastizität übertragen – πάντα ῥεῖ, alles fließt.

Welcher Umstand die exakte Definition (vermeintlich) charakteristischer DNA-Sequenzen und deren serologischen Nachweis auch nicht gerade erleichtert und die Freiheitsgrade im Viren-Nachweis-Vabanque-Spiel nochmals erhöht.

Summa summarum stellt sich – in medizinischer Praxis und Lebenswirklichkeit – somit weniger die Frage, ob Viren Krankheiten verursachen (können), vielmehr die, ob es die Impfungen (gegen eben diese Viren, aber auch gegen sonstige Erreger) sind, die uns krankmachen!

Mithin sind (angeblich) an einer Infektionskrankheit verstorbene Kinder für Impfbefürworter „ein gefundenes Fressen". Denn anhand solch öffentlichkeitswirksamer Fälle lässt sich eine Impf-Hysterie entfachen und eine massive **Impfpropaganda** – bis hin zur Forderung nach einer allgemeinen, strafbewehrten Impfpflicht – betreiben [30].

Man beklagt mit großer Medienpräsenz eine allgemeine Impfmüdigkeit, die für die Krankheitsausbrüche verantwortlich sein soll; in Kindergärten und Schulen werden impfunwillige Eltern und deren Kinder gemobbt; und die Pharmaindustrie hofft auf satte Gewinne.

Panikmache, Hetze und zielgerichtete Indoktrination werden in den Medien bis zum Äußersten getrieben, Politiker und Ärzte helfen bereitwillig:

In der Tat wurde, wesentlich befördert durch einen (einzigen, angeblichen!) Masern-Todesfall, am 18.06.2015 ein „Präventionsgesetz" verabschiedet; demzufolge [31] sind künftig bei allen Routine-Untersuchungen Impfstatus und Impfschutz zu prüfen (sowohl bei Kindern und Jugendlichen als auch bei Erwachsenen); bei Aufnahme eines Kindes in eine Kita ist die Bescheinigung einer ärztlichen Impfberatung vorzulegen; bei Auftreten von Masern in einer Gemeinschaftseinrichtung (Kita, Hort, Schule) können ungeimpfte Kinder ausgeschlossen werden. „Medizinische Einrichtungen dürfen die Einstellung von Beschäftigten vom Bestehen eines erforderlichen Impf- und Immunschutzes abhängig machen" [ebd.].

Mit anderen Worten: Jeder Arzt, jede Sprechstundenhilfe, jede Krankenschwester, jeder Pfleger, jeder Physiotherapeut, jeder im Gesundheitswesen Beschäftigte kann künftig gezwungen werden, sich zwangsimpfen zu lassen. Es sei denn, er verzichtet auf eine entsprechende Anstellung. Wenn er sich dies leisten kann. Nach dem alten Motto: **Und bist du nicht willig, gebrauch ich Gewalt**.

Ein „Präventionsgesetz" aufgrund eines einzigen Todesfalls, angeblich – s. Kapitel V: Über den Umgang mit der Wahrheit. Oder: Die Impflüge. Am Beispiel von Masern und Masern-Impfung – infolge von Masern!

„Wenn Sie mich noch vor einem Jahr gefragt hätten, ob ich glaube, dass eine Impfpflicht kommt, hätte ich dies verneint. Begründet hätte ich es damit, dass sie nicht wirklich im Interesse der Hersteller liegt, denn eine Impfpflicht führt zwangsläufig zu einer Mobilisierung der impfkritischen Bevölkerung …

Doch dann kam der angebliche Maserntodesfall eines kleinen Jungen in Berlin, der von einer bis dahin beispiellosen Medienkampagne und Hetze gegen impfkritische Eltern begleitet war. Dieser eine Todesfall, der aus meiner Sicht in Wahrheit die Folge (schul-)medizinischer

Kunstfehler darstellt, führte schließlich dazu, dass die Regierungskoalition in einer Nacht-und-Nebel-Aktion mit dem Präventionsgesetz eine enorme Verschärfung des Impfmobbings in Deutschland beschloss. Künftig dürfen zum Beispiel alle ungeimpften Schüler bei jedem Masern-(Verdachts-)Fall von der Schule verwiesen werden, völlig unabhängig davon, ob sie wirklich Kontakt hatten oder nicht.

Und nun hat auch noch der Bundesparteitag der CDU auf Antrag der Jungen Union die Einführung einer allgemeinen Impfpflicht befürwortet. Auch aus Reihen der SPD fordern führende Politiker die Impfpflicht. Wenn Sie mich also heute fragen, ob die Impfpflicht kommt, muss ich Ihnen leider sagen, dass ich dies jetzt durchaus für möglich halte. Selbst dann, wenn es wegen der juristischen Hürden nicht zu einer regulären Impfpflicht kommt, wird es mit großer Wahrscheinlichkeit eine weitere Verschärfung des Impfmobbings geben. Willkommen im Jahr des Impfwahns" [31a].

Und dies alles, obwohl „die **Wirksamkeit der Masernimpfung … nur ein Mythos** [ist] [e. U.] …

Der entscheidende Faktor für den Rückgang [der Masern] seit 1900 dürfte die Überwindung des Hungers und die Verfügbarkeit frischer Lebensmittel auch gegen Ende des Winters sein: Zu dieser Zeit litten die meisten Bevölkerungen in unseren Breiten unter einem Mangel an Vitamin A und zu dieser Zeit waren die Masernwellen seit jeher am stärksten. Die Weltgesundheitsbehörde WHO empfiehlt insbesondere auf dem immer noch an Hunger leidenden Kontinent Afrika zur Vorsorge und zur Behandlung der Masern die hochdosierte Gabe von Vitamin A …

Eine Alternative zur Impfung steht also schon lange zur Verfügung. Doch diese Information scheint bei den zuständigen Behörden … noch nicht angekommen zu sein" [32].

Literaturangaben zufolge liegt die Masernsterblichkeit in entwickelten Ländern bei < 0,05 % [33]; das Robert-Koch-Institut ging 2010 [34] noch von einer Sterblichkeit bei Masern von 1:10.000 bis 1:20.000 Fällen aus; 2015 gibt dasselbe Institut eine Mortalität von 1:1.000 an [35] – eine Verzehn- bis Verzwanzigfachung in 5 Jahren? „Ich traue keiner Statistik, die ich nicht selbst gefälscht habe", würde Churchill wohl kommentieren.

Jedenfalls sind Masern eine typische Erkrankung des Kleinkind-Alters; bei einer hohen Durchimpfungsrate der Bevölkerung indes kommt es zu einer vermehrten Infektion von Säuglingen einerseits und Jugendlichen und Erwachsenen (Nichtgeimpften und Impfversagern) andererseits [34] [36]; 2014 waren laut Robert-Koch-Institut über 60 Prozent (!) an Masern Erkrankter Jugendliche und Erwachsene [35]. Sowohl Säuglinge als auch Jugendliche/Erwachsene haben ein deutlich erhöhtes Komplikations-Risiko im Falle einer Masern-Erkrankung [37] [38]. Folgerichtig wird die Zahl der Masernfälle, die eine stationäre Behandlung erfordern, immer größer und hat sich von 2001 bis 2012 (von 9 auf 25 %) fast verdreifacht [36].

Mit anderen Worten: Eine große Durchimpfungsrate führt nicht zum Verschwinden der Masern, indes zu einer deutlich gestiegenen Komplikationsrate; „da als unmittelbare Folge der Masernimpfpolitik zunehmend mehr junge Mütter nicht mehr selbst Masern durchlebten, sondern nur mehr geimpft sind, geben diese an ihre Neugeborenen einen wesentliche schlechteren Nestschutz gegen Masern weiter ... Zusätzlich fehlt sowohl den im Kindesalter Erkrankten als auch den Geimpften die natürliche ´Auffrischung´ ihrer Immunität durch Kontakt mit Wildmasern ... Die daraus resultierende höhere Empfänglichkeit von Säuglingen gegen Masern wäre mithin eine unmittelbare Folge der Impfstrategie zur ´Ausrottung´ der Erkrankung" [39].

Die **Wirkung von Impfungen** ist folglich **mehr als fraglich**, deren **Risiken und Nebenwirkungen** indes sind **gewaltig**:

Bei jeder Impfung werden – meist eiweißhaltige – Fremdstoffe in den Körper eingebracht; dieser Umstand allein beinhaltet eine Reihe von Risiken [40] wie z.B. die Verletzung von Nerven oder Blutgefäßen (bei der üblichen intramuskulären Applikation), und es kann, beispielsweise, ebenso zu Blutungen wie zu sensiblen oder motorischen Lähmungen kommen.

An der Einstichstelle selbst sind Infektionen möglich, die zur Bildung eines Abszesses führen können; bisweilen treten auch akute allergische Reaktionen auf (bis hin zum lebensbedrohlichen anaphylaktischen Schock) [a.a.O.].

Häufig kommt es nach Impfungen zu unspezifischen Allgemein- und Krankheitssymptomen [41] (wie subfebrile Temperatur, Kopf- und Gliederschmerzen, Abgeschlagenheit, Appetitlosigkeit, Übelkeit, Erbrechen und Durchfall).

Darüber hinaus haftet allen Impfungen das Risiko spezifischer Nebenwirkungen an; im Folgenden nur eine kleine Auswahl derselben [42-63]:

Asthma, Allergien, Neurodermitis, Abwehrschwäche des Immunsystems (namentlich Erkältungen sowie Mandel- und Mittelohrentzündungen), Sprachstörungen, Verhaltensstörungen, ADHS (Aufmerksamkeits-Defizit-Hyperaktivitäts-Syndrom), Unruhe, ebenso chronische Müdigkeit, Depressionen, Bettnässen, Schlafstörungen, Wachstumsstillstand, Entwicklungsrückstand, Diabetes mellitus (Typ I), Diabetes insipidus, Schrilles Schreien (Mark und Bein durchdringend), HHE (Hypotone hyporesponsive Episoden; viele Kinder sind später aufs schwerste behindert), SIDS (Suden-Infant-Death-Syndrom – Plötzlicher Kindstod), Atemstillstand, oft verbunden mit HHE (s. zuvor),

Krampfanfälle, epileptische Anfälle, Nervenschäden (beispielsweise Lähmungen an Armen, Beinen oder auch am ganzen Körper), Nieren-schäden, Autoimmunerkrankungen, z. B. Multiple Sklerose, Meningitis (Hirnhautentzündung), Encephalitis (Entzündung des Gehirns), Guil-lain-Barré-Syndrom (Idiopathische Polyneuritis der spinalen Nerven-wurzeln und peripheren Nerven), Lähmungen/Non-Polio-akute-schlaffe-Lähmungen (NPAFP), Autismus, Narkolepsie.

Insgesamt wurden (allein) in den USA von 1990 – 2010 145.000 Todesfälle nach Impfungen festgestellt [64].

Auch **Inhaltsstoffe und Herstellung von Impfstoffen fördern nicht gerade das Vertrauen in deren Unbedenklichkeit:**

Zu Zeiten Jenners wurde der Pockenimpfstoff auf der Haut von Wai-senkindern gezüchtet. In Folge ging man dazu über, Impflymphe auf (der Haut von) Kälbern zu züchten. Dazu machte man auf deren Bauch Hunderte von Schnitten, in die man die Vakzine einbrachte; die Kälber produzierten literweise Eiter, aus dem man dann die Impflym-phe als Impfstoff-Grundlage gewann [42].

Heutzutage sind die Herstellungsverfahren von Impfstoffen nicht we-niger abstrus. Die Impfstoff-Produktion und die Bestandteile von Impf-stoffen [65-76] sind – auch heute noch – nichts für zarte Gemüter; die Herstellung der Impfstoffe erfolgt z. B. auf (z.T. verkrebsten) Tierorga-nen (wie Haut, Hoden, Nieren, Gehirn oder Blut) oder in Tierprodukten (z.B. Hühnereiern). Zudem werden viele Impfstoffe mittlerweile gen-technisch erzeugt – mit all den sich daraus ergebenden und hinläng-lich bekannten Gefahren bei Einbringung in den menschlichen Orga-nismus.

„Das National Vaccine Information Center (NVIC), eine nicht profitorientierte US-Organisation zur Impfsicherheit, führte vor kurzem ein unabhängiges Review (Überprüfung bisheriger wissenschaftlicher Ergebnisse) zu den Inhaltsstoffen von Kinderimpfstoffen durch …

Dabei fanden die Wissenschaftler heraus, dass viele **Impfpräparate mit Substanzen versetzt** sind, **die bei den allermeisten Eltern einen regelrechten Schock auslösen** [e.U.] würden – wenn sie davon wüssten …

So geht aus den Beipackzetteln dieser Impfstoffe hervor, dass darin fragwürdige Substanzen enthalten sein können wie zum Beispiel menschliches Blut, Proteine aus Zellen, die von abgetriebenen Föten abstammen und sogar gentechnisch verändertes Albumin (eine Eiweißart) menschlichen Ursprungs …

Bereits im Jahre 1966 extrahierten Wissenschaftler Lungengewebe eines nach 14 Schwangerschaftswochen abgetriebenen Babys und entwickelten aus dieser Gewebeprobe eine Zelllinie, die als MRC-5 bekannt ist.

MRC-5 wird noch heute bei der Produktion vieler Impfstoffe verwendet und ist beispielsweise in einem weit verbreiteten Windpocken-Impfstoff enthalten oder auch in zwei Hepatitis-A-Impfstoffen, die für Kinder und Säuglinge zugelassen sind …

MRC-5 erscheint außerdem im Beipackzettel von manchen Impfstoffen gegen DTaP (Diphtherie, Tetanus, Keuchhusten), Grippe, Polio und Tollwut.

Zwei Jahre zuvor hatte man die Zelllinie RA 27/3 entwickelt. Sie stammt ebenfalls aus den Zellen eines abgetriebenen Kindes und ist heute noch bei der Herstellung von drei besonders häufig eingesetzten Impfstoffen im Einsatz …

In den letzten Jahren war es – besonders in den USA – zu einem ungewöhnlich hohen Anstieg bei impfstoffinduzierten neurologischen Schäden bei Kleinkindern gekommen. Man brachte diese Impffolgen hauptsächlich mit einem bestimmten Mehrfachimpfstoff der Firma Merck in Verbindung.

Dieser kontrovers diskutierte Impfstoff enthält laut einiger Untersuchungen gentechnisch hergestelltes menschliches Protein, das als Recombumin bekannt ist (rekombinantes humanes Albumin). Gentechnik- und Impfkritiker befürchten nun, dass die beschriebenen Impffolgen möglicherweise aufgrund dieses gentechnisch veränderten Proteins eingetreten sein könnten" [72].

Weil Aluminium als Impfstoff-Zusatz in höchstem Maße umstritten ist, stand die Impfstoffstoff-Industrie unter Druck, aluminium-freie Impfstoffe zu entwickeln. Nun steht ein erster aluminiumfreier Impfstoff zur Verfügung – der gegen Ebola.

Jedoch: **Statt Aluminium sollen jetzt gentechnisch veränderte Affen-Viren injiziert werden** (bei der Ebola-Impfstoff-Herstellung werden DNA-haltige Adeno-Viren, die von Schimpansen stammen, gentechnisch manipuliert, indem man Teile des Ebola-Virus´ in die Adeno-Virus-DNA einfügt) [73].

Treibt man so nicht Teufel mit Beelzebub aus? Soll mit der Ebola-Panikmache die beschleunigte Zulassung für genetische Impfstoffe befördert werden, was der Pharma-Industrie Multi-Millionen, möglicherweise gar Milliarden für langwierige Zulassungsverfahren ersparen würde? [74]

„Alle Jahre wieder pushen US-Gesundheitsbehörden mit Hilfe der WHO ein neues ´Killervirus´ in die Massenmedien. Vogelgrippe, Schweinegrippe und jetzt Ebola. Der Trick dabei: Die Viren existieren gar nicht, es werden lediglich neue Tests auf den Markt gebracht, die auf eine ganze Reihe [von] Krankheitszustände[n] reagieren. So wird aus dem Elend in afrikanischen Slums ein neues ´Killervirus´ gemacht …

Die Spur führt ins Pentagon, das die Ebola-Medikamente finanziert hat und zur CDC, die zusammen mit dem Pharma-Multi GSK eine gentechnische Impfung vorbereitet" [75].

Und zur Vorbereitung all dieser Aktionen **wird in der Bevölkerung die Angst vor Seuchen und deren (angeblichen) Ursachen** (den „bösen Viren") **auf ebenso infame wie groteske Weise geschürt** (s. beispielsweise die ZDF-Indoktrinations-Serie „Der Bergdoktor", hier die Episode vom 30.06.2016, 20.15 Uhr), was in Konsequenz zu aberwitzigen Reaktionen führt:

„Wen der Ebola-Floh beißt … Am Samstag, dem 4. Juni 2016, war das Dorf Steinhorst in der Nähe von Wolfsburg für mehrere Stunden wegen des Verdachts auf Ausbruch von Ebola komplett abgeriegelt. Mehr als hundert Kräfte der Feuerwehr, der Polizei und des Rettungsdienstes waren im Einsatz. Am Ende löste sich die Aufregung in Wohlgefallen auf: Bei den Hautausschlägen einiger Heimbewohner hatte es sich nur um profane Flohbisse gehandelt" [77].

Und **zu den Panikmachern und Desinformations-Instrumenten gehört auch Wikipedia** – nur nebenbei bemerkt, wiewohl von immenser Bedeutung:

„Pharmaindustrie betreibt Meinungsmache auf Wikipedia, Informationen im Gesundheitsbereich gezielt falsch … Es ist ein Running-Gag in glaubwürdigen Kreisen, Wikipedia sei eine der schlechtesten Quellen für wahrheitsgetreue Informationen zu so gut wie jedem Thema. Und eine neue Studie belegt, dass die populäre, von Usern gestaltete ´Fauxpedia´-Website von vorne bis hinten voller Fehlinformationen ist

– insbesondere in den Themenbereichen Gesundheit und Medizin"
[78].

Verwundert mithin, dass manche Autoren konstatieren (der Leser
möge sich seine eigene Meinung bilden, die meine steht fest, ich
werde sie indes nicht kundtun, weil dies zum Entzug der Approbation
führen kann – s. Exkurs: Über den Umgang mit impfkritischen Ärzten,
S. 44 ff.):

**„Ebola: So werden wir von der WHO und ihren Komplizen-Orga-
nisationen belogen** …

Die Symptome einer Ebola-Infektion sind mit den Symptomen vieler
anderer Infektionskrankheiten sowie Pestizid- oder Medikamentenver-
giftungen identisch. Deshalb darf eine Diagnose erst nach der voll-
ständigen Abprüfung aller möglichen Ursachen gestellt werden, insbesondere, wenn man es möglicherweise mit einem größeren Ausbruch
zu tun hat. Doch dies wurde von der Weltgesundheitsbehörde WHO
und ihren Komplizen-Organisationen bis heute systematisch unterlassen. Sie tragen nun die Mitschuld an Tausenden von Todesopfern, die
bei einer korrekten Diagnose wahrscheinlich hätten vermieden werden
können …

Ebola oder Malaria 2.0?

Die wichtigste Station auf meiner Reise durch Guinea (Westafrika) war
das Dorf Meliandou, das als Ursprung der aktuellen Ebola-Epidemie
gilt. Dort erzählte mir der Betreuer der staatlichen Krankenstation, er
habe die allerersten Ebola-Fälle selbst behandelt – und sie seien alle
positiv auf Malaria getestet worden.

Daraufhin habe er sie auf Malaria hin behandelt, und zwar mit Paracetamol und Artenusate-Amodiaquin, also Medikamenten, deren Nebenwirkungen bei geschwächten Patienten die ebolaartigen Symptome weiter verstärken und sogar zum Tod führen können.

Die Behandlung war vergeblich, den Patienten ging es jedes Mal schlechter statt besser. Das Merkwürdige ist nun, dass diese malariapositiven Testergebnisse nirgendwo in der medizinischen Literatur, die es über den Ebola-Ausbruch gibt, erwähnt werden.

Offenbar hat keiner der internationalen Experten, einschließlich der Experten der WHO, der Gesundheitsbehörde Centers for Disease Control and Prevention (CDC), des MSF (französische Abkürzung für ´Ärzte ohne Grenzen´), des RKI (Robert-Koch-Institut, deutsche Seuchenbehörde), des BNI (Bernhard-Nocht-Institut, Hamburg, WHO-Kollaborationslabor für hämorrhagische Fieber) oder des Pasteur-Instituts in Lyon, diese Diagnose überprüft. Und dies, obwohl bekannt ist, dass in den Regenwaldgebieten Afrikas die Malaria-Durchseuchung in der Bevölkerung wesentlich höher ist als in trockeneren Gebieten. Und dies, obwohl auch bei Ebola-Verdacht die Abklärung einer Malaria-Infektion weltweit eine allgemein anerkannte Vorgehensweise darstellt …

Dieses Abtauchverhalten von Institutionen, die von öffentlichen Geldern und/oder von Industrieaufträgen abhängig sind, ist typisch. Die Industrie pumpt jährlich weltweit unzählige Milliarden in die medizinische Forschung und gleichzeitig auch in die Lobbyarbeit bei den Parlamenten, Instituten und Behörden. Dadurch entstehen mehr oder weniger subtile Abhängigkeiten, die nicht immer auf den ersten Blick zu durchschauen sind.

Wenn sich nun z. B. ein Pasteur-Institut oder das BNI oder MSF oder die WHO öffentlich in einer Weise äußern, die den Interessen der pharmazeutisch-chemischen Industrie schadet, könnte der nächste millionenschwere Forschungsauftrag ganz schnell anderweitig vergeben werden. Das will niemand riskieren, denn schließlich wäre das auch ein schnelles Ende für so manche Karriere. Außerdem muss ja das Haus abbezahlt und der Lebensstandard aufrechterhalten werden …

Den wenigsten Patienten ist bewusst, von welchen Zufallsfaktoren eigentlich ihre Diagnose und damit auch ihre Therapie (und deren Nebenwirkungen) abhängig sind. Denn der Ausgangsverdacht des behandelnden Arztes entscheidet darüber, auf welchen Erreger das Labor testet …

Natürlich kann eine Probe auch auf mehrere Erreger positiv reagieren. Die Schulmedizin hat in ihrer ´unendlichen Weisheit´ auch eine Erklärung dafür parat: Es handelt sich ihrer Ansicht nach dann um eine Sekundärinfektion oder Superinfektion als Folge der Erstinfektion.

Was man dann jedoch als Primärerreger und was als Sekundärerreger bezeichnet, ist dabei völlig willkürlich. Außerdem gibt es bei allen Erregern, und gerade auch bei Ebola, eine gewisse natürliche Durchseuchung der Bevölkerung.

In den afrikanischen Regenwaldgebieten <u>machen bis zu 20 und mehr Prozent der Menschen Ebola ohne Symptome durch</u>. Dies bedeutet, dass der Nachweis eines bestimmten Erregers nicht automatisch bedeutet …, dass dieser auch die Ursache darstellt. Doch solche Zweifel will in Expertenkreisen niemand hören …

Das größte Verbrechen an den Patienten, vielleicht sogar an der ganzen Menschheit, ist die konsequente Vermeidung von toxikologischen Untersuchungen, also der Überprüfung, ob **Vergiftungen** vorliegen.

Eine neu veröffentlichte Studie hatte in Sierra Leone u.a. gezeigt, dass ein Teil der Ebola-Patienten gar keine typischen Symptome wie fieberhafte Brechdurchfälle zeigte, sondern eine Rhabdomyolyse. Das ist der Fachbegriff für die Auflösung der quergestreiften Muskelfasern.

Rhabdomyolyse stellt eine bekannte Nebenwirkung von **Glyphosat** dar. Ich konnte mich in Waldguinea (eine der vier inoffiziellen Regionen Guineas) selbst davon überzeugen, dass Glyphosate dort am Straßenrand frei erhältlich sind und in Meliandou, dem angeblichen ersten Ausbruchsort, wurde mir bestätigt, dass die Dorfbewohner vor dem Ausbruch erstmals mit Glyphosat angebauten Reis geerntet hatten.

Auch nach Spuren der regelmäßig in Afrika konsumierten **Medikamente, Impfstoffe und Parasitenmittel** wird grundsätzlich nicht gefragt. Dabei stimmen … [deren] **Nebenwirkungen teilweise zu 100 Prozent** mit den typischen **Symptomen von Malaria, Lassafieber oder Ebola** überein …" [79; jeweils eigene Unterstreichung resp. Hervorhebung]

Deshalb [80]: „Post-Ebola-Syndrom: Das tödliche Wegschauen von Ärzten, Journalisten und Behörden muss endlich ein Ende haben! Für die 11 313 bis Mitte Oktober 2015 angeblich am Ebola-Virus verstorbenen Westafrikaner kommt jede Hilfe zu spät – wie auch immer sie hätte aussehen müssen. Es gibt jedoch Überlebende. Und viele von ihnen leiden unter Symptomen wie Sehverlust, Kopf- und Gelenkschmerzen, Haarausfall, Hörverlust, Bauchschmerzen, Schwindel, Schlafprobleme, chronischer Erschöpfung, Gedächtnisprobleme oder Verwirrtheit. Was für die eigentliche Ebola-Diagnose gilt, gilt auch für die Überlebenden: **Die Fixierung auf das Virus ist nicht … hilfreich** für die Patienten. Nein, sie ist sogar sehr schädlich und in vielen Fällen tödlich.

In den Waldgebieten Afrikas, also dort, wo Ebola im Dezember 2013 tatsächlich ausgebrochen ist, infizieren sich Studien zufolge bis zu 20 Prozent der Bevölkerung mit dem Ebola-Virus, ohne jemals zu erkranken. Danach sind sie aus schulmedizinischer Sicht immun. Man kennt das Phänomen bereits bei den Masern als ´stille Feiung´. Daraus folgt: **Das Virus allein kann nicht die Ursache einer Ebola-Erkrankung sein** …

Das Gesundheitssystem in Guinea mag zwar in anderen Bereichen darniederliegen, aber die staatlichen Impfteams gehen monatlich bis ins letzte Dorf, um dort die Bevölkerung gemäß staatlichem Impfkalender durchzuimpfen. Auch hier[durch] können [sie als] … Nebenwirkungen ebolatypische Symptome wie Kopfschmerzen, Fieber und Brechdurchfälle bis hin zu Blutungen auslösen [jeweils eigene Hervorhebung] …"

Anmerkung:

Ich zitiere – hier und an anderer Stelle – weder deshalb noch deshalb so ausführlich, weil ich den jeweiligen Sachverhalt nicht mit eigenen Worten wiedergeben könnte oder wollte (bekanntlich heiße ich nicht Ursula von der Leyen, auch wurde ich, im Gegensatz zu vorgenannter, noch nie von den Bilderbergern eingeladen; vielleicht erspart letzteres – ex post – Anführungszeichen und Quellenangaben), sondern „dieserhalb und desterwegen" (nur mit Galgenhumor lässt sich all der Irrsinn ertragen, den ich thematisiere), weil mir an meiner Approbation gelegen ist. Auch wenn ich mittlerweile im (Un-)Ruhestand bin.

Es gibt im Übrigen eine Reihe von Arztkollegen – so viel zu deren Ehrenrettung –, die der Schulmedizin durchaus kritisch gegenüberstehen, von dieser resp. von deren repressiven Vertretern aber so abhängig sind (Stichwort: Kassenarztwesen oder besser -unwesen), dass sie nicht den Mund aufmachen können, ohne sich in (materiell-)

existentielle Gefahr zu bringen (Ausführungen hierzu in einem späteren Band vorliegender Reihe).

Jedenfalls werden bis heute viele **Impfstoffe schnell und günstig hergestellt, weil** schnell wachsende **Epithelzellen eines Gebärmutterhals-Krebses** (Zervix-Karzinoms) **zur Impfstoff-Produktion verwendet werden**; alle dieser Zellen stammen von einer einzigen Zell-Linie, der Hela-Linie, auch Hela-Stamm genannt, und wurden der afroamerikanischen Patientin Henrietta Lacks (anonymisiert: Helen Lane) (vom Muttermund) entnommen (um sie, die Zellen, auf maligne Entartung zu untersuchen) [81] [82].

Die Züchtung dieser ersten „unsterblichen" menschlichen Zell-Linie erfolgte im Übrigen ohne Wissen der Patientin; damals wie heute zählt das Selbstbestimmungsrecht von Patientin offensichtlich wenig. Insbesondere, wenn man, wie Henrietta Lacks, der Nachfahre von Sklaven ist.

„Der Erlös aus dem weltweiten Verkauf von HeLa-Zellen legt nahe, dass Henrietta Lacks wahrscheinlich das ´wertvollste´ menschliche Individuum war, das bisher gelebt hat. Allerdings hat weder sie noch ihre Familie von dieser Nutzung profitiert … Als ihre durch die Krankheitskosten verarmte Familie erstmals von … [der] Nutzung erfuhr, waren die Taten, die zur mutmaßlichen Verletzung von Rechten von Frau Lacks geführt hatten, längst verjährt" [83].

Auch heutzutage sind diese Krebszellen – auf Grund des Herstellungsverfahrens und trotz aller Filtrierung und sonstigen Reinigung – in den einschlägigen Impfstoffen zu finden [83] [84]; das indes verschweigen die Impfstoffhersteller.

Neben den Hela- dienen insbesondere auch die Vero-Zell-Linien **zur Impfstoff-Produktion**; die **Vero-Zell-Linien** werden **auf tierischen**

Krebszellen gezüchtet, die **von der grünen Meerkatze (einer Affenart)** stammen; selbstverständlich erfährt der Impfling auch hier nichts darüber, wie der Impfstoff gezüchtet wird [85] [86].

Mittlerweile werden zunehmend „saubere" Impfstoffe produziert; beispielsweise werden Impfstoffe gegen Hepatitis B, Tollwut oder HPV gentechnisch hergestellt. Die Anfänge gentechnischer Produktion gehen auf die Achtzigerjahre zurück; seit Mitte der ersten Dekade des neuen Jahrtausends werden neu hergestellte Impfstoffe überwiegend (und Tierimpfstoffe fast ausschließlich) gentechnisch produziert:

„Eine jener Methoden, die die Impfstoffforschung seit einigen Jahren beflügeln, ist die Gentechnik. Der Hepatitis-B-Impfstoff gilt als einer der ersten großen Erfolge auf diesem Gebiet; er ist schon seit 1986 verfügbar … Um den Impfstoff herzustellen, isolierten Arzneimittelforscher aus dem Virus zunächst die Erbanlage für eines seiner Oberflächeneiweiße und schleusten sie in Zellen der Bäckerhefe. Diese Hefezellen und alle ihre Nachfahren produzieren … seither das Eiweiß, das dann zum Impfstoff verarbeitet wird", so der Verband forschender Arzneimittelhersteller (vfa) [87].

Was für eine schöne neue Welt! Indes: kein Wort darüber, was die Virus-DNA via Bäckerhefe und via Impfstoff-Eiweiß in DNA und Genom des Empfängers, also des Impflings zumindest anrichten kann.

Oder **braucht man** gar **solche Vektoren, um das Erbgut der Menschen zu manipulieren?**

Und: **Warum solche Risiken?** Aus Dummheit? Wohl kaum. Oder **sollen hier die Grundlagen für „Säuberungen" geschaffen werden?** Keine ethnischer Art in Form eines Genozids. Eher solche **in Form einer „Menschheitsbereinigung".**

Wie dem auch sei, festzuhalten ist: Wir werden belogen und betrogen. Systematisch. Von entsprechend interessierten Kreisen. Wie den Impfstoff-Herstellern. Und ihren Helfern und Helfershelfern, beispielsweise der WHO. Die von der Pharma-Industrie bezahlt wird [88].

Und diese Profiteure, Helfer und Helfershelfer nützen ihren Wissensvorsprung (und die Willfährigkeit der Massen-Medien, die ihr eigenes Interesse am Verbreiten von falschen Glaubenslehren haben; denn die Medien gehören z. T. denselben Eignern wie die Pharma-Konzerne; außerdem beißen sie nicht die Hand, die sie über Werbe-Anzeigen und dergleichen füttert), sie alle also nutzen ihren Wissensvorsprung, um der breiten Masse, dem Impf-Volk, „vom Pferd zu erzählen".

Und selbst Ärzte sind meist willfährig, weil unwissend. Ggf. profitieren sie auch von den Zuwendungen der Pharma-Industrie, die ihnen, ersteren, gleichsam wie Brosamen letzterer zufallen [88].

So also läuft das Geschäft. Auf dem Rücken von Millionen und Aber-Millionen von Menschen. Namentlich auf dem Rücken unserer Kinder. Mit Impfungen und durch Impf-Nebenwirkungen. Und mit deren kurz- wie langfristigen Folgen.

Und die, welche allzu deutlich warnen, werden – auf neudeutsch – gemobbt. Oder es widerfährt ihnen Schlimmeres.

Um zu solchen Schlüssen zu kommen, braucht es keine „Verschwörungs-Theorien". Allenfalls (einen noch gesunden Menschen-)Verstand. Bevor man auch diesen noch weg-impft oder auf andere Art austreibt [88] [89].

Was gar nicht so weithergeholt erscheint, wenn man bedenkt wie folgt [90; jeweils e.U.]:

„Die Impfindustrie ist … ´immun´ dagegen, von irgendjemandem verklagt zu werden …, [obwohl] jeder einzelne Impfstoff … eine prekäre
Mischung an Inhaltsstoffen [enthält] … Aufgrund dieser ´Immunität´
können die Hersteller tatsächlich **jede Chemikalie, jeden gentechnisch veränderten Organismus, jedes Virus oder Bakterium sowie jede tierische Gewebeprobe für ihre Impfstoffe verwenden**,
ohne sie jemals auf ihre Sicherheit oder Wirksamkeit testen lassen zu
müssen.

Sie könnten sogar Schlangengift, Uran, Plutonium oder Cäsium-137
in eine Impfung packen, und falls ein Erwachsener, ein Kind, ein Baby
oder eine Schwangere und ihr ungeborenes Kind daran sterben, können die Hersteller nicht verklagt werden. Die Impfindustrie hat ihren
eigenen Gerichtshof, ihre eigenen Richter und Bestechungsfonds, um
Eltern ruhigzustellen und derartige Fälle aus den Medien herauszuhal-
ten – und das System funktioniert …

Die meisten Menschen glauben, Impfungen würden tatsächlich funkti-
onieren. Sie glauben, Impfstoffe würden nur das enthalten, was nötig
ist, um eine Immunreaktion auf eine winzige Menge Krankheitserreger
hervorzurufen, vor denen sie ´schützen´ sollen. Sie glauben, ihr Körper würde dann Antikörper gegen diese ansteckenden Krankheiten
und Viren produzieren und sie seien ihr Leben lang dagegen gefeit.

Doch die meisten wissen nicht, **dass fast jeder Impfstoff** viele **le-
bende Viren** (inaktiv, verdünnt oder ´abgetötet´), **extrem experimentelle und gefährliche Inhaltsstoffe, synthetische Substanzen, tödliche Chemikalien, neurotoxische Wirkstoffe und krebserregende
Trägersubstanzen enthält**. Und sie alle werden entweder In tierischem Gewebe, Eiern, Milchprodukten, Erdnussöl oder anderen Aller-
genen zusammengebraut, die den Großteil aller starken Allergien auslösen …

[Hier einige der „seltsamsten" Inhaltsstoffe von Impfungen:]

1. **Zellen von Affennieren** … Sowohl die CDC als auch die Impfstoffhersteller werden Ihnen erzählen, es seien nur noch Spuren enthalten, nicht genug, um sich Sorgen zu machen – aber sie lügen. Verunreinigungen sind in der verabreichten Impfrezeptur nach wie vor enthalten. Weil Impfstoffe vom menschlichen Körper nicht verstoffwechselt werden, sind mit tierischen Viren angereichertes tierisches Organgewebe und Blut für Menschen höchst giftig. Das tierische **Gewebe** kann **auch von Kuhherzen, Enteneiern, Schweine-, Pferde- oder Schafsblut, Hundenieren und** sogar **von Hasenhirnen** stammen!

2. **Latex** ist im Hepatitis-B-Impfstoff enthalten, der fast routinemäßig Gesundheits- und Pflegedienstmitarbeitern verabreicht wird. Sie leiden unter extremer **Latexallergie**? Vielleicht wissen Sie jetzt, warum. Viele Krankenschwestern sind auf Latex allergisch – das ist kein Zufall …

3. **Mykoplasmen.** Diese Pathogene, die Lungenentzündung verursachen, sind mikroskopisch kleine Organismen, die keine festen Zellwände haben. Eines dieser Spezies, die zu den kleinsten frei beweglichen Organismen gehören, führt nur bei Kindern und Jugendlichen (übrigens bei den geimpften) zu Mykoplasmapneumonie. Diese Mykoplasmen werden absichtlich in Impfstoffe gemischt – als Hilfsmittel, um ´die allergische Reaktion des Immunsystems auf die Injektion zu provozieren´.

4. **Künstliche Süßstoffe** … Sie werden zwar den Impfstoff nicht ´essen´, aber Sie werden aufgrund der krebserregenden künstlichen Süßstoffe Sorbitol und Polyribosylribitol darin in eine ´süße Misere´ geraten. Ihr Arzt wird Ihnen sicherlich nicht sagen, dass zu viel Sorbitol in den Zellen diabetische Retinopathie und Neuropathie verursachen kann, die zu Blindheit führen

... Wie kommen Sie nur darauf, dass Ihre Kinder medizinische Versuchskaninchen sind?

5. ...
6. ...

7. **Erdnussöl.** Dass viele Impfstoffe in Erdnussöl gezüchtet werden und in der fertigen Injektion noch Spuren davon enthalten sind erklärt all die heftigen **Erdnussallergien**. Deshalb bekommen Kinder mit Erdnussallergie einen anaphylaktischen Schock, wenn man irgendwo im Raum etwas öffnet, das Erdnüsse enthält: Ihre kleinen Körper glauben, sie werden erneut mit dieser ´Kultur´ geimpft. Es ist eine reflexartige Überreaktion des Immunsystems."

Erhebt sich in der Zusammenschau (vorangehender wie folgender) Ausführungen die Frage: Welcher vernünftige, voll umfänglich informierte Mensch würde sich und seine Kinder überhaupt impfen lassen?

Die Antwort kann ich Ihnen nicht abnehmen. Die Antwort müssen sie sich selbst geben.

Jedenfalls hat die Impfstoff-Industrie mit ihren **Impf-Zusatzstoffe**n die **Büchse der Pandora** geöffnet. Und die Impfstoffhersteller sind nicht verpflichtet, der Zulassungsbehörde mitzuteilen, welche Substanzen sie im jeweiligen Impfstoff (zu) verbergen (versuchen) [91]!

„In jedem Impfstoff sind ... 80 bis100 Inhaltsstoffe enthalten, die nicht im Beipackzettel erwähnt sind, denn laut Gesetz sind **nur jene Inhaltsstoffe deklarationspflichtig**, **die** zwischen der Herstellung und der Abfüllung **nachträglich zugefügt** worden sind.

Die Hersteller sind nicht verpflichtet, der Zulassungsbehörde mitzuteilen, was alles im Impfstoff enthalten ist (**Betriebsgeheimnis**, das den Hersteller schützt)!

Die ersten 5 Jahre ab Zulassung eines Impfstoffes **gelten als klinische Studie** – d.h. jeder, der mit einem neuen Impfstoff geimpft wird, ist **Versuchskaninchen** für die Pharmaindustrie. Und wir reden hier von wenigen Wochen alten Kindern, denen diese … [Impfstoffe] verabreicht … [werden]" [92; je eigene Unterstreichung].

„**Alles was [bei Impfstoffen] wichtig ist** (vielleicht auch verboten?), **fällt unter das Betriebsgeheimnis und muss nicht deklariert werden**. Das heißt, dass die Zulassungsbehörden keine Chance haben, einen Impfstoff vor einer Zulassung zu prüfen. Er wird einfach zugelassen, … auf Vertrauensbasis! …

Es wird alles den Pharmafirmen überlassen, denen zumindest in der Werbung die Gesundheit der Menschen am Herzen liegt …

Es existiert weltweit keine einzige Studie, welche eine Wirksamkeit der Impfung direkt beweisen könnte" [91; je e.U.].

Ohne die im Folgenden angeführten Substanzen (mit all ihren unerwünschten und Neben-Wirkungen) gäbe es – durch die applizierten Bakterien oder Viren allein – keinerlei „Impfschutz", denn durch die Zugabe dieser Adjuvantien wird die Antikörper-Bildung im Blut des Impflings verstärkt resp. überhaupt erst hervorgerufen, und ohne Zugabe der Adjuvantien wäre ein „Impferfolg", der unter schulmedizinischen Kriterien einzig und allein am Vorhanden-Sein resp. Anstieg des Antikörper-Titers festgemacht wird, weder mess- noch nachweisbar [10] [62] [63] [84] [91]-[100]:

- **Aluminium** (verhindert Wachstumsprozesse – namentlich auch die von Nervenzellen – und wird mit **Autismus** und **Morbus Alzheimer** in Verbindung gebracht [44]. Insbesondere besteht auch ein ursächlicher Zusammenhang mit dem „**ASIA**: Autoimmune Syndrome induced by Additiva", einer neuen Art von Autoimmunerkrankungen) [101] [102] [103].

  Hersteller und Behörden verschleiern die Risiken gegenüber der Öffentlichkeit" [104]

- **AsO4 (Arsenat;** erzeugt eine besonders starke Immunantwort; mit Arsen vergiftet man bekanntlich Ratten)

- **Formaldehyd** (kann **Allergien** sowie Reizungen der Haut- und Atemwegsreizungen [bis zum **Bronchialasthma**], **Lungenentzündungen** bis zum **Lungenödem**, Reizungen der Augen [bis zur **Erblindung**], Kopfschmerzen, Konzentrationsstörungen u.a.m. hervorrufen): „Die Möbelhersteller dürfen es … nicht mehr verwenden, weil die Giftdämpfe, wenn sie eingeatmet werden, krebserregend wirken. Formaldehyd darf aber direkt in den menschlichen Körper gespritzt werden – auch ein paar Monate alten Kindern" [105]

- **Gelatine (**Gemisch aus tierischem Eiweiß bzw. hydrolysiertem Kollagen; wird aus Bindegewebe, vor allem von Rindern und Schweinen, auch aus Knochen, aus Haut und aus Fischen gewonnen; kann **allergische Reaktionen bis** hin **zum** lebensbedrohlichen **anaphylaktischen Schock** auslösen) [106]

- **Gentamycin** (Antibiotikum mit potentiell gravierenden Nebenwirkungen wie **Hörschäden**, Atemdepression und Atemstillstand, **Nierenschäden**, anaphylaktischer Schock und **Polyneuropathien**) [62] [63]

- **Histidin**: „Wie die investigative Journalistin ... berichtet, gibt es in Gardasil [Impfstoff gegen das humane Papillomavirus – Gebärmutterhals-Krebs] mindestens zwei Zusatzstoffe, die für die **Schädigung der weiblichen Eierstöcke** verantwortlich sein könnten. Das sind ... und das L-Histidin, eine natürliche Aminosäure ...“ [107]

- **Hühnereiweiß**: Selbst das Mainstream-Medium Focus kann nicht umhin zu konzedieren [108]: „Kinder mit einer schweren **Allergie gegen Hühnereiweiß** [e.U.] sollten mit größter Vorsicht gegen Grippe sowie gegen Masern, Mumps und Röteln geimpft werden. Sie müssen anschließend für längere Zeit beobachtet werden ...“

- **Humanalbumin**: „Fall 3. Ein 8-jähriges Mädchen ...bekommt Humanalbumin substituiert und reagiert mit einem schweren allergischen Schock ...“ [109]

- **Neomycin**: Das Breitband-Antibiotikum beeinträchtigt die Darmflora; es **vermindert** dadurch wohl die **Ausscheidung von Quecksilber** (sowohl aus Impfstoffen als auch aus anderen Quellen), wodurch sich dessen Konzentration und damit Toxizität erhöht.

  Derart ließe sich auch erklären, dass ein zeitlicher Zusammenhang zwischen Autismus und MMR-Impfungen nachweisbar ist, obwohl der Impfstoff selbst kein Quecksilber, sehr wohl aber Neomycin enthält [110]

- **Polysorbat 80** (auch **E433** und **Tween 80** genannt): „Der HPV Impfstoff Gardasil enthält Polysorbat-80 – ein Tensid, welches in der Pharmakologie verwendet wird, um bestimmte Medikamente oder chemische Kampfstoffe durch die Blut-Hirn-

Schranke zu bringen –, es wurde [damit] in Verbindung gebracht, bei Mäusen Unfruchtbarkeit zu verursachen ...“ [111;
jeweils e.U.]

- **Quecksilber**: Thiomersal, das Natriumsalz einer organischen
Quecksilber-Verbindung, besteht etwa zur Hälfte aus Quecksilber, dem **giftigsten nicht-radioaktiven Stoff überhaupt**.

Quecksilber ruft die unterschiedlichsten Vergiftungen hervor,
namentlich solche des Nervensystems; „Studien weisen darauf
hin, dass die Giftwirkung von Quecksilber durch Aluminiumhydroxid ... verstärkt werden kann“ [112].

- Symptome einer **akuten Quecksilbervergiftung** sind
[113]: Gedächtnisstörungen, Koordinationsstörungen,
Artikulationsstörungen, Schluckbeschwerden, Konzentrationsstörungen und Interesselosigkeit, Wechsel zwischen aggressiven und depressiven Verstimmungen,
Symptome einer manisch-depressiven Erkrankung,
Schwerhörigkeit, Einengung des Gesichtsfelds, Parästhesien, extreme Müdigkeit, Schwäche, Apathie

- **Chronische Quecksilbervergiftungen** [114] manifestieren sich u.a. in folgenden Symptomen und Syndromen: Dermatitis mercurialis (entzündliche Hauterkrankung), schwere Durchfälle, Gingivitis (Entzündung des
Zahnfleischs) mit bläulichem „Quecksilbersaum”, Stomatitis mercurialis (Entzündung der Mundschleimhaut),
„Quecksilberrachen" (Rötung des Rachenrings), Glie-
der- und Muskelschmerzen, Hör- und Sehstörungen,
Sprachstörungen (Psellismus mercurialis – Quecksilber-
induziertes Stottern), Schlafstörungen, Kopfschmerzen
und Konzentrationsstörungen, Lähmungen, sog. Tremor
mercurialis, der in unwillkürlichem Zittern zum Ausdruck

kommt, extreme Müdigkeit, Kachexie, ZNS-Symptome wie Ataxie (Gangstörungen), Lähmungen und Verfall der Persönlichkeit

Rabe [115] stellt fest: „Hinweise auf ein **erhöhtes Autismusrisiko** fanden sich … schon in den Untersuchungen von Bernard [s. 116] … und wurden auch in neueren epidemiologischen Untersuchungen nochmals bestätigt [s. 117] …

Den aktuellsten diesbezüglichen Arbeiten zufolge erhöht die Exposition mit Quecksilber in thiomersalhaltigen Impfstoffen signifikant das Risiko, an Autismus [s. 118 und 119] … und **Autismus-ähnlichen Syndrome**n, Tics, Verhaltensstörungen und emotionalen Störungen [s. 118] … und **Entwicklungsverzögerungen** [s. 120, 121 und 122] … zu erkranken …

Darüber hinaus zeigen aktuelle Untersuchungen, dass Thiomersal auch in den an der Impfstelle auftretenden Konzentrationen bereits **erbsubstanzschädigende Effekte** haben kann [s. 123] …" [jeweils e. U.]

- **Rinderserum**: „Blutserum aus ungeborenen Kälbern ist der heimliche Treibstoff der Branche. Jedes Jahr wird zwei Millionen Rinderföten in Schlachthöfen weltweit Blut abgezapft. Das Serum, das daraus gewonnen wird, ist ein essentieller Zusatz für Nährlösungen, wie sie in modernen Laboren tagtäglich verwendet werden. Das Serum hält Zellen, Stammzellen, Organe und Gewebe am Leben. **Mit dem Blut der ungeborenen Kälbchen werden auch Impfstoffe** etwa gegen Kinderlähmung, Masern oder Mumps … **hergestellt**" [124; e.U.]

- **Diphtherietoxoid/Tetanustoxoid**: Toxoide sind entgiftete Toxine; durch spezielle Verfahren werden die giftigen Eigenschaften eliminiert, antigene Eigenschaften indes bleiben erhalten (zur Provokation und Produktion von Antikörpern – der Impfstoff selbst ist nicht einmal imstande, so viel [wenn schon nicht spezifische, dann wenigstens unspezifische!] Antikörper zu bilden, dass die Impfbefürworter eine Wirkung der Impfung „nachweisen" oder zumindest [auf Grundlage laborchemischer Parameter] behaupten könnten) [125].

Beim <u>Tetanustoxoid</u> wird ein – aus einen hochgiftigen Toxin durch Formalin-Inaktivierung gewonnenes – Toxoid, das selbst als Impfstoff fungiert, einem ebenfalls hochgiftigen Adjuvans zugesetzt (Aluminiumhydroxid), das seinerseits einzig und allein als Wirkstoffverstärker dient [126] – derart perverser Logik zufolge muss man dem Teufel noch den Beelzebub auf den Buckel setzen, um den (selbst geschaffenen) Dämon (sprich: die angebliche Bedrohung, namentlich durch „die bösen Viren") zu vertreiben.

Adjuvantien (Impf-Zusatzstoffe) sind mithin Hilfsstoffe wie „z.B. **Lösungsmittel, Puffer** (Phosphate, Karbonate), **Stabilisatoren** (Medium 199, Polysorbat 80, hydrolisierte Gelatine …), Humanalbumin (man weiß, dass Kinder einen anaphylaktischen Schock beim Impfen erleiden können, denn der Impfstoff ist Fremdeiweiß, der auf unnatürlichem Weg in den Körper gelangt; um dem vorzubeugen, wird Humanalbumin beigefügt)" [127; je e. U.]] **und** ähnliche Substanzen mehr wie die **nicht deklarationspflichtigen Konservierungsmittel** Thiomersal (fast 50 Prozent reines Quecksilber), Natriumtimerfonat (mehr als 40 Prozent reines Quecksilber), Phenoxyethanol (nerven- und nierenschädigend).

Emulgatoren verhindern, dass der Impfstoff gerinnt, und sorgen für ein ansprechendes Äußeres der Flüssigkeit.

Antibiotika werden zugesetzt, um zu **verhindern, dass Bakterien**, die bei der Züchtigung des Impfstoffs (auf menschlichen oder tierischen Zellen) vorhanden oder entstanden sind, **auf den Impfling übertragen werden**.

„Die Pharmaindustrie gibt zu: Ohne Inhaltsstoffe im Impfstoff bilden sich bei uns im Organismus keine Antikörper! Eine Impfung gelangt anders in den Körper als eine Krankheit an sich. Daher kann eine Impfung nicht schützen! … Und weil man das weiß, muss man die ganzen Inhaltsstoffe in den Impfstoff packen, damit sich Antikörper bilden …

Dieser Giftcocktail gelangt in wenigen Minuten über den durchbluteten Muskel in die Blutbahn des Kindes und von dort in den ganzen Körper, in alle Organe. Infolge der Durchlässigkeit der Blut-Hirn-Schranke bei kleinen Kindern unter drei Jahren gelangen diese Nervengifte auch in das Gehirn. Dort deponieren sich die Schwermetalle wie z.B. Quecksilber, Aluminium etc." [127].

Die amerikanische Gesundheitsbehörde CDC (Centers for Disease Control and Prevention) empfiehlt folgendes Impf-Regime (für Kinder und Jugendliche); die Impfempfehlungen der CDC werden in den USA zunehmend zur Pflicht [128]:

Impfplan 2015 gemäß CDC:

- Influenza (Schwangerschaft)
- DTaP (Schwangerschaft)
- HepB (Geburt)
- HepB (mit 2 Monaten)
- Rotavirus (mit 2 Monaten)
- DTaP (mit 2 Monaten)
- Hib (mit 2 Monaten)

- PCV (mit 2 Monaten)
- IPV (mit 2 Monaten)
- Rotavirus (mit 4 Monaten)
- DTaP (mit 4 Monaten)
- Hib (mit 4 Monaten)
- PCV (mit 4 Monaten)
- IPV (mit 4 Monaten)
- HepB (mit 6 Monaten)
- Rotavirus (mit 6 Monaten)
- DTaP (mit 6 Monaten)
- Hib (mit 6 Monaten)
- PCV (mit 6 Monaten)
- IPV (mit 6 Monaten)
- Influenza (mit 6 Monaten)
- Hib (mit 12 Monaten)
- PCV (mit 12 Monaten)
- MMR (mit 12 Monaten)
- Varizella (mit 12 Monaten)
- Hep A (mit 12 Monaten)
- DTaP (mit 18 Monaten)
- Influenza (mit 18 Monaten)
- Hep A (mit 18 Monaten)
- Influenza (mit 2 Jahren)
- Influenza (mit 3 Jahren)
- DTaP (mit 4 Jahren)
- IPV (mit 4 Jahren)
- MMR (mit 4 Jahren)
- Varizellen (mit 4 Jahren)
- Influenza (mit 5 Jahren)
- Influenza (mit 6 Jahren)
- Influenza (mit 7 Jahren)
- Influenza (mit 8 Jahren)
- Influenza (mit 9 Jahren)
- Influenza (mit 10 Jahren)

- HPV (mit 10 Jahren)
- Influenza (mit 11 Jahren)
- HPV (mit 11 Jahren)
- TdaP (mit 12 Jahren)
- Influenza (mit 12 Jahren)
- Meningokokken (mit 12 Jahren)
- Influenza (mit 13 Jahren)
- Influenza (mit 14 Jahren)
- Influenza (mit 15 Jahren)
- Influenza (mit 16 Jahren)
- Meningokokken (mit 16 Jahren)
- Influenza (mit 17 Jahren)
- Influenza (mit 18 Jahren)

Der schiere Wahnsinn!

(Ich selbst wurde seinerzeit – ebenso überflüssig – gegen die Pocken und, nach langer Diskussion meiner Eltern mit den zuständigen Behörden, gegen Polio geimpft. Gottseidank habe ich keinen Schaden davongetragen. Und auch später haben mir [„die bösen"] Bakterien und Viren – trotz fehlender sonstiger Impfungen – nichts anzuhaben vermocht.)

„In dem Maße [indes], wie die anberaumten Impfungen zunahmen, stieg die Rate der heutzutage häufigen Erkrankungen im Kindesalter, einschließlich **ADD/ADHS**, plötzlicher Kindstod und Asthma. Vor 1970 waren ADD und ADHS so selten, dass die Diagnose im DSM (diagnostisches und statistisches Handbuch psychischer Störungen) überhaupt nicht auftauchte … Die Anzahl der Kinder (und Erwachsenen), denen ADD/ADHS-Medikamente verordnet werden, ist in den letzten Jahrzehnten sprunghaft angestiegen. Auch die Häufigkeit von **Asthma** hat in den letzten Jahren zugenommen.

276

… **SIDS (Syndrom des plötzlichen Kindstods)** [wurde] vor dem Anstieg der Massenimpfungen in der Statistik nicht erfasst, weil es so selten war. In dem Maße, wie die Impfraten stiegen, stiegen auch die SIDS-Raten" [128; je e.U.].

„Steigende Raten von Autismus und anderen chronischen Erkrankungen sind angeblich ein völliges Rätsel (wenn Sie das Rätsel lösen wollen, lesen Sie die Packungsbeilage eines Impfstoffpräparats) … Plötzlicher Kindstod, Asthma, ADHS und Autismus gelten als rätselhafte Erkrankungen mit unbekannter oder genetischer Ursache …

Wir stimmen der wachsenden Zahl von Wissenschaftlern zu, die **Impfstoffe** … für die **Hauptursache unserer Kinderkrankheiten** halten" [ibd.; e.U.].

Folgerichtig stellt das „Verschwörungsblatt" Pravda fest [129]: „Staatliche Studie beweist: Ungeimpfte sind gesünder! ´KiGGS´ [KiGGS ist eine Langzeitstudie des Robert Koch-Instituts zur gesundheitlichen Lage der Kinder und Jugendlichen in Deutschland, http://www.kiggs-studie.de/deutsch/home.html, abgerufen am 03.07.2016] ist die größte Studie über die Gesundheit von Kindern und Jugendlichen, die jemals in Deutschland durchgeführt wurde. Verantwortlich ist das Robert-Koch-Institut (RKI), die deutsche Seuchenbehörde. Von fast 18.000 Teilnehmern wurden jeweils etwa 1.500 Daten erfasst und schließlich unter großem Aufwand Schritt für Schritt ausgewertet.

Viele Impfkritiker waren natürlich gespannt, was der Vergleich zwischen Geimpften und Ungeimpften erbringen würde. Tatsächlich zeigt die Studie einen statistisch bedeutsamen gesundheitlichen Vorteil für die Ungeimpften – sobald man einige üble Rechentricks der RKI-Autoren weglässt, die diesen Zusammenhang ganz offensichtlich verschleiern wollten."

„In reichen Ländern mit den höchsten Impfraten von Kindern unter einem Jahr sind auch die meisten Todesfälle in dieser Altersgruppe zu verzeichnen. Das ergab eine Studie, die von einem unabhängigen Informatiker und einem Wissenschaftler vom Think Twice Global Vaccine Institute durchgeführt und im Jahr 2011 im Journal Human & Experimental Toxicology veröffentlicht wurde.

Die Studie war der Erkenntnis geschuldet, dass die USA auf der internationalen Liste der Säuglingssterblichkeit nach wie vor Platz 34 einnehmen, obwohl sie in ihrem offiziellen Impfplan mehr Impfgaben vorschreiben als jedes andere Land" [133].

Weil die Zahl der Impfgegner weltweit wächst, versucht man, diese nicht nur über eine Impf-Pflicht (oder über die Androhung derselben), sondern – äußerst „kreativ", wie immer, wenn es um Herrschafts-Interessen geht – mit einer Palette sonstiger Maßnahmen zu knebeln:

„Die australische Regierung will künftig kein Kindergeld mehr an Impfgegner zahlen. Wie der australische Premierminister Tony Abbott am Sonntag ankündigte, sollen Eltern, die ihre Kinder nicht impfen lassen, die entsprechenden Sozialleistungen gestrichen werden. Durch die neue Richtlinie ab Anfang 2016 könnten Impfverweigerer etwa 11.000 Dollar im Jahr pro Kind verlieren" [130]. S. hierzu auch [130a] und [130 b].

Und mehr und schlimmer noch [131]: „WHO und UNICEF haben die Bevölkerung der Dritten Welt unter dem Deckmantel der Impfung sterilisiert. Nach den Skandalen, die bereits Mexiko, Nicaragua und die Philippinen erschüttert haben, sind die Gesundheitsweltorganisation WHO und die UNICEF nun wieder in Kenia angeklagt, Sterilisierungs-Produkte ohne Wissen der Patienten verabreicht zu haben, als sie behaupteten, sie gegen Tetanus zu impfen.

Die katholische Bischofs-Konferenz von Kenia, die viele Krankenhäuser verwaltet, beteiligte sich an der Impf-Kampagne gegen Tetanus, die von der WHO und UNICEF im März und Oktober 2014 für Patienten im Alter von 14 bis 49 organisiert wurde. Angesichts der Gerüchte … [bat] die Bischofskonferenz den kenianischen Gesundheits-Minister, James Wainaina Macharia, die Zusammensetzung der Impfstoffe zu überprüfen. Infolge seiner … Weigerung hat die Bischöfliche Kommission das Labor AgriQ-Quest Ltd. mit einer Expertise beauftragt. Die Experten fanden das Vorhandensein von 24 bis 37,5 % Beta-menschlicher-chorionischer Gonadotropin-Hormone (βHCG), in einer durchaus ausreichenden Menge, um zur Sterilität des Patienten zu führen."

„Kenias katholische Bischöfe beschuldigen zwei UN-Organisationen, Millionen von Mädchen und Frauen unter dem Deckmantel eines Impfprogramms sterilisiert zu haben. Laut einer Erklärung des katholischen Ärzteverbandes von Kenia fand man in einem Tetanus-Impfstoff ein Antigen, das Fehlgeburten verursacht …

Der Impfstoff wurde 2,3 Millionen Mädchen und Frauen in einem Programm der Weltgesundheitsorganisation und UNICEF verabreicht. Priester in ganz Kenia raten nun Berichten zufolge ihren Gemeinden, den Impfstoff zu verweigern …

´Das bestätigte unsere schlimmsten Befürchtung, dass diese WHO-Kampagne nicht den Neugeborenen-Tetanus auszurotten zum Ziel hatte, sondern ein gut koordinierter, gewaltsamer Test zu Massensterilisierung und Bevölkerungskontrolle war …

Die Bill-und-Melinda-Gates-Stiftung gilt als die größte private Stiftung der Welt … Die Gates-Stiftung finanziert Gesundheits- und Agrarprojekte. Einer der Schwerpunkte der Stiftung ist Impfstoffforschung. Immer wieder geriet die Stiftung durch ihre Finanzierung von Impfprogrammen und illegalen Impfstofftests in der Dritten Welt in Verruf.

Dass Geburten-Kontrolle per Impfung diskutiert wird, zeigen Aussagen, die Bill Gates selbst tätigte. In einem Interview [s. hierzu https://youtu.be/pjj4Iq-rsNg, abgerufen am 03.07.2016] … sagte Gates, dass Impfungen sowohl Krankheiten als auch Bevölkerungswachstum eindämmen könnten´" [132].

Zwar sind **gentechnische Verfahren bereits umfassend in der Impfstoff-Herstellung präsent** [134] [135] [136] [137], Langzeituntersuchungen zur Sicherheit gentechnisch veränderter Impf-Substanzen liegen indes nicht vor. Noch nicht?

Jedenfalls gibt es auch hinsichtlich „konventioneller" Impfungen keine Langzeit-Studien [138]. Denn daran hat weder die Pharma-Industrie noch der Medizinisch-Industrielle Komplex (MIK) ein Interesse. Aus nachvollziehbaren Gründen [88].

Ende 2014 fanden in der Schweiz die ersten Testimpfungen gegen Ebola statt; 180 „Freiwillige" [139] ließen sich den Impfstoff in Großbritannien injizieren: „Adenoviren aus Affen wurden gentechnisch verändert, in ihr Erbgut (DNS) wurden Teile der DNS von Ebola-Viren integriert. Diese Adenoviren entern die Zellen des Impflings. Dort sorgt die Ebola-DNS dafür, dass ein Eiweiß aus der Hülle des angeblichen Ebola-Virus produziert wird, der gesamte Prozess sorgt dann für eine heftige Immunreaktion" [140].

Wie der Prozess genau funktioniert, weiß wohl keiner so genau; macht nichts, es gibt genügend menschliche Versuchs-Karnickel.

„Die Menschen wollen ´kein Risiko eingehen´, weil sie einer Gehirnwäsche unterzogen [wurden] … Das ist ein großer Fehler. Ein gewaltiger Fehler. [Sie] … werden … sich … mit genau den Infektionskrankheiten anstecken, die sie so ängstlich vermeiden wollen. Was für eine Ironie! … [M]achen Sie Ihre Hausaufgaben und informieren [Sie] sich über die wahren Hintergründe: Die westliche Medizin versucht, aus all den Krankheiten, die sie selbst schafft und dann mit noch schädlicheren ´Heilmitteln´ bekämpft, Profit zu schlagen" [141].

Als approbierter Arzt darf ich nicht dazu aufrufen, sich <u>nicht</u> impfen zu lassen, ansonsten ich zumindest Gefahr laufe, meine Zulassung als Arzt zu verlieren (so viel zu Wahrheit, Meinungsfreiheit und Demokratie – bekanntlich wählen nur die dümmsten Kälber ihre Schlächter selber).

Aber ich kann und darf anregen, Sinn, Zweck und Nutzen jeder einzelnen Impfung zu hinterfragen, sich ein eigenes Urteil zu bilden und nicht kritiklos denjenigen zu folgen, die einzig und allein an ihrem wie an Ihrem Geldbeutel interessiert sind.

Und zu bedenken: **„Der große Feind der Wahrheit ist … oft nicht die Lüge – vorsätzlich, geplant und unehrlich –, sondern der Mythos – beharrlich, verführerisch und wirklichkeitsfremd"**, so jedenfalls John F. Kennedy.

„Die Tetanus-Lüge. Warum das Bakterium nicht die Ursache sein kann und die Impfung keinen Sinn macht" lautet der Titel eines Buches, das der Impfkritiker Tolzin 2010 veröffentlichte [142].

Er schreibt darin [S. 28f.]: „ … wurden Tetanusfälle ohne Verletzung beobachtet – und freizügig Namen dafür vergeben: ´Wenn bei einem Tetanuskranken weder eine äußere Verletzung noch eine Erkältung nachweisbar war, so nahm man in damaliger Zeit seine Zuflucht zu der Vorstellung, dass auch seelische Störungen, heftige Gemütsbewegungen, … Depressionen das Nervensystem so alterieren konnten, dass ein Tetanus daraus entstand. Man sprach dann vom Tetanus idiopathieus´ [muss wohl heißen: Tetanus idiopathicus – e. A.].

Vaccine [medizinische Fachzeitschrift über Impfungen – e. A.] zufolge ist bei etwa 3 % der Tetanusfälle in den USA keine Verletzung feststellbar. Wie, fragen wir uns, kann Tetanus entstehen, wenn es keine sichtbare äußere Wunde gibt, durch die das Bakterium in den Organismus eindringen konnte, wenn dies doch aus Sicht der Schulmedizin der einzig mögliche Weg ist, an Tetanus zu erkranken? Hat möglicherweise ein bestimmtes Ereignis, ein bestimmter Faktor die bis dato harmlosen Bakterien im Darm aktiviert? ['Verschiedenen Untersuchungen zufolge wurden im Darm des Menschen bei bis zu 40 %, in Hunden bei bis zu 30 % und in Pferden bei bis zu 20 % der untersuchten Tiere Tetanusbakterien vorgefunden' – a.a.O., S. 22.] Falls ja, welcher Faktor könnte dies sein? Leider habe ich auch zu dieser Frage bisher keine offiziellen Publikationen gefunden."

Und der Impfkritiker Dr. Loibner schreibt im Vorwort [S. 7 ff.]:

„Es spricht sich allmählich herum, dass Impfungen nicht das können, was uns seit vielen Jahren erzählt wird. Je länger sich Menschen mit diesem Thema beschäftigen, desto mehr tauchen Zweifel an ihrem Nutzen auf …

Mit einer mächtigen und stetigen Propaganda versuchen nun die Vertreter der etablierten Medizin, ihre Schäflein bei der Stange zu halten. Sie versuchen, Krankheiten, die bei uns schon längst harmlos verlaufen, als höchst gefährlich hinzustellen. Wenn diese Warnmanöver nicht mehr greifen, dann holen sie Krankheiten aus der Versenkung, die infolge der aktuellen Lebensbedingungen – abgesehen von extrem seltenen Ausnahmen – bei uns nicht mehr vorkommen. Das meist dienliche Beispiel dafür ist der Wundstarrkrampf oder … Tetanus. Es gibt bei uns in Mitteleuropa kaum noch einen Arzt, der diese Krankheit zu sehen bekommt, außer im Lehrbuch. Diese Krankheit findet sich nur mehr in den sehr armen Ländern. **Tetanus war immer eine Krankheit der Kriege und Zeiten der Not** [e.U.] …

Die Zahlen, die im Zusammenhang mit Tetanus und Schutz durch diese Impfung erhoben wurden, liefern keinen Beweis für einen … Impfschutz. Die Angst vor einem grässlichen Krankheitsbild ist dennoch … lähmend …"

Nach wie vor sind also viele Fragen offen. Bei Impfungen im Speziellen wie beim schulmedizinisch behaupteten Wissen im Allgemeinen.

Diese Fragen zu beantworten, mehr noch, überhaupt die richtigen Fragen zu stellen, ist Aufgabe der mehrbändigen Abhandlung „Die Schulmedizin – Segen oder Fluch? Betrachtungen eines Abtrünnigen".

Wenn ich im nun vorliegenden 3. Band dieses Werkes ein wenig dazu beigetragen hätte, die vermeintlichen Gewissheiten zu erschüttern, die uns als Impfwahrheit verkauft werden, sähe ich meine mir selbst gestellte Aufgabe bereits erfüllt.

Weitere Ausführungen, Fußnoten und Quellen zu Kapitel X

[1] Impfzwanggegnerverein zu Dresden (Hrsg.): Impfspiegel. 300 Aussprüche ärztlicher Autoritäten über die Impffrage und zwar vorwiegend aus neuerer Zeit. Komissions=Verlag von T. Winter, Dresden, 1890, S. 8

[2] Gesundheit-natürlich: Impfen – Fluch oder Segen? Quellen: Dr. Johann Loibner, Dr. Rolf Kron, Hans Tolzin, Anita Petek-Dimmer, Dr. Friedrich Graf, Dr. Hartmann, Bert Ehgartner u.a., http://www.gesundheit-natuerlich.at/index.php/impfen#Impfkritik_Loibner, abgerufen am 26.05.2015

[3] Jenner, E.: The Three Original Publications On Vaccination Against Smallpox. In: Eliot, C. W. (Ed.): The Harvard classics. P.F. Collier & Son, New York, 1909-14, Vol. 38, Part 4, of 8

[4] Impf-Zwang – Was man über das Impfen wissen muss! https://www.youtube.com/watch?feature=youtube_gdata_player&v=en2eQRcpdo4&desktop_uri=%2Fwatch%3Fv%3Den2eQRcpdo4%26feature%3Dyoutube_gdata_player&nomobile=1, hier ab min. 15.21

[5] Goldstein, M.: Der Mythos über Sicherheit und Wirksamkeit von Impfstoffen. Http://info.kopp-verlag.de/medizin-und-gesundheit/was-aerzte-ihnen-nicht-erzaehlen/michelle-goldstein/der-mythos-ueber-sicherheit-und-wirksamkeit-von-impfstoffen.html, abgerufen am 26.05.2016

[6] Buchwald, G.: Impfen – das Geschäft mit der Angst. Emu-Verlag, 1997

[7] Hugelshofer, N. und Suter, P.: Impfungen gegen Kinderkrankheiten und deren Auswirkung auf die Gesundheit des Kindes. Diplomarbeit, Baar, 2012

[8] Deutschlandfunk vom 14.05.2006: Von den Melkern abgeschaut. 1796 spritzte ein englischer Arzt die erste Pockenschutzimpfung. Http://www.deutschlandfunk.de/von-den-melkern-abge-schaut.871.de.html?dram:article_id=125510, abgerufen am 26.05.2016

[9] Geison, G. L.: The Private Science of Louis Pasteur. Princeton University Press, 1995, S. 18-21

[10] Die 200-Jahre Impf-Lüge, http://www.torindiegalaxien.de/erde11/Die%20Impfluege.pdf, abgerufen am 27.05. 2016

[11] Gesundheit-natürlich: Impfen – Fluch oder Segen? Quellen: Dr. Johann Loibner, Dr. Rolf Kron, Hans Tolzin, Anita Petek-Dimmer, Dr. Friedrich Graf, Dr. Hartmann, Bert Ehgartner u.a., http://www.gesundheit-natuerlich.at/index.php/impfen#Impfkri-tik_Loibner, abgerufen am 27.05.2015

[12] Petek-Dimmer, A.: Geschichte der Impfungen, http://www.j-lorber.de/heilg/impfung/impfgeschichte.htm, abgerufen am 27.05.2015

[13] Impfungen – Sinn oder Unsinn? Aus dem Vortrag AZK Anita Petek-Dimmer 2008, https://symboleigenschoepfung.files.wordpress.com/2014/01/impfun-gen-sinn-oder-unsinn.pdf, abgerufen am 27.05.2015

[14] Stollorz, V.: Der große Irrtum des Doktor Koch.
Robert Koch gilt als Mitbegründer der modernen Medizin. Vor 100 Jahren bekam er den Nobelpreis. Eine selten erwähnte, aber einschneidende Episode zeigt eine andere, weniger glorreiche Seite des Forschers.
Frankfurter Allgemeine. Wissen. Vom 27.09.2005.
Http://www.faz.net/aktuell/wissen/medizin-ernaehrung/medizingeschichte-der-grosse-irrtum-des-doktor-koch-1256014.html?printPagedArticle=true#pageIndex_2, abgerufen am 27.05.2016

[15] Adams, M.: Impfstoffforscher wegen Betrugs angeklagt, ihm drohen 20 Jahre Gefängnis wegen eines gefälschten AIDS-Impfstoffs.
Kopp-Online vom 28.06.2014, http://info.kopp-verlag.de/medizin-und-gesundheit/natuerliches-heilen/mike-adams/impfstoffforscher-wegen-betrugs-angeklagt-ihm-drohen-2-jahre-gefaengnis-wegen-eines-gefaelschten-a.html, abgerufen am 28.05.2016

[16] Schmidt, J. G.: Grippezeit – Zeit der Zurückhaltung. Neue Zürcher Zeitung vom 9.1.2016,
http://www.nzz.ch/meinung/kommentare/grippezeit--zeit-der-zurueckhaltung-1.18674247, abgerufen am 28.05.2016

[17] Süddeutsche Zeitung vom 6. Februar 2015, http://www.sueddeutsche.de/gesundheit/kritik-an-arzneimittelherstellern-die-pharmaindustrie-ist-schlimmer-als-die-mafia-1.2267631, abgerufen am 28.05.2016:

„Die Pharmaindustrie ist schlimmer als die Mafia". Medikamente sollen uns ein langes, gesundes Leben bescheren. Doch die Pharmaindustrie bringt mehr Menschen um als die Mafia …

[18] Ehgartner, B.: Die Hygienefalle: Schluss mit dem Krieg gegen Viren und Bakterien. Steyr-Verlag, 2015, S. 150

[19] Wissenschaftsbetrug heute,
http://www.impfen-nein-danke.de/wissenschaftsbetrug-heute/, abgerufen am 28.05. 2016

[20] Adams. M., US-Gesundheitsbehörde bei wissenschaftlichem Betrug und „Impfgewalt" gegen Schwarze ertappt,
http://info.kopp-verlag.de/hintergruende/enthuellungen/mike-adams/us-gesundheitsbehoerde-bei-wissenschaftlichem-betrug-und-impfgewalt-gegen-schwarze-ertappt.html,
veröffentlicht am 24.08.2014 und abgerufen am 28. 05.2016

[21] Sloterdijk, P.: Kritik der zynischen Vernunft. Suhrkamp, Frankfurt, 1983, S. 859

[22] Zit. nach: Stimme und Gegenstimme. Ausgabe 8/13, http://gesundes-deutschland.de/S&G08_2013.pdf, abgerufen am 28.05.2016

[23] Lanka, S.: Gibt es Beweise für die Existenz von krankmachenden Viren? Auszug aus: Macht Impfen Sinn?
klein-klein-verlag, Februar 2003, http://www.gandhi-auftrag.de/Viren-existenz.pdf, abgerufen am 30.05.2016

[24] Spanische Grippe – Eine Jahrhundertlüge, file:///C:/Users/User/Downloads/ia-spanische-grippe.pdf, abgerufen am 06.06.2016

[25] Köhnlein, C.: Auch das Nobelpreiskomitee kann den Medizinnobelpreis für Montagnier und zur Hausen wissenschaftlich nicht begründen,
http://www.torstenengelbrecht.com/de/download/Kommentar_Nobelpreis_Montagnier_zur_Hausen_031108.pdf,
abgerufen am 31.05.2016

[26] Lanka, S: Viren: Woher kommen sie? Was machen sie? Welche gibt es überhaupt?

Https://www.google.de/url?sa=t&rct=j&q=&esrc=s&source=web&cd=
1&cad=rja&uact=8&ved=0ahUKEwifroPb8IPNAhWHr-
RoKHQN5BOUQFggdMAA&url=http%3A%2F%2Fwww.gandhi-auf-
trag.de%2FVirenexis-
tenz.pdf&usg=AFQjCNHxeJ0LRCT5QuAbuoKYrWwIbO-E9A,
Abruf am 31.05.2016

[27] Loibner, J.: Der Ursprung und die Geschichte des Impfens.
Ein Vortrag von Dr. Johann Loibner auf der 6. AZK Konferenz
(27.11.2010) über den Ursprung und die Geschichte des Impfens
[https://youtu.be/_voQ8YmPEOU].
Schauen Sie sich diesen Vortrag an und prüfen Sie alle Fakten nach.
Impfen ist ein Verbrechen an der Menschheit und ein ganz großes
schmutziges Geschäft,
http://www.gesundheitlicheaufklaerung.de/dr-johann-loibner-der-ur-
sprung-und-die-geschichte-des-impfens,
abgerufen am 06.06.2016

[28] Berliner Morgenpost vom 23.04.13,
http://www.morgenpost.de/kultur/berlin-kultur/article115517396/Erb-
gut-der-Mensch-ist-zur-Haelfte-eine-Banane.html, abgerufen am 31.
05.2016

[29] Bahnsen, U.: Erbgut in Auflösung. Das Genom galt als unverän-
derlicher Bauplan des Menschen, der zu Beginn unseres Lebens festgelegt wird. Von dieser Idee muss sich die Wissenschaft verabschie-
den. In Wirklichkeit sind unsere Erbanlagen in ständigem Wandel begriffen.
In: DIE ZEIT, Nr. 25 vom 12.06.2008

[30] Gesundheitliche Aufklärung, http://www.gesundheitlicheaufklae-
rung.de/masern-hysterie-inszenierte-werbekampagne-fuer-die-impf-
pflicht, abgerufen am 03.06.2016

[31] Bundesministerium für Gesundheit: Meldungen 2015: Bundestag verabschiedet Präventionsgesetz. Der Deutsche Bundestag hat am 18.06.15 das Gesetz zur Stärkung der Gesundheitsförderung und der Prävention (Präventionsgesetz – PrävG) verabschiedet, http://www.bmg.bund.de/ministerium/meldungen/2015/praeventionsgesetz.html, abgerufen am 04.06.2016

[31a] Tolzin, H.: 2016: Willkommen im Jahr der Impfpflicht, http://info.kopp-verlag.de/hintergruende/deutschland/hans-tolzin/2-16-willkommen-im-jahr-der-impfpflicht.html, veröffentlicht am 15.01.2016, abgerufen am 02.07.2016

[32] Hatz auf Impfgegner: [a]nderer Haarschnitt, ähnliche Gesinnung? Impfkritik,de. Portal für unabhängige Impfaufklärung, http://www.impf-kritik.de/pressespiegel/2015021001.html, abgerufen am 05.06.2016

[33] Chen, W. J.: Comparison of LiST measles mortality model and WHO/IVB measles model. BMC Public Health. 2011 Apr 13;11 Suppl 3:S33. doi: 10.1186/1471-2458-11-S3-S33

[34] Robert-Koch-Institut: Masern. RKI-Ratgeber für Ärzte, http://www.mkk.de/cms/media/pdf/aemter_1/gesundheitsamt/hygiene_1/roterordner/masern/Masern_Ratgeber_fuer_Aerzte.pdf, abgerufen am 05.06.2016

[35] Robert-Koch-Institut: Epidemiologisches Bulletin 10/2015 vom 9. März 2015 (Nr. 10), http://www.rki.de/DE/Content/Infekt/EpidBull/Archiv/2015/Ausgaben/10_15.pdf?__blob=publicationFile, abgerufen am 05.06.2016:

Überblick über die Epidemiologie der Masern in 2014 und aktuelle Situation in 2015 in Deutschland

[36] Matysiak-Klose, D.: Hot Spot: Epidemiologie der Masern und Röteln in Deutschland und Europa. Bundesgesundheitsbl 2013 (56): 1231–1237
DOI 10.1007/s00103-013-1799-x. Online publiziert: 29. August 2013. Springer-Verlag Berlin Heidelberg 2013:

„Im Jahr 2012 wurden nur insgesamt 167 Masernfälle aus Deutschland dem RKI übermittelt (Datenstand: 31.01.2013)." Wohlgemerkt: Ganze 167 Masernfälle in einem Jahr.

[37] Schaad, U. B.: Pädiatrische Infektiologie. Hans Marseille, München, 2. Auflage 1997

[38] Orenstein, W. A., and al.: The Clinical Significance of Measles: A Review. J Infect Dis. (2004) 189 (Supplement 1): S4-S16. doi: 10.1086/377712

[39] Rabe, S.: Masern – Die Erkrankung. Impf-info.de: Beiträge zu einer differenzierten Impfentscheidung, http://www.impf-info.de/die-impfungen/masern/113-masern-die-erkrankung.html, abgerufen am 05. 06.2016

[40] Rabe, S.: Unerwünschte Arzneiwirkungen (UAW) von Impfstoffen, http://www.impf-info.de/unerw%C3%BCnschtes/allgemeines1/78-unerwhte-arzneiwirkungen-uaw-von-impfstoffen.html
(Abruf: 07.06. 2016)

[41] Impfen – Fluch oder Segen? http://www.gesundheit-natuerlich.at/index.php/impfen#Impfkritik_Loibner, abgerufen am 07.06. 2016

[42] Hugelshofer, N. und Suter Pascal: Impfungen gegen Kinderkrankheiten und deren Auswirkung auf die Gesundheit des Kindes. Diplomarbeit zum Bildungsgang Dipl. Naturheilpraktiker/in TEN hfnh. Traditionelle Europäische Naturheilkunde an der Paramed Akademie AG. Bildungszentrum für Ganzheitsmedizin, Baar, 2012

[43] Impfungen – Sinn oder Unsinn? Aus dem Vortrag AZK Anita Petek-Dimmer 2008, https://symboleigenschoepfung.files.wordpress.com/2014/01/impfungen-sinn-oder-unsinn.pdf, abgerufen am 07.06.2016

[44] Aluminium in Impfstoffen bedroht unser Gehirn, http://www.zentrum-der-gesundheit.de/aluminium-in-impfstoffen-ia.html, abgerufen am 07.06.2016

[45] Die 200-Jahre Impf-Lüge. Wer hat das Impfen erfunden? Http://www.torindiegalaxien.de/erde11/Die%20Impfluege.pdf, abgerufen am 06.06.2016

[46] Rabe, S.: Anerkennung von Impfnebenwirkungen, http://www.impf-info.de/unerw%C3%BCnschtes/anerkennung/79-anerkennung-von-impfnebenwirkungen.html, abgerufen am 05.06.2016

[47] Rabe, S.: Impfstoffe, Inhalt. Http://www.impf-info.de/pdfs/Impfstoffe%20Inhalt%202016.pdf, abgerufen am 07.06.2016

[48] Zahlreiche Todesfälle nach 6fach-Impfung. Impfkritik.de. Portal für unabhängige Impfaufklärung, http://www.impfkritik.de/6fach-impfstoffe/index.html, abgerufen am 06.06.2016

[49] Impfen? Nein, Danke! Impfstoffe, http://www.impfen-nein-danke.de/impfstoffe/, abgerufen am 07.06.2016

[50] Epoch Times vom Freitag, den 8. Januar 2016,
http://www.epochtimes.de/gesundheit/quecksilber-in-grippeimpfstoff-
a1297508.html?neuste=1, abgerufen am 07.06.2016:
Vorsicht vor Grippeimpfung: Extreme Quecksilber-Mengen in Grippeimpfstoff Flulaval entdeckt!

[51] Wells, S. D.: Gürtelrose-Impfstoff wird mit Schweine-Gelatine,
MSG und Rückständen von abgetriebenen Föten hergestellt.
http://info.kopp-verlag.de/medizin-und-gesundheit/was-aerzte-ihnen-
nicht-erzaehlen/s-d-wells/guertelrose-impfstoff-wird-mit-schweine-ge-
latine-msg-und-rueckstaenden-von-abgetriebenen-foeten-her.html.
Veröffentlicht am 02.08.2015, abgerufen am 07.06.2016

[52] Edwards, J.: Die Erweiterung des Impfplans und die Zunahme von
Autismus,   http://info.kopp-verlag.de/medizin-und-gesundheit/was-
aerzte-ihnen-nicht-erzaehlen/joel-edwards/die-erweiterung-des-impf-
plans-und-die-zunahme-von-autismus.html,   veröffentlicht am 04.09.
2015 und abgerufen am 07.06.2016

[53] Goodrich, A.: Quecksilber in Impfstoffen: Die Mitochondrien,
„Kraftwerke" der Zellen, sterben ab, http://info.kopp-verlag.de/hinter-
gruende/enthuellungen/amy-goodrich/quecksilber-in-impfstoffen-die-
mitochondrien-kraftwerke-der-zellen-sterben-ab.html,   veröffentlicht
am 19.01.2016 und abgerufen am 07.06.2016

[54] Sharpe, M. A., et al.: Research Article: B-Lymphocytes from a
Population of Children with Autism Spectrum Disorder and Their Unaffected Siblings Exhibit Hypersensitivity to Thimerosal.
Journal of Toxicology, Volume 2013 (2013), Article ID 801517, 11
pages,
http://dx.doi.org/10.1155/2013/801517

[55] Bernard, S.: Autism: A novel form of mercury poisoning. Medical
Hypotheses, Volume 56, Issue 4, 2001, Pages 462-471

[56] Stajich, G. V.: Iatrogenic exposure to mercury after hepatitis B vaccination in preterm infants. Journal of Pediatrics. Volume 136, Issue 5, 2000, Pages 679-681

[57] Clements, C. J.: When science is not enough – A risk/benefit profile of thiomersal-containing vaccines (Review). Expert Opinion on Drug Safety, Volume 5, Issue 1, 2006, Pages 17-29

[58] C. Gallagher and M. Goodman: Hepatitis B triple series vaccine and developmental disability in US children aged 1-9 years. Toxicological & Environmental Chemistry, vol. 90, no. 5, pp. 997-1008, 2008

[59] Geier, M.R.: A case series of children with apparent mercury toxic encephalopathies manifesting with clinical symptoms of regressive autistic disorders. Journal of Toxicology and Environmental Health - Part A: Current Issues. Volume 70, Issue 10, January 2007, Pages 837-851

[60] Wells, S. D.: http://info.kopp-verlag.de/hintergruende/enthuellungen/s-d-wells/die-sieben-heftigsten-kindheitsallergien-ueberschneiden-sich-direkt-mit-bestandteilen-von-impfstoffe.html, veröffentlicht am 28.01.2016 und abgerufen am 07.06.2016:

Die sieben heftigsten Kindheitsallergien überschneiden sich direkt mit Bestandteilen von Impfstoffen

[61] Huff, E. A.: Der hochgiftige Wirkverstärker Squalen MF59, der bei US-Soldaten das Golfkriegssyndrom verursachte, wird jetzt zivilen Grippeimpfstoffen zugesetzt,
http://info.kopp-verlag.de/medizin-und-gesundheit/gesundes-leben/ethan-a-huff/der-hochgiftige-wirkverstaerker-squalen-mf59-der-bei-us-soldaten-das-golfkriegssyndrom-verursachte-.html, veröffentlicht am 01.10.2013 und abgerufen am 07.06.2013

[62] Rote Liste, http://online.rote-liste.de/

[63] Gelbe Liste, https://www.gelbe-liste.de/

[64] Neue Studie errechnet 145.000 tödliche Impfkomplikationen in 20 Jahren,
http://www.pravda-tv.com/2013/02/neue-studie-errechnet-145-000-todliche-impfkomplikationen-in-20-jahren/,
veröffentlicht am 4.2.2013, abgerufen am 11.06. 2016

[65] Impfkritik.de. Portal für unabhängige Impfaufklärung,
http://www.impfkritik.de/, abgerufen am 13.06.2016

[66] Die 200-Jahre Impf-Lüge. Wer hat das Impfen erfunden?
Http://www.torindiegalaxien.de/erde11/Die%20Impfluege.pdf, abgerufen am 13.06.2016

[67] Wie ein Impfstoff hergestellt wird, http://www.zentrum-der-ge-
sundheit.de/impfstoff-herstellung-ia.html, abgerufen am 13.06.2016

[68] Focus Online vom 30.11.2011, http://www.zentrum-der-gesund-
heit.de/pdf/impfstoff-herstellung-ia_01.pdf, abgerufen am 13.06.2016:
Grippeimpfstoff „Preflucel" vom Markt genommen

[69] Shaw, A.: Alternative Methods of Making Influenza Vaccines. National Academy Of Engineering: The Bridge, 2006, 36(3): 31-38

[70] Gale, R. and Null, G.: Vaccines' Dark Inferno. What is not on insert
labels? Global Research, September 29, 2009, http://www.globalrese-
arch.ca/vaccines-dark-inferno/15452, abgerufen am 13.06.2016

[71] McRearden, B.: What Is Coming Through That Needle? The Problem of Pathogenic Vaccine Contamination, http://www.whale.to/a/nee-
dle.html, abgerufen am 13.06.2016

[72] Kinderimpfstoffe aus Frankensteins Küche, http://www.zentrum-der-gesundheit.de/kinder-impfstoffe-ia.html, abgerufen am 14.06. 2016

[73] Gen-Impfung gegen Ebola, http://www.zentrum-der-gesundheit.de/gen-impfung-gegen-ebola-ia.html, abgerufen am 14.06.2016

[74] Ebola: False-Flag-Operation mit genetischen Impfungen? Https://www.youtube.com/watch?v=pyKTIWU7Ppw, veröffentlicht am 27.10.2014 und abgerufen am 14.06.2016

[75] Ebola – Gentechnischer Feldversuch des Pentagon? Https://www.youtube.com/watch?v=rdsCque3-ml, veröffentlicht am 13.08.2014 und abgerufen am 14.06.2016

[76] Impfungen – Sinn oder Unsinn? Aus dem Vortrag AZK Anita Petek-Dimmer 2008,
https://symboleigenschoepfung.files.wordpress.com/2014/01/impfungen-sinn-oder-unsinn.pdf, abgerufen am 14.06.2016

[77] Tolzin, H. U. P.: Wen der Ebola-Floh beißt,
http://info.kopp-verlag.de/medizin-und-gesundheit/was-aerzte-ihnen-nicht-erzaehlen/hans-u-p-tolzin/wen-der-ebola-floh-beisst.html, veröffentlich am 29.06. und abgerufen am 01.07.2016

[78] Huff, E. A.: Pharmaindustrie betreibt Meinungsmache auf Wikipedia, Informationen im Gesundheitsbereich gezielt falsch, http://info.kopp-verlag.de/hintergruende/enthuellungen/ethan-a-huff/pharmaindustrie-betreibt-meinungsmache-auf-wikipedia-informationen-im-gesundheitsbereich-gezielt-fa.html,
abgerufen am 02.07.2016:

„Die Studie der Campbell University in North Carolina fand heraus, dass bis zu 90 Prozent der auf Wikipedia eingestellten medizinischen

Informationen falsch sind und dass sich die Nutzer einfach nicht darauf verlassen können, wenn sie sich über gesundheitliche Probleme und medizinische Behandlungsmöglichkeiten informieren wollen. Zu praktisch jedem wichtigen Gesundheits- und Krankheitsthema wurden Einträge gefunden, die sachliche Fehler enthalten, die entweder nicht auf dem Stand der Wissenschaft oder gänzlich falsch sind …

Wikipedia zensiert ganz bewusst ganzheitliche Ansätze und spielt Pharmakonzernen und anderen Interessenorganisationen in die Hände … Es hat sich immer wieder gezeigt, dass Wikipedia von Interessenorganisationen kontrolliert wird – darunter Pharmakonzerne, die Einträge zu medizinischen Themen durch ´Trolling´ … beeinflussen …"

Der Autor vorliegenden Buches kann ein Lied darüber singen, wie Wikipedia mit Lügen, Halbwahrheiten und Verdrehungen System-Dissidenten euphemistisch formuliert verunglimpft –
https://www.google.de/url?sa=t&rct=j&q=&esrc=s&source=web&cd=1&cad=rja&uact=8&ved=0ahUKEwiN4rvZmtTNAhXGWhoKH   bTLC8 IQFggeMAA&url=https%3A%2F%2Fmarjorie-wiki.de%2Fwiki%2F Richard_Alois_Huthmacher&usg=AFQjCNG_vOdnbOXOVQ4ax _7uuuRfc1M-qA, abgerufen am 14.06.2016 –
und zweifelsohne „Wachhunde" bereithält, die zu jeder Tages- und Nachtzeit nicht erwünschte Einträge in Minutenschnelle sperren, löschen oder in systemkonformer Weise abändern.

[79] Tolzin, H. U. P.: Ebola: So werden wir von der WHO und ihren Komplizen-Organisationen belogen, http://info.kopp-verlag.de/medizin-und-gesundheit/was-aerzte-ihnen-nicht-erzaehlen/hans-u-p-tolzin/ebola-so-werden-wir-von-der-who-und-ihren-komplizen-organisationen-belogen.html,
veröffentlicht am 22.08.2015 und abgerufen am 02.07.2016

[80] Derselbe: Post-Ebola-Syndrom: Das tödliche Wegschauen von Ärzten, Journalisten und Behörden muss endlich ein Ende haben! Http://info.kopp-verlag.de/hintergruende/enthuellungen/hans-u-p-tolzin/post-ebola-syndrom-das-toedliche-wegschauen-von-aerzten-journalisten-und-behoerden-muss-endlich-ei.html (Veröffentlichung: 03.11.2015; Abruf: 02.07.2016)

[81] Skloot, R.: Die Unsterblichkeit der Henrietta Lacks. Goldmann, München, 2013

[82] The Virginian Pilot vom 10.05.2010: Cancer cells killed Henrietta Lacks – then made her immortal, http://pilotonline.com/news/local/health/cancer-cells-killed-henrietta-lacks---then-made-her/article_17bd351a-f606-54fb-a499-b6a84cb3a286.html, abgerufen am 14.06.2016

[83] Impfstoffe – Herstellung – Studien – Nutzen, http://www.gesundheit-natuerlich.at/index.php/impfen#Impfkritik_Loibner, abgerufen am 14.06.2016

[84] Impfungen: Sinn oder Unsinn (Anita Petek-Dimmer, Vortrag AZK [Anti-Zensur-Konferenz]), https://www.youtube.com/watch?v=7mXwTXZCMr4, abgerufen am 15.06.2016

[85] Vero-Zellen, https://de.wikipedia.org/wiki/Vero-Zellen, abgerufen am 15.06.2016

[86] Max-Planck-Gesellschaft, https://www.mpg.de/580253/pressemitteilung200907281, abgerufen am 15.06.2016: Grippeimpfstoffe ganz ohne Hühnereier. Zwei neue Designer-Zelllinien eignen sich dazu, Vakzine gegen Influenza herzustellen

[87] Vfa. Die forschenden Pharmaunternehmen vom 25. April 2006: Neue Impfstoffe durch Gentechnik. Http://www.vfa-bio.de/vb-de/aktuelle-themen/vb-patienten/impfen-biotech.html, abgerufen am 15. 06. 2016

[88] Huthmacher, Richard A.: Die Schulmedizin – Segen oder Fluch? Betrachtungen eines Abtrünnigen. Teil 2. BoD, Norderstedt bei Hamburg, 2016

[89] Huthmacher, Richard A.: Die Schulmedizin – Segen oder Fluch? Betrachtungen eines Abtrünnigen. Teil 1. BoD, Norderstedt bei Hamburg, 2016

[90] Wells, S. D.: Die sieben skurrilsten, geradezu wahnsinnigen Bestandteile von Impfstoffen, http://info.kopp-verlag.de/medizin-und-gesundheit/was-aerzte-ihnen-nicht-erzaehlen/s-d-wells/die-sieben-skurrilsten-geradezu-wahnsinnigen-bestandteile-von-impfstoffen.html, veröffentlicht am 27.06.2016, abgerufen am 02.07.2016

[91] Inhaltsstoffe – niemand außer dem Hersteller weiß wirklich Bescheid,   http://www.gesundheit-natuerlich.at/index.php/impfen#Impfkritik_Loibner, abgerufen am 16.06.2016

[92] Impfungen – Sinn oder Unsinn? Inhaltsstoffe von Impfungen, https://symboleigenschoepfung.files.wordpress.com/2014/01/impfungen-sinn-oder-unsinn.pdf, abgerufen am 16.06.2016

S. hierzu auch: Spiegel Online vom 29.08.2012, http://www.spiegel.de/gesundheit/diagnose/impfung-experten-fordern-hpv-infektionsschutz-auch-fuer-jungen-a-852781.html, abgerufen am 16.06.2016:
Impfung: Experten fordern HPV-Schutz auch für Jungen

[93] Petek-Dimmer, A.: Kritische Analyse der Impfproblematik – Band 1: Ein Kompendium über die wahre Natur der Impfungen, ihre Pathogenität und Wirkungslosigkeit. Narayana Verlag, Kandern, 2006 [Erstausgabe: Aegis-Verlag, CH]

[94] Petek-Dimmer, A.: Kritische Analyse der Impfproblematik – Band 2: Ein Kompendium über die wahre Natur der Impfungen, ihre Pathogenität und Wirkungslosigkeit. Narayana Verlag, Kandern, 2012 [Erstausgabe: Aegis-Verlag, CH]

[95] Trappitsch, D.: Impfen – [e]ine kritische Darstellung aus ganzheitlicher Sicht – Auswirkungen auf die körperliche und seelische Entwicklung des Menschen. Hans-Nietsch-Verlag, Freiburg, 2010

[96] In Deutschland zugelassene Impfstoffe (Auswahl), http://www.impf-info.de/pdfs/Impfstoffe%20Inhalt%202016.pdf, abgerufen am 16.06.2016

[97] Impfstoffe, http://www.impfen-nein-danke.de/impfstoffe/, abgerufen am 16.06.2016

[98] Impfkritik.de, http://www.impfkritik.de/adjuvans/index.html, abgerufen am 16.06.2016

[99] Impf-info.de. Beiträge zu einer differenzierten Impfentscheidung, http://www.impf-info.de/inhaltsstoffe/additiva.html, abgerufen am 15.06.2016

[100] Tolzin, H.: Macht Impfen Sinn? Band 1, Tolzin-Verlag, Herrenberg, 2013

[101] Shaw, C. A. und Tomljenovic, L.: Aluminum in the central nervous system (CNS): toxicity in humans and animals, vaccine adjuvants, and autoimmunity.

Immunol Res. 2013 Jul;56(2-3):304-16. doi: 10.1007/s12026-013-8403-1. PMID: 23609067

[102] "In a population-based survey of 1,984 Chamorro residents of Guam older than age 65, Galasko et al. (2007) found a 12.2% point prevalence of all forms of dementia. Subtypes included Guam dementia (8.8%), which is clinically equal to Alzheimer disease, parkinsonism-dementia complex (1.5%), pure vascular dementia (1.3%), and other (0.6%)" (AMYOTROPHIC LATERAL SCLEROSIS – PARKINSONISM/DEMENTIA COMPLEX OF GUAM. GUAM DISEASE, http://www.omim.org/entry/105500, abgerufen am 21.06.2016)

[103] Amyotrophe Lateralsklerose (englisch: amyotrophic lateral sclerosis; Abkürzungen: ALS). Synonyme: myatrophe Lateralsklerose, amyotrophische Lateralsklerose, Lou-Gehrig-Syndrom (nach dem berühmten amerikanischen Baseballspieler Anfang des 20. Jahrhunderts, der bereits in jungen Jahren an ALS verstarb und die Erkrankung einer breiten Öffentlichkeit bewusst machte) oder auch Charcot-Syndrom (nach seinem Erstbeschreiber, dem Pathologen und Neurologen Jean-Martin Charcot, der, zusammen mit Duchenne, als Begründer der Neurologie gilt).

S.: Mattle, H. und Mumenthaler, M.: Neurologie. Thieme, Stuttgart, 13. vollständig überarbeitete Auflage 2012

[104] Zusatzstoffe, Aluminiumhydroxid, http://www.impfkritik.de/zusatzstoffe/aluminiumhydroxid.html, abgerufen am 21.06.2016

[105] Zusätze sind das, was nachträglich zugesetzt wurde, http://www.gesundheit-natuerlich.at/index.php/impfen, abgerufen am 16.06.2016

[106] Zusatzstoffe, Gelatine, http://www.impfkritik.de/zusatzstoffe/gelatine.html, abgerufen am 17.06.2016

[107]   Benson, J.: Die Eierstöcke junger Frauen durch Gardasil zerstört: Merck „hat vergessen", die Wirkung des Impfstoffs auf die weibliche Reproduktion zu untersuchen.
Http://info.kopp-verlag.de/medizin-und-gesundheit/gesundes-leben/jonathan-benson/die-eierstoecke-junger-frauen-durch-gardasil-zerstoert-merck-hat-vergessen-die-wirkung-des-impfs.html, veröffentlicht am 10.08.2013, abgerufen am 17.06.2016

[108]   Focus Online vom 21.08.2013, http://www.focus.de/familie/erziehung/familie/familie-schwere-allergie-gegen-huehnereiweiss-kind-vorsichtig-impfen_id_2542115.html, abgerufen am 17.06.2016:
Schwere Allergie gegen Hühnereiweiß: Kind vorsichtig impfen

[109] Infektiologie & Hygiene. Impfungen und Allergien, http://paediatrie-neonatologie.universimed.com/artikel/impfungen-und-allergien, abgerufen am 18.06.2016

[110]   Zusatzstoffe, Neomycin. http://www.impfkritik.de/zusatzstoffe/neomycin.html, abgerufen am 18.06.2016

[111] Gefahren einer HPV-Impfung. Biomedizin-Blog vom 07.12.2010, http://www.biomedizin-blog.de/de/gefahren-einer-hpv-impfung-wp261-97.html, abgerufen am 18.06.2016

[112]   Zusatzstoffe,   Thiomersal,   http://www.impfkritik.de/zusatzstoffe/thiomersal.html, abgerufen am 22.06.2016

[113] Impfschaden info: Impfstoffe/Zusatzstoffe, Quecksilber (Thiomersal),   http://www.impfschaden.info/impfungen-allgemein/impfstoffe/zusatzstoffe.html, abgerufen am 22.06.2016

[114] DocMedicus Gesundheitslexikon (DocMedicus Verlag in Kooperation mit der Deutsche Gesellschaft für Nährstoffmedizin und Prävention [DGNP e. V.]): Quecksilber.
Http://www.gesundheits-lexikon.com/Labormedizin-Labordiagnostik/Schwermetalle/Quecksilber.html, abgerufen am 22.06.2016

[115] Rabe, S.: Thiomersal. In: impf-info.de. Beiträge zu einer differenzierten Impfentscheidung, http://www.impf-info.de/inhaltsstoffe/additiva/87-thiomersal.html, abgerufen am 20.06.2016

[116] Bernard, S., et al.: Autism: a novel form of mercury poisoning.
Med Hypotheses. 2001 Apr;56(4):462-71. PMID: 11339848

[117] Geier, D. A, Geier, M. R.: A comparative evaluation of the effects of MMR immunization and mercury doses from thimerosal-containing childhood vaccines on the population prevalence of autism.
Med Sci Monit. 2004 Mar;10(3):PI33-9. Epub 2004 Mar 1. PMID: 14976450

[118] Young HA, Geier DA, Geier MR: Thimerosal exposure in infants and neurodevelopmental disorders: an assessment of computerized medical records in the Vaccine Safety Datalink.
J Neurol Sci. 2008 Aug 15;271(1-2):110-8. doi: 10.1016/j. jns. 2008. 04.002. Epub 2008 May 15

[119] DeSoto, C., Hitlan, R. T.: Blood Levels of Mercury Are Related to Diagnosis of Autism: A Reanalysis of an Important Data Set.
J Child Neurol 2007; 22; 1308. DOI: 10.1177/0883073807307111

[120] Geier, D. A., et al.: A case-control study evaluating the relationship between thimerosal-containing haemophilus influenzae type b vaccine administration and the risk for a pervasive developmental disorder diagnosis in the United States.

Biol Trace Elem Res. 2015 Feb;163(1-2):28-38. doi: 10.1007/s12011-014-0169-3. Epub 2014 Nov 11. PMID: 25382662

[121]   Geier DA, Hooker BS, Kern JK, King PG, Sykes LK, Geier MR: A dose-response relationship between organic mercury exposure from thimerosal-containing vaccines and neurodevelopmental disorders.
Int J Environ Res Public Health. 2014 Sep 5;11(9):9156-70. doi: 10.3390/ ijerph110909156. PMID: 25198681

[122] Mrozek-Budzyn D, Majewska R, Kieltyka A, Augustyniak M.: Neonatal exposure to Thimerosal from vaccines and child development in the first 3 years of life.
Neurotoxicol Teratol. 2012 Nov-Dec;34(6):592-7. doi: 10.1016/j.ntt. 2012.10.001. Epub 2012 Oct 13. PMID: 23069197

[123] Westphal GA, Asgari S, Schulz TG, Bünger J, Müller M, Hallier E: Thimerosal induces micronuclei in the cytochalasin B block micronucleus test with human lymphocytes.
Arch Toxicol. 2003 Jan;77(1):50-5. Epub 2002 Nov 6. PMID: 12491041

[124] Balser, M., Berndt, C. und Ritzer, U.: Das schmutzige Geschäft mit dem Blut ungeborener Kälber. In: SZ.de vom 10.08.2015, http://www.sueddeutsche.de/wissen/pharmaindustrie-das-schmutzige-geschaeft-mit-dem-blut-ungeborener-kaelber-1.2602820, abgerufen am 18.06.2016

[125] vaccines.gov. your best shot at good health. A federal government Website managed by the U.S. Department of Health and Human Services, http://www.vaccines.gov/more_info/types/#toxoid, abgerufen am 21.06.2016

[126] DocCheck Flexikon: Tetanustoxoid, http://flexikon.doccheck.com/de/Tetanustoxoid, abgerufen am 21.06.2016

[127] Impfungen – Sinn oder Unsinn? 4. Zusammensetzung der Impfstoffe,
https://symboleigenschoepfung.files.wordpress.com/2014/01/impfun-
gen-sinn-oder-unsinn.pdf, abgerufen am 17.06.2016

[128] Edwards, J.: Die Erweiterung des Impfplans und die Zunahme
von Autismus, http://info.kopp-verlag.de/medizin-und-gesund-
heit/was-aerzte-ihnen-nicht-erzaehlen/joel-edwards/die-erweiterung-
des-impfplans-und-die-zunahme-von-autismus.html, veröffentlicht am
04.09.2015, abgerufen am 03.07.2016

[129] Staatliche Studie beweist: Ungeimpfte sind gesünder!
Http://www.pravda-tv.com/2016/01/staatliche-studie-beweist-unge-
impfte-sind-gesuender/, veröffentlicht am 31.01. und abgerufen am
03.07.2016

[130] Neue Richtlinie in Australien: Kein Kindergeld für Impfgegner,
http://www.pravda-tv.com/2015/04/neue-richtlinie-in-australien-kein-
kindergeld-fuer-impfgegner/, veröffentlicht am 14.04.2015, abgerufen
am 03.07.2016

[130a] Schweiz: Bern verbannt ungeimpfte Kinder von Schule,
http://www.pravda-tv.com/2014/06/schweiz-bern-verbannt-unge-
impfte-kinder-von-schule/, veröffentlicht am 18.06.2014 und abgerufen am 03.07.2016

[130b] Moderne Inquisition? Impfstoffindustrie geht gegen Aufklärung
in sozialen Netzwerken vor, http://www.pravda-tv.com/2013/06/mo-
derne-inquisition-impfstoffindustrie-geht-gegen-aufklarung-in-sozia-
len-netzwerken-vor/, veröffentlicht am 11.06.2013 und abgerufen am
03.07.2016:

„Wenn Sie bei Facebook einen Artikel posten, der andere vor der Gefährlichkeit von Impfstoffen warnen soll, oder wenn Sie über Twitter

Links zu den neuesten Studien verbreiten, die Impfstoffe mit Autismus in Verbindung bringen, dann könnten die Impfstoffpuscher der Welt schon bald in Echtzeit davon erfahren.

Es wird berichtet, dass amerikanische und britische Wissenschaftler mit Unterstützung der Bill & Melinda Gates Foundation [e.U.] ein computerisiertes weltweites Überwachungssystem entwickelt haben, mit dem sich alle Aktivitäten in sozialen Medien, die sich gegen das Mainstream-Impfstoffdogma richten, beobachten und direkt den Behörden melden lassen.

Diese schöne neue Übung in multinationaler Big-Brother-Spioniererei wird als Mittel gegen die rapide Verbreitung angeblicher ´Gerüchte´ und ´Lügen´ über Impfstoffe im Internet gepriesen. In Wirklichkeit sind diese Meldungen die einzige Form von freier Meinungsäußerung im Internet, um Sicherheit oder Wirksamkeit von Impfstoffen zu hinterfragen …

Bill Gates und die Impfstoffindustrie sind verzweifelt bemüht, durch Einschüchterung das Märchen über Impfstoffe aufrecht zu erhalten

Das wirkliche Motiv hinter der Entwicklung dieses neuen Überwachungsinstruments ist natürlich, die Impfrate zu erhöhen, indem Menschen eingeschüchtert und mundtot gemacht werden. Da die von der Gates-Stiftung unterstützten Impfstoffpuscher die Redefreiheit über Impfstoffe im Internet nicht vollständig abschaffen können (zumindest noch nicht), greifen sie stattdessen zum Mittel der hinterhältigen Einschüchterung und Manipulation.“

[131] WHO und UNICEF haben die Bevölkerung der Dritten Welt unter dem Deckmantel der Impfung sterilisiert, http://www.pravda-tv.com/2015/03/who-und-unicef-haben-die-bevoelkerung-der-dritten-welt-unter-dem-deckmantel-der-impfung-sterilisiert/, veröffentlicht am 01.03.2015 und abgerufen am 03.07.2016

[132] Bevölkerungswachstum kontrollieren: Kenianische Ärzte entdecken Sterilisationsmittel in Impfstoffen, http://www.epochtimes.de/gesundheit/bevoelkerungswachstum-kontrollieren-kenianische-aerzte-entdecken-sterilisationsmittel-in-impfstoffen-a1337657.html, abgerufen am 03.07.2016

[133] Gutierrez, D.: Schockierende Studie: Länder mit den höchsten Impfraten haben auch die höchsten Säuglingssterberaten, http://info.kopp-verlag.de/hintergruende/enthuellungen/david-gutierrez/schockierende-studie-laender-mit-den-hoechsten-impfraten-haben-auch-die-hoechsten-saeuglingssterber.html, veröffentlicht am 18.06.2016 und abgerufen am 03.07.2016

[134] Als erstes Bundesland empfiehlt Sachsen die neu entwickelte Impfung gegen Meningokokken vom Typ B (ab 1. Januar 2014). Hierbei handelt es sich um einen Impfstoff, der – wie bereits die Impfstoffe gegen Hepatitis B und Gebärmutterhals-Krebs – **gentechnisch** hergestellt wird (http://www.impfschaden.info/news55/555-s%C3%A4chsische-impfkommission-empfiehlt-meningokokken-b-impfstoff-ab-1-januar-2014.html, abgerufen am 23.06.2016; e.U.)

[135] Twinrix Erwachsene Hepatitis-A- und -B-Impfstoff. Zusammensetzung.: 1 ml (1 Dosis) enthält: Hepatitis-A-Virus 720 ELISA-Einheiten inaktiviert, gezüchtet in HDC-Kulturen (MRC 5), Hepatitis-B-Oberflächenantigen 20 µg **gentechnisch hergestellt** in Hefezellen [e.U.] (http://www.impfschaden.info/krankheiten-impfungen/hepatitis-b/twinrix.html, abgerufen am 23.06.2016)

[136] Twinrix Kinder Hepatitis-A- und -B-Impfstoff. Zusammensetzung.: 0,5 ml (1 Dosis) enthält: Hepatitis-A-Virus 360 ELISA-Einheiten inaktiviert, gezüchtet in HDC-Kulturen (MRC 5), Hepatitis-B-Oberflächenantigen 10 µg **gentechnisch hergestellt** in Hefezellen [e.U.] (http://www.impfschaden.info/krankheiten-impfungen/hepatitis-b/twinrix.html, abgerufen am 23.06.2016)

[137] „Rotateq®: Der im Frühjahr 06 in den USA und seit Juni 06 in Europa zugelassene Impfstoff enthält lebendes abgeschwächtes Rotavirus, das menschlich-bovinen (vom Rind stammenden) Ursprungs ist (WC3-Stamm). Der Impfstoff wird **gentechnisch hergestellt** [e.U.] …“

[138] Mehr Transparenz über Impfungen, Impfen und Impfschäden. Impfstoffe, http://www.impfschaden.info/impfungen-allgemein/impfstoffe/zusatzstoffe.html, abgerufen am 23.06.2016

[139] Heyes. J. D.: Einkommensschwache Briten lassen sich für Taschengeld experimentellen Ebola-Impfstoff spritzen, http://info.kopp-verlag.de/hintergruende/enthuellungen/j-d-heyes/einkommensschwache-briten-lassen-sich-fuer-taschengeld-experimentellen-ebola-impfstoff-spritzen.html, veröffentlicht am 18.11. 2015 und abgerufen am 23.06.2016

[140] Daniel Trappitsch und Michael Leitner: Genetische Impfung: Das Trojanische Pferd der Impfstoff-Produzenten, http://info.kopp-verlag.de/medizin-und-gesundheit/was-aerzte-ihnen-nicht-erzaehlen/daniel-trappitsch-und-michael-leitner/genetische-impfung-das-trojanische-pferd-der-impfstoff-produzenten.html, veröffentlicht am 04.11. 2014 und abgerufen am 23.06.2016

[141] Wells, S. D.: Neun Impfungen, die Sie niemals brauchen, und warum man Sie durch Angstmache dazu zwingen will, http://info.kopp-verlag.de/medizin-und-gesundheit/was-aerzte-ihnen-nicht-erzaehlen/s-d-wells/neun-impfungen-die-sie-niemals-brauchen-und-warum-man-sie-durch-angstmache-dazu-zwingen-will.html, veröffentlicht am 23.06.2016 und angerufen am 04.07.2016

[142] Tolzin, H. U. P.: Die Tetanus-Lüge. Tolzin Verlag, Schwäbisch Hall, 2010

ANSTELLE EINES NACHWORTS

Sehnsucht nach dem Leben

Gegen
Alle
Krankheiten
Hat
Die
Moderne
Medizin
Ein
Mittel.

Nicht
Jedoch
Gegen
Die
Krankheit,
Die
Am
Häufigsten
Zum
Tode
Führt.

Die
Sehnsucht
Nach
Dem
Leben.

(Richard A. Huthmacher: Mein Sudelbuch. Aperçus, Aphorismen, Gedichte – Gedanken, die sich nur selten reimen. Indes nicht weniger wahr sind. Teil 1. Norderstedt bei Hamburg, 2015, S. 67 f.)

Gesellschaft und Krankheit

Darwinismus
Als
Gesellschaftliches
Selektionsprinzip,
Konformismus
Im
Denken,
Anarchie
In
Den
Gefühlen,
Chaos
Im
Unter-
Und
Unbewussten:

Kann
Es
Verwundern,
Dass
Millionen,
Milliarden
Menschen
Erkranken:

An
Einer
Unzahl
Von
Süchten,
An
Krebs,
An
MS
Und
ALS,
An
Alzheimer,
An ...
Und
Und ...

(Richard A. Huthmacher: Mein Sudelbuch. Aperçus, Aphorismen, Gedichte – Gedanken, die sich nur selten reimen. Indes nicht weniger wahr sind. Teil 1. Norderstedt bei Hamburg, 2015, S. 143 f.)

Krankheit - ein Menetekel

Das
Leben
Sollten
Wir
Als
Reifen
Betrachten
Und
Krankheit
Als
Straucheln
In
Diesem
Prozess
Des
Werdens
Erachten.

Nur
So
Können
Wir
Dem
Krank-Sein
Entgehen
Oder
In

Ihm
Eine
Chance
Zum
Wachsen
Und
Werden
Sehen.

Können
Erkennen,
Dass
Uns
Das
Leben
Nur
Dann
Als
Geheilt
Entlässt,
Wenn
Ein
Sinn
Für
Die
Krankheit
Nicht
Mehr
Vorhanden

Und
Das
Menetekel,
Das
Sie
Uns
Gibt,
Wurde
Verstanden.

(Richard A. Huthmacher: Mein Sudelbuch. Aperçus, Aphorismen, Gedichte – Gedanken, die sich nur selten reimen. Indes nicht weniger wahr sind. Teil 2. Norderstedt bei Hamburg, 2015, S. 193 ff.)

Der Autor.
Und sein Werk

Richard A. Huthmacher studierte u.a. Medizin, Psychologie, Soziologie und Philosophie; viele Jahre war er als Arzt tätig und ist nun Chefarzt im Ruhestand.

Nach ersten literarischen Veröffentlichungen wurde der Autor durch seine ärztliche Tätigkeit in Anspruch genommen; insbesondere entwickelte er bahnbrechende neue Methoden zur Behandlung von Krebserkrankungen (s. hierzu den Tatsachen- und Enthüllungsroman *„Dein Tod war nicht umsonst"*).

(Fiktive) Briefpartnerin des mehrteiligen Briefromans *„Offensichtliches, Allzuoffensichtliches"*, einer Essay-Sammlung ebenso zu Themen der Zeit wie zum Mensch-Sein allgemein, ist seine verstorbene – genauer: ermordete – Frau (s. auch hierzu den Tatsachen- und Enthüllungsroman *„Dein Tod war nicht umsonst"*).

Auch in *„Aperçus, Aphorismen, Gedichte – Gedanken, die sich nur selten reimen. Indes nicht weniger wahr sind"* (Teile 1-4) hinterfragt der Verfasser das – nur vermeintlich – „Offensichtliche, Allzuoffensichtliche", das die je Herrschenden uns einreden möchten, damit sie ihre einträglichen Geschäfte betreiben können.

Die Gedichte von *„Homo homini lupus. Carmina Burana: Über Menschen und das Leben. Über Sterben und den Tod"* (*Der Tragödie 1. und der Tragödie 2. Teil*) dienen dem Autor als „Trojanisches Pferd":

Sie sollen sich einschleichen in das Innerste der Leser, in ihre Herzen und Seelen; sie sollen diese berühren und bewegen.

Und sie mögen Carmina Burana sein, die Verse Suchender, nicht Wissender, die Reime derer, die durch das Leben streifen, die Chronisten sind – ebenso der Erbärmlichkeit der Herrschenden wie der Wunder der Schöpfung, insbesondere aber der Wertschätzung des Menschen, so wie er ist, wie er sollt sein: Der Mensch – ein Traum, was könnte sein, was möglich wär. Nur ein Vielleicht, nicht weniger, nicht mehr.

In dem Drama *„Ohne Worte. Ein Leben in Deutschland"* zeigt der Autor, dass die Menschen – nicht nur in Deutschland – meist nur Statisten ihres eigenen Lebens sind, stumme Zeugen dessen, was andere für sie inszenieren.

Das Drama möge zur Ermutigung dienen, auf dass – in Verbindung plautusscher Asinaria und feuerbachscher Anthropologie – in Zukunft gelten möge: Non lupus sit homo homini sed deus.

Zur Ermutigung dienen und zum gegenseitigen Verstehen anleiten soll auch das Hörspiel/die szenische Lesung: *„Nur Worte. Über ein Leben. In Deutschland".*

In seiner mehrbändigen Abhandlung *„Die Schulmedizin – Segen oder Fluch?"* setzt sich der Autor mit den „Errungenschaften" der „modernen" Medizin auseinander; mit „Errungenschaften", die viele Menschen mit Leiden und Leid, nicht wenige gar mit dem Tod bezahlen.

Deshalb, weil die „moderne" Schul-Medizin die psychisch-seelische Dimension des Menschen kaum erfasst und, im Falle einer Erkrankung, völlig unzureichend berücksichtigt.

Da nicht sein kann, was nicht sein darf. Ansonsten, so die These, offensichtlich würde, dass weltweit Millionen und Aber-Millionen von

Menschen an ihrem Leben, an den Bedingungen ihres (psycho-sozialen) Seins leiden – so sehr, dass die Einheit von Körper, Geist und Seele mit Krankheit reagiert, dass Erkrankung folglich die Verzweiflung einer zutiefst gepeinigten Seele zum Ausdruck bringt. Notgedrungen. Zwangsläufig.

In *„Ein 'Höllen-Leben': ritueller Missbrauch von Kindern"* beschreibt der Autor das Unsägliche, Unfassbare, kaum Vorstellbare, das „kranke" Menschen Tausenden und Abertausenden von Kindern antun.

Gleichwohl: Die Täter wissen, was sie tun. Auch wenn sie tun, was sie tun müssen. Denn auch sie, die Täter, sind auf die eine oder andere Weise Opfer – jede Gesellschaft hat die Monster, die sie verdient.

Viele Exkurse (über die Thematik rituellen Missbrauchs im engeren Sinne hinaus) waren somit von Nöten, um die komplexen Zusammenhänge zwischen Opfern und Tätern, zwischen persönlicher Verantwortung und deren (gesellschaftlicher wie individueller) Bedingtheit, zwischen Schein (als Ausdrucksform des Seins) und Lebenswirklichkeit zu verstehen.

Wobei verstehen, die Täter verstehen in keiner Weise bedeutet, sie, auch nur im Geringsten, von ihrer Schuld freizusprechen.

In dem zweibändigen Traktat *„Der Kleine Fuchs. Und der Alte Mann. Ein Märchen. Nicht nur für Erwachsene"* unterhalten sich die beiden Protagonisten über existentielle Fragen des Seins, über die in Gedanken gefasste Zeit, über das Mensch-Sein in seiner sozialen Bedingtheit, über das, was möglich wär. Nicht weniger, nicht mehr.

Ihr Diskurs ist nicht philosophisch abstrakt, sondern literarisch konkret. Vollzieht sich in Prosa und Hymnen, ebenso in sonstigen Gedichten wie in vielerlei Geschichten.

Wobei der Kleine Fuchs zwar aus einer anderen Welt zu kommen scheint, seine Aussagen jedoch ebenso diesseitsbezogen wie menschenverbunden sind.

„Nun fängst Du schon wieder an zu philosophieren, Alter Mann", mahnte der Fuchs.

„Nichts anderes als ein philosophischer Diskurs ist unser gesamtes Gespräch", entgegnete der Alte, „ein Diskurs über uns, ein Diskurs über die Fragen des Seins.

Ein Diskurs, der mäandert zwischen dem ´Prinzip Hoffnung´ und der ´Philosophie des Absurden´, zwischen einer ´konkreter Utopie´ der Zuversicht und dem Aberwitzigen, dem Befremdenden und Befremdlichen, dem abstrusen menschliche Elend, welchem kein Sinn abzugewinnen, dem Leid in der Welt, das weder zu verstehen noch zu erklären ist."

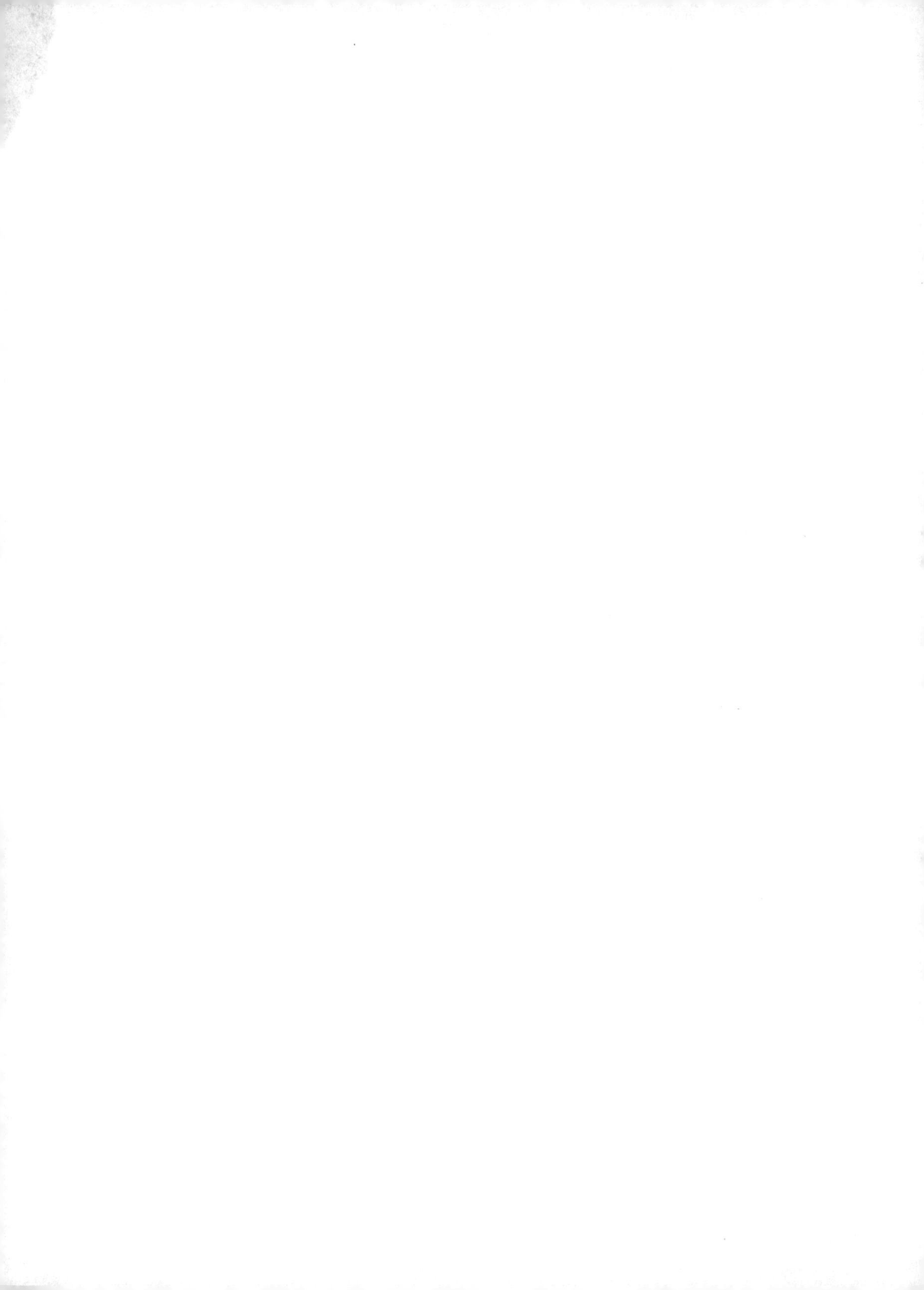